U0221373

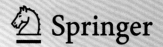

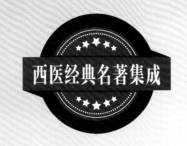

髋关节翻修术——髋臼侧巨大骨缺损的重建

ACETABULAR REVISION
SURGERY IN MAJOR BONE DEFECTS

主编　[西]爱德华多·加西亚-雷伊　　[西]爱德华多·加西亚-辛布雷洛
主译　毛新展

Eduardo García-Rey
Eduardo García-Cimberelo
Editors

CSK 湖南科学技术出版社·长沙

国家一级出版社　全国百佳图书出版单位

图书在版编目（ＣＩＰ）数据

髋关节翻修术：髋臼侧巨大骨缺损的重建／（西）爱德华多·加西亚-雷伊，（西）爱德华多·加西亚-辛布雷洛主编；毛新展主译. -- 长沙：湖南科学技术出版社，2024.9

ISBN 978-7-5710-2425-3

Ⅰ．①髋… Ⅱ．①爱… ②爱… ③毛… Ⅲ．①髋关节置换术－骨重建 Ⅳ．①R687.4

中国国家版本馆 CIP 数据核字(2023)第 156091 号

First published in English under the title
Acetabular Revision Surgery in Major Bone Defects
edited by Eduardo García-Rey and Eduardo García-Cimbrelo
Copyright © Springer Nature Switzerland AG, 2019
This edition has been translated and published under licence from
Springer Nature Switzerland AG.
著作权合同登记号：18-2024-203

KUANGUANJIE FANXIUSHU——KUANJIU CE JUDA GU QUESUN DE CHONGJIAN

髋关节翻修术——髋臼侧巨大骨缺损的重建

主　　编：[西] 爱德华多·加西亚-雷伊 [西] 爱德华多·加西亚-辛布雷洛
主　　译：毛新展
出 版 人：潘晓山
责任编辑：李　忠　杨　颖
出版发行：湖南科学技术出版社
社　　址：长沙市芙蓉中路一段 416 号泊富国际金融中心
网　　址：http://www.hnstp.com
邮购联系：0731-84375808
印　　刷：长沙沐阳印刷有限公司
　　　　　（印装质量问题请直接与本厂联系）
厂　　址：长沙市开福区陡岭支路 40 号
邮　　编：410003
版　　次：2024 年 9 月第 1 版
印　　次：2024 年 9 月第 1 次印刷
开　　本：889mm×1194mm　1/16
印　　张：9.5
字　　数：284 千字
书　　号：ISBN 978-7-5710-2425-3
定　　价：150.00 元
（版权所有·翻印必究）

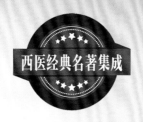

《髋关节翻修术——髋臼侧巨大骨缺损的重建》

编译委员会

主　　译：毛新展

副 主 译：李　辉　黄添隆　吴　韧　黄先哲

参译人员（按姓名汉语拼音排序）：

窦鹏程　范熹微　贺雨晨　黄添隆　黄先哲

揭　硕　李　丁　李洪星　李　辉　刘　骞

刘　傥　吴　韧　吴晓欣　周　鼎　朱威宏

前　言

　　全髋关节置换术（total hip arthroplasty，THA）被公认为过去50年中最重要的外科进展之一。在老年人以及年轻患者中，髋关节炎可能是影响日常生活的最主要致残原因。随着世界各国老年人口的增加，他们在过去几十年里比以往更加活跃，因此软骨退行性变与发达社会中的更多体力和社会需求相结合，导致更多患者符合THA的手术适应证。此外，在年轻患者中，除了原发性关节炎的诊断外，股骨头坏死、创伤后病症、风湿性疾病和先天性髋关节疾病或其他发育后遗症都会影响THA的结果，同时还可能导致长期的松动和磨损。所有这些问题都导致了THA翻修手术数量的增加。

　　如今，大多数采用骨水泥和非骨水泥固定的当代植入物都可以提供卓越的长期存活率。大多数现代股骨组件在术后10年和15年以上的存活率超过95%。事实上，增加的THA翻修手术是髋臼翻修手术，并且正如大多数国家登记和临床研究反映的情况，THA翻修手术的最常见适应证与髋臼侧有关。髋臼翻修手术的短期适应证包括脱位、感染或较少见的骨折。迄今为止，与较新的、未充分研究的植入物相关的近期问题也增加了由于新的并发症而进行翻修手术的数量。从长期来看，髋关节翻修手术的最常见原因是磨损和松动，同时伴随着骨溶解的出现。近年来，老年患者晚期脱位的出现引起了人们的关注。然而，在髋臼翻修手术的适应证中，最具挑战性的问题是骨缺损。在手术期间进行适当的髋关节重建，以使假体最接近髋关节旋转中心，且使植入物使用寿命最大程度的延长，是翻修手术的主要目的。

　　髋关节外科医生必须首先熟悉影响骨生物学和与植入物相关变化的基础科学。所有对与假体表面和骨界面相关变化的深刻理解，都有助于提高医生对THA患者的临床管理。颗粒磨损继发的生物过程以及对各种磨损颗粒聚乙烯、金属颗粒、陶瓷和骨水泥的不同反应，都会导致无症状性骨溶解，直到发生显著的骨缺损或植入物松动。髋关节外科医生还必须熟悉改善临床管理的研究进展。其次，对每位患者的骨缺损进行分类也是必要的。多种现代成像技术可以改善术前诊断，而新型外科手术工具和技巧可以在取出失败的髋臼组件时减少骨质丢失。

　　进行髋臼翻修手术前，合理的手术规划至关重要。例如，出现聚乙烯假体严重磨损并伴有骨溶解和假体固定的年轻患者，需要采用与其他杯体松动患者不同的手术方式。外科团队需要熟悉翻修植入物、技术和骨移植物的使用，了解骨植入物的生物学特点，特别是异体移植物的生物学特点，以改善临床和影像学结果。尽管重建方式选择众多，但外科医生必须牢记骨缺损实际情况决定手术方式。从传统的无骨水泥髋臼杯到髋臼笼、打压植骨或加强环，稳定结构中髋关节旋转中心的充分重建将影响这些患者的临床和放射学结果。独立的、与行业无关的高质量研究是评价所有不同临床选择的最可靠方法。最后，不同并发症（如脱位或感染）相关的所有问题也需要得到关注和正确的临床管理。

骨缺损情况下的髋臼翻修手术一直是患者和外科医生关注的热点问题。本书涵盖了所有最关键的问题，从基础科学开始对一些新的研究发现进行阐述，随后回顾了现有的重建技术，包括使用和不使用骨移植物的方法。对此复杂问题持续性高质量的临床研究将会提高我们对这些概念的理解，并使我们最终能够改善患者的预后。

西班牙马德里　　爱德华多·加西亚-雷伊

西班牙马德里　　爱德华多·加西亚·辛布雷洛

目　录

第一章　　全髋关节置换术后骨溶解：基础研究

全髋关节置换：临床需要与需求

全髋关节置换术（total hip arthroplasty，THA），是 20 世纪骨科手术领域最成功和最具革命性的治疗方法[1-3]。患者因髋关节疼痛、僵硬等导致功能障碍，当患者的生活质量严重下降时，THA 有助于缓解患者的疼痛，恢复髋关节功能。在临床工作中，THA 主要适用于退行性骨关节炎、类风湿关节炎及其他各种急性和慢性骨关节疾病（缺血性坏死、先天性疾病和发育异常、肿瘤、骨折和创伤性关节炎）[4]。据统计，2010 年美国接受 THA 患者约超过 250 万人[5]。在欧洲，德国、瑞士和比利时的人群发病率较高，每 10 万居民中分别有 296 人、287 人和 240 人接受 THA 治疗，而在美国和英国，THA 手术率分别为 184/10 万和 194/10 万[3]。

THA 早期（植入后 5 年内）失败主要与关节不稳、无菌性松动（AL）、感染、磨损和假体周围骨折有关；随着手术技术的改进和生物材料的发展，THA 失败率近年来呈逐渐下降趋势。然而，对于使用金属对金属（Metal to Metal，MoM）假体的患者来说，手术失败率仍旧很高[6,7]。假体植入后 10～15 年的生存率（以假体翻修作为计算终点）为 90%～95%[8-10]，但在更长期的随访后我们发现，假体的远期生存率只有 58%～62% 甚至更低[11-12]。

随着时代的发展，人口结构和生活习惯发生了改变，致残性关节疾病的发病率有年轻化趋势，THA 手术量也大幅增加[4,5,13]。THA 最初主要适用于关节功能障碍的老年患者，但目前来说，年轻患者在手术人群中的占比逐年增大[3,13]。从 2000 年到 2009 年，人工关节置换率增加了 25%，预计在未来几年内会以每年 5% 的速度递增，在 2005—2030 年间将增加 174%[4,14]。目前，在美国进行 THA 手术的患者中约有 50% 小于 65 岁。在欧洲，英格兰和威尔士 42% 的男性和 31% 的女性 THA 手术患者小于65 岁[15]。预计到 2030 年，52% 的 THA 患者可能在 65 岁以下[16,17]。鉴于 50 岁以下患者假体的生存期有限，人工关节翻修率在未来几年也会大幅增加[17,18]。

内植物失败：无菌性松动

内植物失败目前仍是 THA 术后严重的并发症[8,16,19-21]，它的发生往往和多种机械和/或生物因素有关，如假体设计、手术技巧、固定方式和感染，但影响人工关节使用寿命的主要因素是假体周围骨溶解继发的无菌性松动[3,13,15,17]。THA 翻修 70% 以上的原因是无菌性松动，而感染、反复脱位、假体周围骨折和手术失误仅占约 20%[21-23]。不稳定和感染是术后常见的早期并发症，而骨溶解和无菌性松动通常在术后中到晚期出现[18]。翻修手术从技术上来说比初次关节置换更复杂，并且预后通常较差，失败风险较高[24,25]。无菌性松动在早期阶段一般不会引起明显的临床症状，明确诊断时通常已经发展到了晚期，它将进一步导致严重假体周围骨缺损，从而影响翻修手术的效果[18,26]。接受人工关节翻修术的通常是 70～90 岁的高龄患者，因此，与年龄相关的并发症（发生率和死亡率）会严重影响手术效果。目前，THA 手术量呈指数增长，翻修术量也随之逐步增加。翻修负担（翻修例数/初次髋关节置换例数）在 2030 年估计会达到 17%[27,28]。统计数据表明，初次 THA 术后 10 年，约 24% 的患者出现骨溶解[17,29]，15% 的患者因发生无菌性松动而需要进一步的手术干预。约 33% 的年轻患者（30 岁以下）需施行翻修术，而在老年患者中，翻修率为 7%～15%[30]。髋臼杯往往比股骨柄的翻修率更高[31,31]。目前，美国每年有 40 000 例患者因无菌性松动行髋关节翻修术，这个数值预计到 2030 年将增长约 137%[14,32]。

无菌性松动是指植入物-骨界面发生骨溶解，可导致假体移位[3,33]，在影像上表现为假体周围的透亮区。放射学表明，假体周围骨丢失进展非常缓慢。骨溶解现象通常出现在初次 THA 术后多年，与植入物的机械稳定性相关[34]。骨溶解发生时引发的临床症状并不明显，甚至可能没有症状。

髋关节假体的使用寿命与很多因素相关，除了正确的手术技术（假体的对位对线，假体的稳定性，假体的骨长入……）外，假体因素（例如：界面材料，假体设计，假体形状，涂层技术，固定方式……）以及一些患者相关因素（例如：年龄，基础疾病，活动水平和机械负荷差异……）也会对手术的效果产生影响[17,35]。就这一点而言，Engh 等人发现，假体磨损程度和患者特异性倾向是影响骨溶解的等价因素，可能导致周围假体骨质丢失面积的扩大[36]。目前，研究者致力于明确临床危险因素和患者对假体周围骨溶解的个体易感性来预测和预防骨溶解，以及减少 THA 的并发症[37]。近年来，研究者已经明确了性别、体重指数、年龄[21,37,36]，以及遗传因素对无菌性松动发生和发展的影响[15,37,38]。就年龄和性别而言，年轻男性患者发生骨溶解的风险较高[38]。而在遗传因素方面，基因多样性通过影响机体炎症和骨转化相关的分子机制，从而决定了 THA 患者对无菌性松动的易感性。需要特别指出的是，基因编码蛋白质［如肿瘤坏死因子-α（TNF-α），白细胞介素-6（IL-6），转化生长因子-β（TGF-β），白细胞介素-1 受体拮抗剂（IL-1 Ra），基质金属蛋白酶-1（MMP-1），骨蛋白酶（Osteoprotegerin，OPG）或核因子 κB 受体激活蛋白配体（RANKL）］的多态性，与骨溶解易感性和/或假体寿命有关[15,20,39-41]。这些蛋白质是磨损颗粒造成生物反应和髋关节置换假体周围骨流失的重要介质。

虽然一些研究者认为，与原发性骨关节炎相比，因炎症性骨关节炎、创伤后关节炎、髋关节发育不良或骨质疏松而施行 THA 的患者假体松动率较高，但其他研究者并未在这些人群中发现存在明显差异[15,42]。

罪魁祸首：磨损碎屑颗粒

由磨损颗粒引起的一系列生物反应以及植入物腐蚀衍生的产物长期作用于骨面会导致骨溶解[3,33,43]。磨损颗粒主要由负重面的界面摩擦产生，是假体周围骨缺损和植入物松动的主要原因[44,45]。由于连续受到假体碎屑与机械应力双重作用，在关节局部会出现慢性炎症反应，这种反应很大程度上受磨损颗粒性质的影响。假体的类型决定磨损颗粒的特征，从而引起相应的宿主反应[33]。THA 的界面由硬对硬材料，如金属对金属（MoM）或陶瓷对陶瓷（CoC）和硬对软材料（金属对聚合物）构成，钴铬合金股骨头与超高分子量聚乙烯（UHMWPE）髋臼的界面是目前较好的组合[33,46]。磨损发生的主要机制有 5 种：黏附，摩擦，第三方颗粒，疲劳和腐蚀。接触界面内存在的第三方颗粒（金属、聚合物、水泥和骨碎屑）在 UHMWPE 髋臼表面反复磨损切削，会加快植入物损伤[3,47]。目前，材料学致力于研发减少磨损颗粒碎屑新型界面[3,46]，但同时这些新材料可能会产生特性未知的磨损颗粒。

一般而言，在长期的 AL 状态下，植入物衍生的颗粒刺激假体周围细胞通过自分泌和/或旁分泌机制影响靶细胞功能[13,18,33,48]。假体周围所有类型的细胞都是磨损碎屑潜在作用的靶细胞，其中最重要的是巨噬细胞[17,29,33,45]。巨噬细胞被颗粒激活后会产生一系列的炎症、趋化性和骨吸收因子，例如趋化因子、生长因子等细胞因子、降解酶和活性氧自由基等，从而引发持续性的假体周围溶骨级联反应[3,24,43,48]。由于炎症反应，在骨-假体界面处会形成肉芽肿性假膜，这将进一步影响假体界面的稳定性和骨长入过程。负重界面的改变导致异常磨损和假体床中颗粒的产生，假体周围骨溶解的发展则进一步加重了异常的机械负荷[45]。虽然磨损碎屑引起的骨溶解只是局部现象，但关节液可以将磨屑、细胞和相关分子转运至相邻骨组织，从而扩大了受影响的骨假体界面。高产液量和负荷改变增加了假体周围区域压力[34,39]。此外，在包括脾脏、肝脏、肾脏和肺在内的远隔器官中也可以检测到磨损碎屑（主要是金属颗粒），因此磨损颗粒引发的炎症反应并不限于关节局部和邻近组织[3,45]。磨损颗粒的全身性散播是否会引起副作用（毒性和致癌性），这仍是一个有争议的问题。

组织学检查显示，翻修术患者假体周围组织中存在大量假体磨损颗粒（图1-1）和一种多细胞复合物。多细胞复合物由散在分布的巨噬细胞、含有吞噬颗粒的多核异物巨细胞、淋巴细胞、成纤维细胞和破骨细胞组成，这些细胞与促炎细胞因子［如 TNF-α，白细胞介素-1β（IL-1β），前列腺素 E_2（PGE_2）和 RANKL］水平升高有关。可被吞噬并且能够诱导体外炎症反应的颗粒直径需<10 μm[33]。一般来说，直径<150 nm 的纳米颗粒可以通过胞吞作用或胞饮作用内化，而大小在 150 nm～10 μm 之间的颗粒则由吞噬作用介导，>20 μm 的颗粒可诱导多核巨细胞形成[33,51]。可噬颗粒越大，局部炎症反应越重。而就形状而言，细长粒子比圆形粒子更容易被吞噬细胞识别[23]。

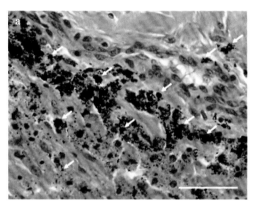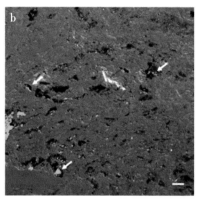

图1-1　髋部无菌性松动行翻修术患者的假体周围膜组织。a. 光学显微镜：HE 染色显示由磨损颗粒诱导的异物反应，表现为炎症细胞的浸润；白色箭头示大量金属颗粒。b. 透射偏振光和共聚焦显微镜成像：组织中细胞核用 DAPI 复染（蓝色）；偏振光下明亮区域（红色箭头）示 UHMWPE 颗粒；透射区（黑色、白色箭头）和反射区（绿色标记）示金属颗粒。比例尺：100 μm

最初 AL 引发的骨溶解被认为是对聚甲基丙烯酸甲酯（PMMA）颗粒的反应，因此被称为"骨水泥病"，后来，在非骨水泥植入物患者中也观察到骨溶解现象。因此，诱发关节组织生物反应的各种颗粒（金属，聚乙烯，陶瓷和骨水泥）均会引发骨溶解[3,33,43]。颗粒的化学性质显得尤为重要[3,13,33]，通常，金属颗粒比聚合物或陶瓷更具有促炎性和/或毒性[3,52-54]。以下各节概述了关于不同化学性质的磨损碎屑介导的细胞活动和分子通路的最新发现。

聚乙烯颗粒

对翻修时取出的假体周围组织分析表明，无论植入物是否为骨水泥型，源自髋臼内衬的 UHMWPE 磨损碎屑一般占碎屑总量的 70%～90%[3,17]。因此，UHMWPE 颗粒被认为是引起假体周围骨流失和植入物松动的重要因素。传统上，最常用是金属对 UHMWPE 界面[3]。骨溶解与聚乙烯磨损密切相关。在假体周围的空间里，患者活动一步会产生数十万个 UHMWPE 颗粒，每年产生约 5000 亿个颗粒，在假体的使用寿命期间，一共会产生数万亿个颗粒。目前比较公认的 THA 术后发生骨溶解的阈值是年磨损率≥0.1 mm[3,17,23,55]。

假体周围组织的组织学检查显示，UHMWPE 碎屑可以表现为小颗粒或大碎屑，并且在偏振光下表现出双折射性[45]。它们一旦从膜中分离出来，UHMWPE 颗粒的一个不规则表面就会暴露出来，主要是球形，但是在较大的颗粒中可以观察到其他不规则形状（90%小于 1 μm）[17]。这些不同大小和形状碎屑的形成与植入物特定的磨损模式以及植入期有关[3,45]。小颗粒可以在巨噬细胞内检测到，而大颗粒通常包含在多核异物巨细胞中[45]。

源自亚临床感染或系统性疾病的细菌脂多糖（LPS）与颗粒结合后可进一步促进炎症反应[56,57]。一些研究证据表明，如果 UHMWPE 颗粒上没有吸附内毒素，巨噬细胞可能无法被激活而引起炎症反应[58]。体液中的蛋白质，包括Ⅰ型胶原蛋白、蛋白聚糖、免疫球蛋白、纤连蛋白和白蛋白，也可吸附在 UHMWPE 表面[59]。吸附蛋白和细胞表面受体（如整联蛋白）的相互作用在巨噬细胞与生物材料的相互作用中发挥着重要作用。具体来说，整联蛋白参与受体介导的不同组成磨损颗粒的吞噬作用，UHMWPE 也不例外，如 Zaveri 等人所示，整联蛋白介导的相互作用产生的下游效应导致了促炎细胞因子的产生和破骨细胞的活化。最近有报道称 Mac-1 整合素和 RGD 结合整合蛋白参与了 UHMWPE 颗粒诱导的骨溶解[59]。巨噬细胞的活化不仅可以通过吞噬 UHMWPE 颗粒启动，还可以通过受体〔包括 Toll 样受体（TLR）和分化分子簇 cd11b 和 cd14〕介导的细胞交流来实现[60]。正如 Maitra 等人的体外研究表明，UHMWPE 颗粒能刺激 TLR1/2 并激活吞噬作用[61]。在 PE 颗粒诱导的小鼠颅骨骨溶解模型中，发现 TLR2 和 TLR4 在巨噬细胞中高度表达[60]。TLR 主要通过衔接蛋白-髓样分化因子（MyD88）的相互作用，诱导核因子 κB（NF-κB）活化、丝裂原激活蛋白激酶（MAPK）和干扰素调节因子（IRF）的激活，导致促炎细胞因子、生长因子和趋化因子的释放[22,24]。TLR 由病原体或损伤相关的分子模式激活，以抗感染或修复组织损伤。氧化应激（如氧中间体和自由基）可能会引起 UHMWPE 的降解，生成烷烃聚合物。这些降解产物可以影响颗粒的免疫原性，改变它们与 TLR 或细胞表面其他分子结合的亲和力，从而激活内源性信号系统。此外，碎屑颗粒通过介导细胞死亡来影响宿主组织的完整性，同时这也会产生危险信号例如热休克蛋白，进一步促进 TLR 活化[51]。

最近研究发现，炎症小体参与了磨损颗粒介导的细胞活化[17,61]。炎症小体的活化依赖于活性氧（ROS）、酶等危险信号分子的释放。例如在 UHMWPE 颗粒介导的吞噬作用下，内体和溶酶体损伤导致组织蛋白酶的释放，从而引发炎症小体活化。如果被吞噬的颗粒＞20 μm，多核巨细胞可能激活 NADPH 氧化酶并产生 ROS，也有助于炎症小体的激活[51]。

颗粒一开始与巨噬细胞相互作用，随后会诱导炎症细胞进入假体周围区域。具体来说，颗粒刺激趋化因子（由炎症细胞和间充质细胞等释放的白细胞介素-8（IL-8），巨噬细胞趋化蛋白-1（MCP-1）和巨噬细胞炎症蛋白-1（MIP-1））释放，从而介导炎症细胞的移动[62]。因此，骨吸收环境由局部活化的细胞、迁移的巨噬细胞和破骨细胞前体（单核细胞）的组成。在这方面，对体内 UHMWPE 颗粒的研究已证实巨噬细胞和间充质干细胞（MSC）释放的趋化因子对细胞有募集作用[60]。具体来说，就是在 UHMWPE 颗粒存在的情况下，CCR2/MCP-1 和 CCR1/MIP-1α 配体/受体轴参与了巨噬细胞和 MSC 的系统性招募[60,63]。

在过去 10 年，最热门的研究领域是探索 UHMWPE 颗粒引起骨组织破坏的相关因素。例如，体外研究表明，这些颗粒通过刺激巨噬细胞促进了炎症细胞和破骨细胞生成基因的表达，如 MMP9（编码基质金属蛋白酶-9），CTSK（编码组织蛋白酶 K 蛋白），CALCR（编码降钙素受体）和 TNFRSF11A〔核因子 κB 受体激活蛋白（RANK）〕。体内研究通过 PE 颗粒诱导颅骨骨溶解模型进一步证实了这些结果[16]。

骨破坏影响因子的产生取决于磨损颗粒的大小和浓度。Green 等人表明，当浓度确定时，大小为 0.24 μm 的 PE 颗粒能诱导巨噬细胞产生最高水平的 TNF-α、IL-1β、IL-6、PGE$_2$。除此之外，他们还发现了剂量-大小依赖关系，即提高测试浓度时，反应最活跃的颗粒大小范围变至 0.45~1.71 μm[51]。最近的一项研究表明，用低于 50 nm 的 UHMWPE 颗粒处理外周血单核细胞不会诱导 TNF-α、IL-1β、IL-6 和 IL-8 的释放[64]。对于浓度而言，UHMWPE 颗粒诱导巨噬细胞产生 TNF-α、IL-1β 和 IL-6 以及成骨细胞产生 RANKL 时表现为剂量依赖性[16,51,65]。PE 颗粒能够通过诱导促破骨细胞生成因子 RANKL、IL-6、IL-8、PGE$_2$ 和巨噬细胞集落刺激因子（M-CSF）的表达以及干扰基质合成蛋白质如胶原蛋白或碱性磷酸酶（ALP）来调节成骨细胞或骨形成细胞的增殖和功能[16,66,67]。成骨细胞分化为成熟的骨细胞样表型受到多个基因的严密调控，包括人类相关转录因子 2（Runx2），硬化蛋白（SOST）和成骨相关转录因子（Osx），这些基因的表达在 PE 颗粒存在下也发生了改变。在骨祖细胞中，UHMWPE 颗粒以剂量依赖性的方式抑制增殖和成骨分化[67]。PE 成熟颗粒将会对成骨细胞产生进一步的影响[66]。最近的一项研究发现表明，人类原骨细胞样培养物加入 PE 颗粒时，代谢标记物基质金属蛋白酶-13（MMP-13），碳酸酐酶 2（CA2），组织蛋白酶 K 和抗酒石酸酸性磷酸酶（TRAP）的分解代谢标志物表达增加[68]。此外，巨噬细胞在体外接触这些颗粒会自发诱导分化为成熟和活跃的成骨细胞[69]。关于存在于假体床的其他细胞，也有少量相关研究，例如，成纤维细胞是界面膜中主要的细胞类型，PE 颗粒会诱导其促炎性细胞因子 IL-6 的表达[16]。这些细胞与巨噬细胞的相互协同作用，会增强炎症反应，纤维化和破骨细胞活化，从而在磨损诱导的骨溶解中发挥作用[51]。界面组织中的巨噬细胞和成纤维细胞过度表达巨噬细胞移动抑制因子（MIF），可以上调涉及假体周围骨组织破坏的促炎因子和基质金属蛋白酶（MMP）的表达[70]。新的证据已经证实树突状细胞（DC）在 UHMWPE 颗粒诱导的骨溶解中的作用与巨噬细胞相似[51]。

最近的研究集中于磨损颗粒暴露时巨噬细胞极化状态的改变。磨损颗粒可以导致假体周围环境的变化，使巨噬细胞极化为 M1（促炎）和 M2（抗炎）表型。两种表型的变化具有特征性[17,60]。有学者提出将未定型的 M0 或 M1 巨噬细胞极化为促进骨愈合的 M2 表型，可以减少局部炎症而达到治疗效果。在采用 UHMWPE 颗粒的颅骨模型中，在使用 M2 表型诱导剂白细胞介素-4（IL-4）后骨吸收减少[71]。

UHMWPE 颗粒刺激人类巨噬细胞活化的表达谱揭示了与炎症反应、细胞增殖、细胞因子介导的信号转导、对应激的反应、细胞迁移和死亡相关的基因表达的变化[24]。其中，颗粒调节编码因子的基因转录水平，在破骨细胞生成和骨吸收中发挥重要作用，如 IL-8，MIP-1α，MIP-1β，巨噬细胞炎症蛋白-3α（MIP-3α），白细胞介素-23（IL-23），M-CSF，IL-1α 和血管内皮生长因子（VEGF）；细胞表面受体参与识别颗粒，如 β-整联蛋白，蛋白偶联受体，细胞黏附分子，TNF 受体超家族成员和 TLRs 信号传导。此外，还发现了编码 MMP 基因表达显著上调，包括 MMP-1 和 MMP-19。

总体来说，这些结果表明，由 UHMWPE 颗粒激活的炎症和破骨细胞生成相关机制是磨损诱导的骨溶解的发病机制中涉及的主要过程。引入高交联聚乙烯（HXLPE）以减少全关节置换术中的磨损和骨溶解引起人们的极大的兴趣。此外，与聚合物和金属颗粒相比，HXLPE 颗粒会诱导中等程度的植入物周围骨溶解[72]。

金属颗粒

MoM 曾被认为是金属对聚乙烯（MoP）的替代品，然而，其髋关节置换的界面会生成大量金属颗粒，从而导致长期不良影响，相比其他界面有更高的故障率[46]。金属在接触细胞外液时容易降解，因此植入物的预后和持久性与颗粒腐蚀和产品磨损有关。金属磨损颗粒主要来自承重界面，但也来自髋臼杯的金属背面和固定螺钉[45,73]。在光学显微镜下，它们呈现为黑色至褐色的实体，具有无定形或不规则形状（薄片或针状）和锐利的边缘，大小范围为 $0.1 \sim 5~\mu m$[3]。超微结构显示从假体周围组织和关节模拟器中回收的大多数金属颗粒都在纳米范围内[3,74]。这些纳米颗粒具有比微粒更大的相对表面积，并且可能具有更大的化学和生物反应性[45]。每年从 MoM 界面释放（$6 \sim 250$）$\times 10^{12}$ 个金属颗粒[3]。颗粒具有其他成分，可激活炎症和骨吸收，不利于骨形成[75]。骨吸收区域的形成与金属颗粒和假体周围组织炎症介质的特征性表达有关，包括 IL-8，IL-1β，巨噬细胞炎症蛋白 2α（MIP-2α），基质细胞衍生因子 1（SDF-1）及其受体 CXCR4[9,76,77]。

在体外，Ti 颗粒通过酪氨酸磷酸化和 MAPK 途径诱导巨噬细胞释放 TNF-α、IL-6、IL-1β 和 PGE₂[9]。最近研究证明与 Ti 颗粒诱发炎症相关的一个因素是大麻素受体 2 型（CB2），即破骨细胞生成诱导剂。与 PE 颗粒类似，炎症因子的产生也具有剂量和大小依赖性反应，并且促炎因子的释放可独立于吞噬作用依赖机制而发生。目前已经检测到了 TNF-α、IL-1β 和 IL-6 的产生具有剂量相关性[54]。除炎症因子外，Ti 颗粒可诱导破骨生成细胞基因标志物的表达，包括 TRAP，活化 T 细胞核因子 1（NFATC1，又称 NFAT2），组织蛋白酶 K 和 RANK，以及一氧化氮合酶 2（NOS2），NF-κB 和 MMP-9。通过调节参与超氧化物歧化酶通路的基因的表达，Ti 颗粒还可调节氧化应激[16]。对于趋化因子而言，人类原发性单核细胞/巨噬细胞体外接触 Ti 颗粒，增加了 MIP-1α 的产生，从而导致单核细胞迁移增加。成骨细胞和破骨细胞中接触 Ti 颗粒时诱导产生的趋化因子是 CCL17 和 CCL22。有趣的是，编码 CCR4（两种趋化因子的受体）的基因表达在暴露于 Ti 颗粒的破骨细胞前体中上调，这导致了巨噬细胞募集和骨丢失。在成骨细胞中，金属颗粒调节促炎基因编码骨吸收因子的表达[79]。

体外研究表明，Ti 颗粒使 OPG 降低并诱导 IL-6 产生，增加了与核因子 IL-6（NF-IL-6）和 NF-κB 活化相关的作用，通过 p38 信号传导使 MMP-2 的产生增加[9,16,80]。Ti 颗粒严重影响成骨细胞前体的成骨能力和成骨潜能[16,81]。此外，Ti 颗粒在 MSC 中会产生包括毒性和 IL-8 生成增多等不利影响。在暴露于 Ti 颗粒的 MSC 中已经检测到编码促凋亡蛋白的基因被诱导和编码抗凋亡和成骨因子基因下调[16]。总之，这些结果表明 Ti 颗粒损害了 MSC 的生存，增殖和分化能力。暴露于 Ti 颗粒的成纤维细胞以剂量依赖性方式诱导 RANKL、IL-6 和 MCP-1 的表达和/或产生，并刺激骨解酶的释放，如基质溶酶和胶原酶[3,9,16]。在人滑膜细胞中，Ti 颗粒增加了 MMP-2 的活性[82]。

我们经常能检测到细菌内毒素大量吸附在金属磨损颗粒上[57,75]。在巨噬细胞中，吸附了 LPS 的 Ti 颗粒会导致 TLRs 介导的反应调节和刺激促炎细胞因子 TNF-α、IL-1β 和 IL-6 的产生[75]。尽管如此，无内毒素的 Ti 颗粒也能激活 TLRs 介导通路，并诱导相同基因的表达[83]。然而，对比研究表明，无内毒素的 Ti 颗粒诱导炎症和骨溶解程度低于吸附细菌的颗粒[84]。正如在 UHMWPE 颗粒观察到的，在 Ti 颗粒内化和随之的组织蛋白酶释放后，可以激活炎性小体中的 NALP3[17]。

巨噬细胞对植入物金属碎屑的刺激做出反应，表现为促炎的 M1 表型[16,79]。为了阐明巨噬细胞表型对 Ti 颗粒的刺激是否具有同样的敏感性，一项研究首先诱导巨噬细胞分别向 M0、M1 和 M2 表型极化，然后将其与 Ti 颗粒共同孵育。孵育后的 M2-巨噬细胞没有表现出明显的改变，但是 M1-巨噬细胞在转录组和蛋白质组水平均发生了巨大的变化，表现为炎症趋化因子（如 MCP-1、MIP-1α）、细胞因子（TNF-α、IL-1β）和生长因子［如粒细胞-巨噬细胞集落刺激因子（GM-CSF）、粒细胞集落刺激因子（G-CSF）和表皮生长因子（EGF）］显著增加[85]。研究结论再次支持了此观点：决定巨噬细胞表型的局部微环境，显著影响巨噬细胞对颗粒做出的反应。

体外实验表明，经金属颗粒处理后，细胞的机械传导性和黏附特性也可发生改变。例如 Preedy 等人观察到，Ti 颗粒可使成骨细胞的弹性增加[86]。

采用颅骨或气囊模型的体内实验研究，证实了体外实验的研究结果，即 Ti 颗粒对 TNF-α，环氧酶-2（COX-2），IL-1β，MMP-9，MCP-1，RANK，RANKL，NFATC1，VEGF 和 CB2 表达和/或产生具有诱导作用[9,16]。在对钛合金颗粒的研究中，可观察到同样的实验结果[16]。

CoCr 产生的"磨损碎屑"备受关注，主要是由于碎屑的产生伴随离子的释放。Co 离子和 Cr 离子可以通过淋巴和血液循环，作用于全身器官组织，对心脏、大脑、甲状腺、脾脏及肝脏产生有害影响[9]。目前对巨噬细胞和淋巴细胞浸润坏死区的组织学分析，已证实 CoCr 合金颗粒的存在[87]。在局部组织中，CoCr 合金颗粒及离子减少成骨细胞分化相关蛋白［OPG、Osx 和骨钙素（OCN）］的表达，并且增加炎症和破骨细胞发生相关蛋白（IL-6、RANKL、MCP-1 和 NFATC1）的表达[16]。Co 离子影响成骨细胞和中性粒细胞的功能，并刺激此两种细胞趋化因子的分泌[88]。CoCr 合金（CoCr29Mo6）释放的离子诱导成骨细胞和外周血单核细胞（PBMCs）发生坏死，并刺激这些细胞中 IL-6、IL-8 和 MMP-1 的表达[89]。Co 离子和 Cr 离子对巨噬细胞和淋巴细胞具有高度的细胞毒性，可诱导细胞凋亡。CoCr 合金颗粒促进单核-巨噬细胞谱系细胞促炎症因子［IL-1α、IL-6、白细胞介素-10（IL-10），IL-8，GM-CSFf 和 PGE$_2$］表达和/或产生，减弱组织细胞和成纤维细胞的生存能力，并影响 MSCs 中的成骨分化[9,16,90]。CoCr 合金（ASTM F75）颗粒处理 THP-1 细胞，介导 TLR4 信号通路增加 TNF-α、IL-8、IL-1β 的产生[91]。在成纤维细胞中，CoCr 纳米颗粒增加 ROS 的生成，从而诱导细胞凋亡[9,92]。考虑到颗粒大小，CoCr 纳米颗粒比 CoCr 微颗粒释放更多的离子，具有更强的细胞毒性[93]。

巨噬细胞吞噬金属纳米颗粒后引起内质网应激，假体周围组织表达大量的内质网应激相关分子（Ca^{2+}，IRE1-αGRP78/BIP，CHOP，裂解的 Caspase-4 和 JNK）。有推测认为，金属颗粒引起的巨噬细胞凋亡通过内质网应激通路介导，也与炎症和破骨细胞发生有关[94]。与 UHMWPE 颗粒相似，金属颗粒表面的化学变化也会影响细胞对颗粒的识别及其后续效应[9,95]。此外，在金属碎屑的刺激下，假体周围组织释放内源性危险信号分子，具有正反馈特征[84,18]。

几项研究报告显示假体周围组织中 T 淋巴细胞数量稀少，得出骨溶解不是由 T 淋巴细胞诱导发生[51]。然而，淋巴细胞在早期骨溶解的超敏反应中起着关键作用[45,51]。对金属成分产生超敏反应或过敏现象是骨科医生特别关注的问题，这种反应通常是细胞介导的反应（Ⅳ 型超敏反应），其特征是通过半抗原和细胞因子的释放激活迟发性超敏 T 淋巴细胞，从而导致细胞毒性 T 细胞的募集和巨噬细胞的活化，而活化的巨噬细胞又可正反馈介导迟发型超敏 T 淋巴细胞活化，从而维持炎症反应的持续存在[9,79]。另一种不良局部组织反应是无菌性淋巴细胞为主的血管炎相关病变（ALVAL），这种反应类似于 Ⅳ 型超敏反应，其特点是伴淋巴细胞浸润、浆细胞和巨噬细胞积聚和软组织坏死的炎症反应[3,9,96]。假瘤是金属 THA 的另一并发症，主要累及软组织。假瘤是一种实体或囊性肿块形成的组织，其特征是组织内存在坏死区、单核细胞浸润和多核巨细胞，并伴有血管周围淋巴细胞的高度聚集。在 THA 患者中，假瘤的发生率是一个有争议的话题：有些作者估计发生率低，在植入 MoM 后 5 年内只有 1% 左右；然而一些作者发现发生率很高，在植入 MoM 后 5 年内可高达 60%[3,9,97]。这种情况的产生可能是由于以下两点：一是某些病例中假瘤表现为无症状；二是假瘤的表现与其他不良反应相似而被误诊。在这方面，Catelas 等人阐述了假瘤和溶骨组织在蛋白组水平的表达差异，即假瘤患者主要与适应性免疫反应相关，而假体周围骨溶解患者与先天免疫反应相关[98]。植入物周围的局部软组织生长（纤维假瘤）主要是由于缺氧诱导和金属碎屑引起的血管生成，增加了缺氧诱导因子 1α（HIF-1α）和 VEGF 的转录因子水平[79]。关于植入物与癌症的关系，一些研究提出 MoM 植入物与癌症风险之间存在关联，但流行病学研究未能证明使用这些植入物患者的癌症发病率增加[9,99]。

总之，关于使用金属和金属合金产生的磨损碎屑及其副产品的现有数据表明，它们参与了诱导局部组织不良反应，这不仅基于炎症和骨吸收相关机制的激活，还基于氧化应激和细胞毒性的诱导，而且这些不良反应主要呈剂量和浓度依赖性。此外，亚微米和纳米的金属颗粒，以及可被大量释放到假体周围空间的金属颗粒，均可对组织稳态构成明显威胁。

陶瓷颗粒

陶瓷材料在骨科设备中具有化学和机械上的优势，包括在生物化学惰性、硬度、高强度、耐腐蚀和耐磨性方面，所以其特别适用于年轻患者[3,100,101]。目前临床上使用最多的陶瓷材料是氧化铝（Al_2O_3）和氧化锆（ZrO_2）[3]。成分为 Al_2O_3 的髋关节植入物需要翻修的主要原因为植入物的脆性以及植入物制造过程中的缺陷，此缺陷可导致首次植入的严重失败[3,102]。陶瓷断裂的概率有较大的变异性，但一般来说，发生率很低[3,103]。陶瓷承重层的磨损量比金属承重层的磨损量小，因此翻修的风险较低[3,104]。此外，与 MoP（0.1 mm/年）相比，CoP（0.034 mm/年）的 PE 部件具有较低的线性磨损。在交叉结合的 PE 部件上，陶瓷的磨损率为 0.019 mm/年，而金属的磨损速率为 0.03 mm/年[3]。假体周围空间的陶瓷磨损碎屑具有相对惰性和低丰度的特点，意味着这种类型的材料有有限的不良生物反应和骨溶解的风险。

ZrO_2 陶瓷碎屑表现为细小的灰棕色颗粒，Al_2O_3 为棕色、棕绿色或黑色颗粒[45,105,106]。在尺寸上，陶瓷颗粒与金属颗粒相似，比高分子颗粒小 10 倍。更详细地讲，一些研究表明在松动的 CoC 髋关节植入物周围组织中碎屑颗粒的大小范围从 0.13~7.2 μm，也有其他报道称呈双峰分布：一峰为纳米序列（5~90 nm），另一峰在亚微米-微米序列（3.2 μm）[3,106,107]。

髋关节假体部件的制造缺陷、不稳定或位置不正确是影响陶瓷颗粒生成的主要因素，陶瓷颗粒一旦产生，就可能诱发假体周围骨溶解[3,60,108]。但事实上，骨溶解区域相关陶瓷碎屑颗粒的产生被认为是机械不稳定的结果，而不是原因[108]。典型的异物反应只出现于大量的磨损颗粒存在时[109]。细胞对陶瓷颗粒的生物学反应机制是一个有争议的问题，目前尚未完全阐明。虽然一些作者指出，由于陶瓷与金属碎屑的大小相当，它们能够以类似的方式激活细胞，但其他学者对此表示怀疑。实际上，对回收组织的研究表明，与金属碎屑相比，细胞对累积的陶瓷磨损碎屑有不同的反应[110]。ZrO_2 颗粒的生物相容性似乎大于 Ti 颗粒，因为在受到 ZrO_2 影响的巨噬细胞中，诱导促炎基因表达的程度显著降低。体内实验证实了这一发现，也表明 Ti 或 PE 颗粒比陶瓷颗粒引起的炎症和骨吸收程度更高[83,111]。Bylski 等人暴露 THP-1 巨噬细胞样细胞于不同浓度的氧化铝颗粒和钛颗粒中发现，无论颗粒大小和暴露时间，陶瓷只引起 RANK、TNF-α 和 OPG mRNA 水平轻微上调，而 Ti 颗粒高度刺激这些基因的表达，导致剂量和时间依赖的细胞毒性反应[107]。同时，报道称人类巨噬细胞接触氧化铝颗粒后可轻微诱导促炎症蛋白质如 IL-1β 和 MCP-1 产生[112]。在一项比较研究中，利用 PE 或陶瓷颗粒处理小鼠巨噬细胞，后者引起的 TNF-α 释放更低[113]。

在体外研究中，氧化铝颗粒对细胞活力和细胞因子产生的影响小而被忽略不计，但这可能是 CoC 假体患者骨溶解发生率低的原因[60]。同样，颗粒大小、组成和浓度也是需要考虑的相关因素[114,115,116]。关于促炎细胞因子的诱导，从骨关节炎或类风湿关节炎患者分离出的人成纤维细胞样滑膜细胞中加入 Al_2O_3 或 ZrO_2 颗粒，均未诱导出 IL-1 或 IL-6[117]。Al_2O_3 或 ZrO_2 颗粒易被 J774 细胞内化，具有同等诱导 TNF-α 释放的能力[118]。

将人巨噬细胞暴露于 ZrO_2 或 TiO_2 纳米颗粒后，TLR7 和 TLR10 表达上调[119]。而且，在 LPS 处理的巨噬细胞中，氧化锆纳米颗粒可诱导 IL-1β 产生和 IL-1 Ra 合成，而 IL-1 Ra 释放减少，因此促进促炎环境的形成，放大了 M1 巨噬细胞的效应器功能。

最近的一项研究评估了 ZrO_2 对破骨细胞的影响，其募集和活化破骨细胞直接参与关节周围骨溶解[120]。暴露于 ZrO_2 的破骨细胞可促进细胞间融合和破骨细胞功能及骨基质相关蛋白［包括视黄酸受体（VNR）、TRAP、RANK 和组织蛋白酶 K］的表达，而不刺激破骨细胞的骨吸收能力。此外，也观察到 MMP-1 的高表达和这种金属蛋白酶的组织抑制剂的产生受损。

Al_2O_3 颗粒可以被成骨细胞 MG-63 内化，导致细胞增殖减少，ALP 活性和 TGF-β1 分泌减少[121]。相比之下，暴露于 ZrO_2 的这些细胞，增殖活性和 ALP 活性反而增加。有趣的是，这两种粒子都以剂量依赖的方式诱导 PGE_2 的产生。Al_2O_3 处理的原发性人成骨细胞可诱导 IL-6 的表达和分泌[122]，并通过降低 c 端 I 型前胶原（PICP）分泌和 ALP 活性影响成骨细胞功能[123]。经 Al_2O_3 颗粒处理后，巨噬细胞和成骨细胞之间的旁分泌作用也会受到影响，在体外共培养模型中，Al_2O_3 颗粒可增加 IL-6 和 GM-CSF 的产生[124]。另一项研究检测了在掺杂有 Al_2O_3 颗粒的条件培养基（取 Al_2O_3 颗粒和成骨细胞共培养的上清液）中巨噬细胞和成骨细胞的交互作用[125]。在这项研究中，通过在暴露于 Al_2O_3 颗粒的成骨细胞的培养基中培养，PBMCs 没有诱导 TNF-α、IL-6 和 GM-CSF 分泌；破骨细胞形成检测显示 TRAP 阳性聚集增加，这提示破骨细胞被激活，但在此培养条件下破骨细胞的生成并没有增加。

综上所述，尽管陶瓷与其他材料相比具有优势，但它们仍然能够引起局部的不良反应。然而，陶瓷假体具有磨损率低以及不良生物反应少的特点，这可能是植入此种类型假体的患者骨溶解发生率较低的原因。

水泥颗粒

PMMA 碎屑来自用于固定 THA 组件的水泥部分[3,126]。骨水泥常应用于股骨柄，也用于髋臼杯与邻近骨的固定。Charnley 引入了基于 PMMA 的骨水泥，成为骨床与植入物稳定固定的有效手段，随后发现它还可以作为局部给予抗生素的基质[126]。PMMA 使用过程中有利于形成纤维界面组织，但 PMMA 也表现出脆性和收缩性，缺乏对骨的黏附，并且原位放热聚合反应会损伤邻近的骨组织。一般情况下，骨水泥假体不适合年轻活跃、骨储备质量较好的患者，因为 PMMA 会导致第三颗粒磨损和髋关节部件的继发性松动[127]。水泥套失效产生的 PMMA 第三颗粒可引起表面损伤，特别是在 PE 和 Ti 成分中[3,128]。ZrO_2 和 $BaSO_4$ 作为放射影像对比剂存在于骨水泥中，水泥外套膜的崩解可以产生 PMMA 和/或 ZrO_2 或 $BaSO_4$ 颗粒，这些颗粒可直接刺激细胞发生反应，也可以导致三体磨损[3,126]。

　　荚膜组织中发现了 1～2 μm 到几百微米的丙烯酸颗粒，具有多种形状，最小的颗粒类似于尘埃颗粒，最大的颗粒像珍珠串或葡萄串[3]。在光学显微镜下，粒子大小介于 0.5～2 μm，呈灰色或黄棕色；在偏振光下，它们表现出轻度的白色双折射[129]。

　　骨溶解的局部区域存在对水泥颗粒做出的异物反应[60]。巨噬细胞大小的 PMMA、ZrO₂ 和 BaSO₄颗粒可被内化并储存在巨噬细胞内，而不能被吞噬的大水泥颗粒则被异物多核巨细胞包围。全髋关节的骨水泥假体周围具有侵犯性肉芽肿性病变和非肉芽肿性 AL。PMMA 颗粒也能激活淋巴细胞介导的免疫反应[3]。

　　在 PMMA 的刺激下，巨噬细胞通过细胞表面受体补体受体 3（CR3）介导吞噬作用和信号通路的激活[48]。炎症介质的产生也部分由依赖于 TLRs 介导的 MyD88 信号通路，因为在暴露于 PMMA 的RAW 264.7 小鼠巨噬细胞中发现，抑制这种适配器分子能降低 TNF-α 的产生[22]。与上述的聚合物和金属颗粒相似，PMMA 颗粒也能激活 NALP3 炎性小体[130]。被吞噬的水泥颗粒可诱导单核细胞/巨噬细胞中 Caspase-1 激活和下游效应分子 IL-1β 和 TNF-α 的释放，两种机制均可放大 RANKL 信号，介导破骨细胞生成。

　　体外研究表明，PMMA 颗粒比高密度 PE 粒子具有更强的溶骨作用[131]。事实上，长期以来PMMA 颗粒介导的巨噬细胞的活化被认为是磨损碎屑引起骨水泥植入后骨溶解的关键机制之一[3,48]。无论通过裸鼠髓质管注射或静脉注射 PMMA，RAW 264.7 巨噬细胞均可可稳定表达生物发光报告基因，说明除了假体周围常驻细胞的活化，PMMA 颗粒还能招募周围单核/巨噬细胞，促进巨噬细胞向炎症部位的全身转运[132]。这一结果通过一种严重的联合免疫缺陷小鼠嵌合体模型得以证实，实验中，假体周围的肉芽肿组织和患者修复手术中取出的骨碎屑被植入此种小鼠体内[133]。对翻修术中分离的 PBMCs 进行荧光标记，在腹腔内注射之前将其与水泥颗粒共同培养，观察到受到 PMMA 颗粒影响的荧光标记的 PBMCs 和大量 TRAP-阳性细胞在假体周围组织中聚集。

　　体外实验研究发现 PMMA 颗粒具有趋化和诱导人单核细胞和间充质干细胞迁移的作用[60,79]。巨噬细胞受到水泥颗粒的影响后，MCP-1 的释放增加。PMMA 颗粒使假体周围组织和单核/巨噬细胞谱系表达 MCP-1、MIP-1α[22]。此外，中和抗体 MIP-1α 可减少暴露于 PMMA 颗粒的单核细胞迁移[134]。一个独立研究发现 PMMA 颗粒诱导的 MCP-1 和 MIP-1α 参与了单核细胞和间充质干细胞的归巢过程，表明在招募巨噬细胞的和间充质干细胞过程中各种趋化因子参与其中[135]。成纤维细胞是趋化因子的细胞来源，当暴露于 PMMA 颗粒时，可增加 MCP-1 的释放[136]。

　　暴露于 PMMA 的巨噬细胞可通过激活 NF-κB 通路增加促炎因子的表达[137,138]。在其他巨噬细胞相关的细胞类型中，观察到腹腔巨噬细胞[60] 诱导 IL-1 和 PGE₂ 分泌和骨髓巨噬细胞[139] 诱导释放 IL-1β和 TNF-α 存在剂量和时间依赖性。与此同时，Pearle 和他的同事对暴露于 PMMA 和 Ti 颗粒的单核细胞和未分离的 PBMCs 进行了微阵列分析[140]。暴露于 PMMA 的单核细胞诱导 TNF-α、IL-1α、IL-1β、IL-6 和 COX-2（PGE₂ 的合成关键调控因子），以及升高趋化因子 MIP-3α 和 CCL11 的转录水平，PBMC 中亦此。与从暴露于 Ti 颗粒的细胞所得数据比较来看，PMMA 的炎症效应是通过激活先天免疫系统，比如激活了单核细胞，淋巴细胞不是骨溶解发生的必要介质。

　　PMMA 颗粒除了诱导炎症反应外，还可促进单核细胞和巨噬细胞向具有再吸收能力的 TRAP 阳性细胞分化[131,141]。其他破骨细胞表型标志物受 PMMA 颗粒调控，如暴露于 PMMA 颗粒的小鼠 RAW264.7 细胞上调组织蛋白酶 K 和 RANK 的表达[142]。PMMA 颗粒通过诱导 RANKL 和 TNF-α 的表达和NF-κB 的激活刺激破骨细胞生成[143]。在巨噬细胞向破骨细胞分化的过程中，和 RANKL 诱导相互协作的信号通路，如 MAPK 通路也被激活。在暴露于 PMMA 颗粒中的破骨细胞前体中，与破骨细胞谱系的形成密切相关的转录因子 NFAT2 的表达和活性增加[144]。破骨细胞谱系中 PMMA 源性的效应与细胞的发育阶段有关，包括增加破骨细胞前体的数量，增加成熟细胞的数量和骨骼的吸收能力[145]。

　　如前所述，巨噬细胞为了适应动态假体周围微环境而表现出功能可塑性。巨噬细胞受到 PMMA 颗粒刺激呈现 M1 表型特征[146]。然而在体外实验中，M1 巨噬细胞在暴露于 PMMA 颗粒前，单独用 IL-4

处理或同时用 IL-4 和颗粒处理,证实巨噬细胞可能从 M1 向 M2 表型转化而来[139]。

PMMA 颗粒会影响成骨祖细胞的存活、增殖和成骨分化。MC3T3-E1 在暴露于 PMMA 颗粒后,转录因子 Runx2、Osx、Dlx5(调控成骨分化)和 OCN 的转录水平下降[138,147]。已有研究发现,其对骨祖细胞增殖和分化的影响呈剂量依赖性[148]。小鼠骨髓细胞培养发现,在骨祖细胞分化的早期阶段 PMMA 颗粒有更强的抑制作用[148,149]。PMMA 对成骨细胞分化的抑制作用以编码骨形态发生蛋白质 3(BMP3)和 SOST(两者都是骨形成的负调控因子)的基因表达改变为特征[150]。

关于成熟骨形成细胞,据报道,暴露于 PMMA 的成骨细胞的增殖和胶原合成受到抑制,而 OCN 和 IL-6 的产生受到刺激[151]。此外,暴露于 PMMA 的成骨细胞的凋亡率和 MMP-1 表达增强[152]。与其他类型颗粒一起观察,暴露于 PMMA 颗粒后成骨细胞功能障碍的机制尚不完全清楚。在其他可能参与机制方面,抑制 MAPK 活性和降低 TGF-β1 产生在分化和对环境应激做出反应中起着关键作用[150]。最近的一项研究探讨了 PMMA 颗粒对成骨细胞施加物理应激刺激的后果,包括弹性模量随时间的增加、钙的产生以及影响细胞行为和功能的细胞骨架组织变化[86]。添加放射影像对比剂进一步促进巨噬细胞-破骨细胞的分化及其吸收活性,$BaSO_4$ 甚于 ZrO_2[153]。此外,成骨细胞暴露于含有这些对比剂的骨水泥中可提高 RANKL/OPG 的表达率[154]。这种失衡可能与刺激破骨细胞分化和抑制破骨细胞凋亡有关。

已有的证据表明,水泥衍生的磨损颗粒引起严重的细胞不良反应,导致假体周围骨溶解。骨水泥颗粒在假体周围骨床中所占比例较高,有利于其直接作用于周围组织,对骨组织和免疫细胞产生严重影响。

展　望

全髋关节置换术方面的研究已经着眼于改进假体制造材料的摩擦学性能以及揭示磨损颗粒引发的生物过程[26]。骨科材料在其微观结构、表面特征和/或设计方面取得了重要进展,并产生了多种生物材料,包括先进的复合材料和混合材料[155-157]。除其他因素外,通过将生物陶瓷涂覆于材料表面或通过功能化处理细胞外基质蛋白、生物肽或生长因子等预期可刺激生理机制,以抵消骨吸收的发展[50,158]。然而,新型材料在长期性能和对磨损和腐蚀碎屑的生物响应方面仍然面临问题。此外,还需要对材料的局部和系统生物反应有更深入的了解。识别假体周围骨溶解的信号通路、细胞和分子介质,不仅有助于仿生材料、自诊断材料和多功能材料的产生,而且有助于制定有针对性和个性化的治疗策略。基因分型、药物基因组学和大规模分子表型方面的创新将有助于鉴定骨溶解发病机制,然后将用于设计诊断、预防和治疗 AL 的方案[24,159]。例如,最近关于内质网应激、细胞凋亡、炎症或破骨细胞形成信号通路的研究进展被认为是减轻磨损颗粒诱导的骨溶解的潜在治疗靶点[94,160]。在磨损颗粒激活的炎症级联反应的上游起作用,可能对局部过程有更好的治疗控制,而同时意味着系统性副作用的产生。颗粒的存在触发的三个主要事件可以作为治疗靶点:细胞趋化性、巨噬细胞的极化和 NF-κB 信号[60,85,161,162]。蛋白磷酸酶 2A,一种主要参与 NF-κB 和 c-Jun N -端激酶信号通路的蛋白丝氨酸/苏氨酸磷酸酶,已被提议为 Ti-诱导骨溶解药理干预的新靶点[163]。糖原合成酶激酶 3β 是维持正常骨量所必需的典型 Wnt 信号通路的调节因子,其抑制作用被认为是分子治疗磨损碎屑引起的骨溶解的靶点[164]。其他研究的目标包括骨形态发生蛋白[165] 和蛋白激酶 C[166]。因此,我们对磨损颗粒激活的细胞内信号的了解越多,我们就有越多的选择来开发无菌植入物松动的治疗干预措施。

其他的治疗干预主要集中在控制 RANKL 和 OPG 的水平[50]。特殊材料,如生物硅和微结构 Ti 表面,能够刺激 OPG 的内源生成。抗吸收双膦酸盐(如阿仑膦酸盐和唑仑膦酸盐)、RANKL 抗体或 OPG 样分子的治疗已经被提出。其中一些药物已经在与溶解性骨病相关的病理中证明了它们的有效性,可能在骨溶解中也具有重要影响。虽然抗炎药物如糖皮质激素或 TNF-α 拮抗剂或 IL-1 拮抗剂相关副作用已被证明,仍被建议用来治疗磨损诱导的骨溶解[51]。其他的药物包括合成分子 OA-14(N-(3-(十二烷基氨基甲酰）苯基)-1H-吲哚-2-羧胺)[167] 和甲氨蝶呤[168] 或熊果酸[169]。

一项已完成研究发现多种能够调节 NF-κB 信号通路的药物，包括天然生物活性化合物，如雷公藤甲素，三七参苷 R1 或槐果碱[170-172]，抗生素如利福平[173]，生物黄酮素，如花青素或穗花双黄酮[174、175]，ω-3 脂肪酸的组分如二十二碳六烯酸[176] 或益生菌干酪乳杆菌[177]。在这项研究中作为 NF-κB 的调节子，褪黑素已被报道为磨损诱导骨溶解治疗的候选者[178]。Sirtuin 蛋白 1 [调节 NF-κB 的转录活动的 NAD（+）依赖的组蛋白脱乙酰酶] 已被视为成骨细胞和金属颗粒作用的巨噬细胞的药物靶点[179、180]。他汀类药物如辛伐他汀和皮他伐他汀作为降脂药物，也被用于预防和/或治疗磨损颗粒引起的骨吸收。本课题组报道，辛伐他汀下调成骨细胞分离培养或与巨噬细胞共培养并暴露于 Ti 颗粒中的 IL-6 分泌[181]。为了提高抗炎和/或抗溶骨治疗药物的局部疗效，提出了不同的方法来优先将药物集中到炎症区域，避免或减少药物全身不良反应。在这方面，耦联到共聚物 HPMA 或共价耦联到 TiO$_2$ 颗粒上的地塞米松的局部传送已经被研究[182、183]。

基因治疗也已成为一种潜在的治疗手段。例如，在体内和体外模型中，IL-10、IL-1Ra 和 OPG 在 Ti 和 UHMWPE 诱导的骨溶解模型中均显示出病毒基因传递的有效性[184-189]。其他治疗实验方法采用小干扰 RNA 沉默 TNF-α、磷脂酰肌醇 3 激酶（PI3K）p110β 的催化亚基或趋化因子受体 CXCR2[190-192]。虽然已经取得了有前景的初步结果，但将基因治疗应用于骨科仍然有很长的路要走。

另一个需要考虑的重要方面是早期诊断磨损颗粒引起的骨溶解。因此，研究的重点是寻找作为诊断和预后工具的生物标志物，以监测疾病的进展。滑膜液、尿液和血清中存在不同的生物标志物，但均未被证实具有相关的临床应用价值[193、194]。在这方面，我们的团队在过去的几年里一直专注于有潜力作为生物标志物血清蛋白的鉴定。

结　　论

由于缺乏临床症状，磨粒引起的骨溶解直到假体破坏和植入失败的晚期阶段才被发现，目前仍是骨科医生面临的主要挑战之一。越来越多的髋关节置换手术需求以及年轻患者的不断增加，预计会出现大量的翻修手术，这凸显出该问题的重要性。目前的策略集中在改善植入物的生物学行为和限制其降解产物的生物学反应。尽管在材料领域进行了大量的研究工作，但新型生物材料的长期性能仍然未知。在生物医学领域，为了建立有效的医疗干预措施，探究磨损碎屑触发的细胞和分子机制是必要的。太多问题仍没有得到解答，这也成为基础研究者面临的主要挑战。

参考文献

［1］ Learmonth ID，Young C，Rorabeck C. The operation of the century：total hip replacement. Lancet. 2007；370；1508 - 19.

［2］ Apostu D，Lucaciu O，Berce C，Lucaciu D，Cosma D. Current methods of preventing asepticloosening and improving osseointegration of titanium implants in cementless total hip arthroplasty：a review. J Int Med Res. 2017.

［3］ Bitar D，Parvizi J. Biological response to prosthetic debris. World J Orthop. 2015；6；172 - 89.

［4］ Singh JA. Epidemiology of knee and hip arthroplasty：a systematic review. Open Orthop J. 2011；5；80 - 5.

［5］ Kremers HM，Larson DR，Crowson CS，Kremers WK，Washington RE，Steiner CA，et al. Prevalence of total hip and knee replacement in the United States. J Bone Joint Surg Am. 2015；97；1386 - 97.

［6］ Dobzyniak M，Fehring TK，Odum S. Early failure in total hip arthroplasty. Clin Orthop RelatRes. 2006；447；76 - 8.

［7］ Melvin JS，Karthikeyan T，Cope R，Fehring TK. Early failures in total hip arthroplasty-a changing paradigm. J Arthroplast. 2014；29；1285 - 8.

［8］ Cherian JJ，Jauregui JJ，Banerjee S，Pierce T，Mont MA． What host factors affect asepticloosening after THA and TKA? Clin Orthop Relat Res． 2015;473;2700 - 9.

［9］ Gibon E，Amanatullah DF，Loi F，Pajarinen J，Nabeshima A，Yao Z，et al． The biologicalresponse to orthopaedic implants for joint replacement;part I;metals． J Biomed Mater Res BAppl Biomater． 2017;105;2162 - 73.

［10］ Jansen P，Mumme T，Randau T，Gravius S，Hermanns-Sachweh B． Endoglin(CD105)expressiondifferentiates between aseptic loosening and periprosthetic joint infection after total jointarthroplasty． Springerplus． 2014;3;561.

［11］ Mäkelä KT，Eskelinen A，Pulkkinen P，Paavolainen P，Remes V． Results of 3,668 primarytotal hip replacements for primary osteoarthritis in patients under the age of 55 years． ActaOrthop． 2011;82;521 - 9.

［12］ Landgraeber S，Jäger M，Jacobs JJ，Hallab NJ． The pathology of orthopedic implant failure ismediated by innate immune system cytokines． Mediat Inflamm． 2014;2014;185150.

［13］ Sukur E，Akman YE，Ozturkmen Y，Kucukdurmaz F． Particle disease;a current review ofthe biological mechanisms in periprosthetic osteolysis after hip arthroplasty． Open Orthop J. 2016;10;241 - 51.

［14］ Pajarinen J，Lin TH，Nabeshima A，Jämsen E，Lu L，Nathan K，et al． Mesenchymal stem cellsin the aseptic loosening of total joint replacements． J Biomed Mater Res A． 2017;105;1195 - 207.

［15］ MacInnes SJ，Gordon A，Wilkinson JM． Risk factors for aseptic loosening following Total hiparthroplasty． Recent Adv Arthroplast． 2012;

［16］ Veronesi F，Tschon M，Fini M． Gene expression in osteolysis;review on the identificationof altered molecular pathways in preclinical and clinical studies． Int J Mol Sci． 2017;25;18.

［17］ Nich C，Takakubo Y，Pajarinen J，Ainola M，Salem A，Sillat T，et al． Macrophages-key cells inthe response to wear debris from joint replacements． J Biomed Mater Res A． 2013;101;3033 - 45.

［18］ Gallo J，Goodman SB，Konttinen YT，Raska M． Particle disease;biologic mechanisms ofperiprosthetic osteolysis in total hip arthroplasty． Innate Immun． 2013;19;213 - 24.

［19］ Camuzard O，Breuil V，Carle GF，Pierrefite-Carle V． Targeting autophagy to inhibit weardebris-induced osteolysis． AME Med J． 2017;2;5.

［20］ Yan Y，Hu J，Lu H，Wang W． Genetic susceptibility to total hip arthroplasty failure;a case-controlstudy on the influence of MMP 1 gene polymorphism． Diagn Pathol． 2014;9;177.

［21］ Towle KM，Monnot AD． An assessment of gender-specific risk of implant revision afterprimary total hip arthroplasty;a systematic review and meta-analysis． J Arthroplast．2016;31;2941 - 8.

［22］ Gu Q，Shi Q，Yang H． The role of TLR and chemokine in wear particle-induced aseptic loosening． J Biomed Biotechnol． 2012;2012;596870.

［23］ Hallab NJ，Jacobs JJ． Biologic effects of implant debris． Bull NYU Hosp Jt Dis． 2009;67;182 - 8.

［24］ Terkawi MA，Hamasaki M，Takahashi D，Ota M，Kadoya K，Yutani T，et al． Transcriptionalprofile of human macrophages stimulated by ultra-high molecular weight polyethylene particulate debris of orthopedic implants uncovers a common gene expression signature of rheumatoidarthritis． Acta Biomater． 2018;65;417 - 25.

［25］ Ulrich SD，Seyler TM，Bennett D，Delanois RE，Saleh KJ，Thongtrangan I，et al． Total hiparthroplasties;what are the reasons for revision? Int Orthop． 2008;32;597 - 604.

［26］ Howie DW，Neale SD，Haynes DR，Holubowycz OT，McGee MA，Solomon LB，et al． Periprosthetic osteolysis after total hip replacement;molecular pathology and clinicalmanagement． Inflammopharmacology． 2013;21;389 - 96.

［27］ Iorio R，Robb WJ，Healy WL，Berry DJ，Hozack WJ，Kyle RF，et al． Orthopaedic surgeonworkforce and volume assessment for total hip and knee replacement in the United States;preparing for an epidemic． J Bone Joint Surg Am．2008;90;1598 - 605.

［28］ McGrory BJ，Etkin CD，Lewallen DG． Comparing contemporary revision burden amonghip and knee joint replacement registries． Arthroplast Today． 2016;2;83 - 6.

［29］ Nich C，Goodman SB． Role of macrophages in the biological reaction to wear debris fromjoint replacements． J Long-Term Eff Med Implants． 2014;24;259 - 65.

［30］ Girard J，Glorion C，Bonnomet F，Fron D，Migaud H． Risk factors for revision of hip arthroplastiesin patients younger than 30 years． Clin Orthop Relat Res． 2011;469;1141 - 7.

［31］ McGonagle L，Siney PD，Raut VV．Fate of the unrevised cemented stem following cuponly revision：227 hips at an average of 6 years follow-up．Orthop Traumatol Surg Res．2015；101：781 - 4．

［32］ Magone K，Luckenbill D，Goswami T．Metal ions as inflammatory initiators of osteolysis．Arch Orthop Trauma Surg．2015；135：683 - 95．

［33］ Jiang Y，Jia T，Wooley PH，Yang SY．Current research in the pathogenesis of aseptic implantloosening associated with particulate wear debris．Acta Orthop Belg．2013；79：1 - 9．

［34］ Pajarinen J，Gallo J，Takagi M，Goodman SB，Mjöberg B．Particle disease really does exist．Acta Orthop．2018；89：133 - 6．

［35］ Bordini B，Stea S，De Clerico M，Strazzari S，Sasdelli A，Toni A．Factors affecting asepticloosening of 4750 total hip arthroplasties：multivariate survival analysis．BMC MusculoskeletDisord．2007；24(8)：69．

［36］ Engh CA，Ho H，Powers CC，Huynh C，Beykirch SE，Hopper RH Jr．Osteolysis propensityamong bilateral total hip arthroplasty patients．J Arthroplast．2011；26：555 - 61．

［37］ Stelmach P，Kauther MD，Fuest L，Kurscheid G，Gehrke T，Klenke S，et al．Relationshipbetween GNAS1 T393C polymorphism and aseptic loosening after total hip arthroplasty．EurJ Med Res．2017；22：29．

［38］ MacInnes SJ，Del Vescovo E，Kiss-Toth E，Ollier WE，Kay PR，Gordon A，et al．Geneticvariation in inflammatory and bone turnover pathways and risk of osteolytic responses toprosthetic materials．J Orthop Res．2015；33：193 - 8．

［39］ Kolundzić R，Orlić D，Trkulja V，Pavelić K，Troselj KG．Single nucleotide polymorphisms inthe interleukin-6 gene promoter，tumor necrosis factor-alpha gene promoter，and transforminggrowth factor-beta1 gene signal sequence as predictors of time to onset of aseptic looseningafter total hip arthroplasty：preliminary study．J Orthop Sci．2006；11：592 - 600．

［40］ Gallo J，Mrazek F，Petrek M．Variation in cytokine genes can contribute to severity of acetabularosteolysis and risk for revision in patients with ABG 1 total hip arthroplasty：a genetic associationstudy．BMC Med Genet．2009；10：109．

［41］ Malik MH，Jury F，Bayat A，Ollier WE，Kay PR．Genetic susceptibility to total hip arthroplastyfailure：a preliminary study on the influence of matrix metalloproteinase 1，interleukin6 polymorphisms and vitamin D receptor．Ann Rheum Dis．2007；66：1116 - 20．

［42］ Kremers HM，Lewallen EA，van Wijnen AJ，Lewallen DG．Clinical factors，disease parameters，and molecular therapies affecting osseointegration of orthopedic implants．Curr MolBiol Rep．2016；2：123 - 32．

［43］ Ollivere B，Wimhurst JA，Clark IM，Donell ST．Current concepts in osteolysis．J Bone JointSurg Br．2012；94：10 - 5．

［44］ Ries MD，Link TM．Monitoring and risk of progression of osteolysis after total hip arthroplasty．J Bone Joint Surg Am．2012；94：2097 - 105．

［45］ Revell PA．The combined role of wear particles，macrophages and lymphocytes in the looseningof total joint prostheses．J R Soc Interface．2008；5：1263 - 78．

［46］ Kumar N，Arora GN，Datta B．Bearing surfaces in hip replacement evolution and likely future．Med J Armed Forces India．2014；70：371 - 6．

［47］ Callaghan JJ，Pedersen DR，Johnston RC，Brown TD．Clinical biomechanics of wear in total．hip arthroplasty．Iowa Orthop J．2003；23：1 - 12．

［48］ Noordin S，Masri B．Periprosthetic osteolysis：genetics，mechanisms and potential therapeuticinterventions．Can J Surg．2012；55：408 - 17．

［49］ Sundfeldt M，Carlsson LV，Johansson CB，Thomsen P，Gretzer C．Aseptic loosening，not onlya question of wear：a review of different theories．Acta Orthop．2006；77：177 - 97．

［50］ Kapasa ER，Giannoudis PV，Jia X，Hatton PV，Yang XB．The effect of RANKL/OPG balanceon reducing implant complications．J Funct Biomater．2017；8(4)：E42．

［51］ Kandahari AM，Yang X，Laroche KA，Dighe AS，Pan D，Cui Q．A review of UHMWPEwear-induced osteolysis：the role for early detection of the immune response．Bone Res．2016；4：16014．

［52］ Vallés G，Gil-Garay E，Munuera L，Vilaboa N．Modulation of the cross-talk between macrophagesand osteoblasts by titanium-based particles. Biomaterials. 2008;29;2326 - 35.

[53] Vallés G, González-Melendi P, Saldaña L, Rodriguez M, Munuera L, Vilaboa N. Rutile andtitanium particles differentially affect the production of osteoblastic local factors. J BiomedMater Res A. 2008;84;324 - 36.

[54] Vallés G, González-Melendi P, González-Carrasco JL, Saldaña L, Sánchez-Sabaté E, Munuera L, et al. Differential inflammatory macrophage response to rutile and titanium particles. Biomaterials. 2006;27;5199 - 211.

[55] Kobayashi A, Freeman MA, Bonfield W, Kadoya Y, Yamac T, Al-Saffar N, et al. Number ofpolyethylene particles and osteolysis in total joint replacements. A quantitative study using atissue-digestion method. J Bone Joint Surg Br. 1997;79;844 - 8.

[56] Lähdeoja T, Pajarinen J, Kouri VP, Sillat T, Salo J, Konttinen YT. Toll-like receptors andaseptic loosening of hip endoprosthesis-a potential to respond against danger signals? JOrthop Res. 2010;28;184 - 90.

[57] Xing Z, Pabst MJ, Hasty KA, Smith RA. Accumulation of LPS by polyethylene particlesdecreases bone attachment to implants. J Orthop Res. 2006;24;959 - 66.

[58] Alley C, Haggard W, Smith R. Effect of UHMWPE particle size, dose, and endotoxin onin vitro macrophage response. J Long-Term Eff Med Implants. 2014;24;45 - 56.

[59] Zaveri TD, Dolgova NV, Lewis JS, Hamaker K, Clare-Salzler MJ, KeselowskyBG. Macrophage integrins modulate response to ultra-high molecular weight polyethyleneparticles and direct particle-induced osteolysis. Biomaterials. 2017;115;128 - 40.

[60] Gibon E, Córdova LA, Lu L, Lin TH, Yao Z, Hamadouche M, et al. The biological responseto orthopedic implants for joint replacement. Ⅱ;polyethylene, ceramics, PMMA, and theforeign body reaction. J Biomed Mater Res B Appl Biomater. 2017;105;1685 - 91.

[61] Maitra R, Clement CC, Scharf B, Crisi GM, Chitta S, Paget D, et al. Endosomal damage andTLR2 mediated inflammasome activation by alkane particles in the generation of asepticosteolysis. Mol Immunol. 2009;47;175 - 84.

[62] Goodman SB, Ma T. Cellular chemotaxis induced by wear particles from joint replacements. Biomaterials. 2010;31; 5045 - 50.

[63] Gibon E, Ma T, Ren PG, Fritton K, Biswal S, Yao Z, et al. Selective inhibition of the MCP-1-CCR2ligand-receptor axis decreases systemic trafficking of macrophages in the presence ofUHMWPE particles. J Orthop Res. 2012;30; 547 - 53.

[64] Liu A, Richards L, Bladen CL, Ingham E, Fisher J, Tipper JL. The biological response tonanometre-sized polymer particles. Acta Biomater. 2015;23;38 - 51.

[65] Kauther MD, Xu J, Wedemeyer C. Alpha-calcitonin gene-related peptide can reverse thecatabolic influence of UHMWPE particles on RANKL expression in primary human osteoblasts. Int J Biol Sci. 2010;6;525 - 36.

[66] Atkins GJ, Welldon KJ, Holding CA, Haynes DR, Howie DW, Findlay DM. The induction ofa catabolic phenotype in human primary osteoblasts and osteocytes by polyethylene particles. Biomaterials. 2009;30;3672 - 81.

[67] Chiu R, Ma T, Smith RL, Goodman SB. Ultrahigh molecular weight polyethylene weardebris inhibits osteoprogenitor proliferation and differentiation in vitro. J Biomed Mater ResA. 2009;89;242 - 7.

[68] Ormsby RT, Cantley M, Kogawa M, Solomon LB, Haynes DR, Findlay DM, AtkinsGJ. Evidence that osteocyte perilacunar remodelling contributes to polyethylene wearparticle induced osteolysis. Acta Biomater. 2016;33;242 - 51.

[69] Sartori M, Vincenzi F, Ravani A, Cepollaro S, Martini L, Varani K, et al. RAW 264.7 co-culturedwith ultra-high molecular weight polyethylene particles spontaneously differentiateinto osteoclasts;an in vitro model of periprosthetic osteolysis. J Biomed Mater Res A. 2017;105;510 - 20.

[70] Pan X, Mao X, Cheng T, Peng X, Zhang X, Liu Z, et al. Up-regulated expression of MIF byinterfacial membrane fibroblasts and macrophages around aseptically loosened implants. JSurg Res. 2012;176;484 - 9.

[71] Rao AJ, Nich C, Dhulipala LS, Gibon E, Valladares R, Zwingenberger S, et al. Local effect ofIL-4 delivery on polyethylene particle induced osteolysis in the murine calvarium. J BiomedMater Res A. 2013;101;1926 - 34.

[72] Du Z, Zhu Z, Wang Y. The degree of peri-implant osteolysis induced by PEEK, CoCrMo,and HXLPE wear particles;a study based on a porous Ti6Al4V implant in a rabbit model. JOrthop Surg Res. 2018;13;23.

［73］ Vallés G，García-Cimbrelo E，Vilaboa N. Involvement of extracellular Hsp72 in wearparticle-mediated osteolysis. Acta Biomater. 2012;8:1146‐55.

［74］ Vaculova J，Gallo J，Hurnik P，Motyka O，Goodman SB，Dvorackova J. Low intrapatient variabilityof histomorphological findings in periprosthetic tissues from revised metal/ceramicon polyethylene joint arthroplasties. J Biomed Mater Res B Appl Biomater. 2017;

［75］ Hirayama T，Tamaki Y，Takakubo Y，Iwazaki K，Sasaki K，Ogino T，et al. Toll-like receptorsand their adaptors are regulated in macrophages after phagocytosis of lipopolysaccharide-coatedtitanium particles. J Orthop Res. 2011;29:984‐92.

［76］ Dapunt U，Giese T，Lasitschka F，Reinders J，Lehner B，Kretzer JP，et al. On the inflammatoryresponse in metal-on-metal implants. J Transl Med. 2014;12:74.

［77］ Drynda A，Singh G，Buchhorn GH，Awiszus F，Ruetschi M，Feuerstein B，et al. Metallicwear debris may regulate CXCR4 expression in vitro and in vivo. J Biomed Mater Res A. 2015;103:1940‐8.

［78］ Geng D，Xu Y，Yang H，Wang J，Zhu X，Zhu G，et al. Protection against titanium particleinduced osteolysis by cannabinoid receptor 2 selective antagonist. Biomaterials. 2010;31:1996‐2000.

［79］ Hallab NJ，Jacobs JJ. Chemokines associated with pathologic responses to orthopedic implantdebris. Front Endocrinol(Lausanne). 2017;8:5.

［80］ Chen M，Chen PM，Dong QR，Huang Q，She C，Xu W. p38 signaling in titanium particle-inducedMMP-2 secretion and activation in differentiating MC3T3-E1 cells. J Biomed MaterRes A. 2014;102:2824‐32.

［81］ Qiu S，Zhao F，Tang X，Pei F，Dong H，Zhu L，et al. Type-2 cannabinoid receptor regulatesproliferation，apoptosis，differentiation，and OPG/RANKL ratio of MC3T3-E1 cellsexposed to titanium particles. Mol Cell Biochem. 2015;399:131‐41.

［82］ Fu C，Xie J，Hu N，Liang X，Chen R，Wang C，et al. Titanium particles up-regulate the activityof matrix metalloproteinase-2 in human synovial cells. Int Orthop. 2014;38:1091‐8.

［83］ Obando-Pereda GA，Fischer L，Stach-Machado DR. Titanium and zirconia particle-inducedpro-inflammatory gene expression in cultured macrophages and osteolysis，inflammatoryhyperalgesia and edema in vivo. Life Sci. 2014;97:96‐106.

［84］ Greenfield EM，Beidelschies MA，Tatro JM，Goldberg VM，Hise AG. Bacterial pathogen-associatedmolecular patterns stimulate biological activity of orthopaedic wear particlesby activating cognate Toll-like receptors. J Biol Chem. 2010;285:32378‐84.

［85］ Pajarinen J，Kouri VP，Jämsen E，Li TF，Mandelin J，Konttinen YT. The response of macrophagesto titanium particles is determined by macrophage polarization. Acta Biomater. 2013;9:9229‐40.

［86］ Preedy EC，Perni S，Prokopovich P. Cobalt，titanium and PMMA bone cement debris influenceon mouse osteoblast cell elasticity，spring constant and calcium production activity. RSC Adv. 2015;5:83885‐98.

［87］ Howie DW，Vernon-Roberts B. Synovial macrophage response to aluminium oxide ceramicand cobalt-chrome alloy wear particles in rats. Biomaterials. 1988;9:442‐8.

［88］ Devitt BM，Queally JM，Vioreanu M，Butler JS，Murray D，Doran PP，et al. Cobalt ionsinduce chemokine secretion in a variety of systemic cell lines. Acta Orthop. 2010;81:756‐64.

［89］ Jonitz-Heincke A，Tillmann J，Klinder A，Krueger S，Kretzer JP，Høl PJ，et al. The impact ofmetal ion exposure on the cellular behavior of human osteoblasts and PBMCs:in vitro analysesof osteolytic processes. Materials(Basel). 2017;10:E734.

［90］ Rakow A，Schoon J，Dienelt A，John T，Textor M，Duda G，Perka C，Schulze F，OdeA. Influence of particulate and dissociated metal-on-metal hip endoprosthesis wear onmesenchymal stromal cells in vivo and in vitro. Biomaterials. 2016;98:31‐40.

［91］ Potnis PA，Dutta DK，Wood SC. Toll-like receptor 4 signaling pathway mediates proinflammatoryimmune response to cobalt-alloy particles. Cell Immunol. 2013;282:53‐65.

［92］ Raghunathan VK，Devey M，Hawkins S，Hails L，Davis SA，Mann S，et al. Influence of particlesize and reactive oxygen species on cobalt chrome nanoparticle-mediated genotoxicity. Biomaterials. 2013;34:3559‐70.

［93］ Papageorgiou I, Brown C, Schins R, Singh S, Newson R, Davis S, Fisher J, Ingham E, CaseCP. The effect of nano-and micron-sized particles of cobalt-chromium alloy on human fibroblastsin vitro. Biomaterials. 2007;28:2946 – 58.

［94］ Liu G, Guo T, Zhang Y, Liu N, Chen J, Chen J, Zhang J, Zhao J. Apoptotic pathways ofmacrophages within osteolytic interface membrane in periprosthestic osteolysis after totalhip replacement. APMIS. 2017;125:565 – 78.

［95］ Lewis AC, Ladon D, Heard PJ, Peto L, Learmonth I. The role of the surface chemistry ofCoCr alloy particles in the phagocytosis and DNA damage of fibroblast cells. J Biomed MaterRes A. 2007;82:363 – 72.

［96］ Athanasou NA. The pathobiology and pathology of aseptic implant failure. Bone Joint Res. 2016;5:162 – 8.

［97］ Daniel J, Holland J, Quigley L, Sprague S, Bhandari M. Pseudotumors associated withtotal hip arthroplasty. J Bone Joint Surg Am. 2012;94:86 – 93.

［98］ Catelas I, Lehoux EA, Ning Z, Figeys D, Baskey SJ, Beaulé PE. Differential proteomic analysisof synovial fluid from hip arthroplasty patients with a pseudotumor vs. periprostheticosteolysis. J Orthop Res. 2018;

［99］ McCarthy CL, Uchihara Y, Vlychou M, Grammatopoulos G, Athanasou NA. Development ofmalignant lymphoma after metal-on-metal hip replacement:a case report and review of theliterature. Skelet Radiol. 2017;46:831 – 6.

［100］ Gallo J, Goodman SB, Lostak J, Janout M. Advantages and disadvantages of ceramic onceramic total hip arthroplasty:a review. Biomed Pap Med Fac Univ Palacky Olomouc CzechRepub. 2012;156:204 – 12.

［101］ Mehmood S, Jinnah RH, Pandit H. Review on ceramic-on-ceramic total hip arthroplasty. JSurg Orthop Adv. 2008;17:45 – 50.

［102］ Tateiwa T, Clarke IC, Williams PA, Garino J, Manaka M, Shishido T, Yamamoto K, ImakiireA. Ceramic total hip arthroplasty in the United States:safety and risk issues revisited. Am JOrthop(Belle Mead NJ). 2008;37:E26 – 31.

［103］ Howard DP, Wall PDH, Fernandez MA, Parsons H, Howard PW. Ceramic-on-ceramic bearingfractures in total hip arthroplasty:an analysis of data from the National Joint Registry. Bone Joint J. 2017;99 – B:1012 – 9.

［104］ Lee YK, Yoon BH, Choi YS, Jo WL, Ha YC, Koo KH. Metal on metal or ceramic on ceramicfor cementless total hip arthroplasty:a meta-analysis. J Arthroplast. 2016;31:2637 – 45.

［105］ Mochida Y, Boehler M, Salzer M, Bauer TW. Debris from failed ceramic-on-ceramic andceramic-on-polyethylene hip prostheses. Clin Orthop Relat Res. 2001;389:113 – 25.

［106］ Hatton A, Nevelos JE, Nevelos AA, Banks RE, Fisher J, Ingham E. Alumina-alumina artificialhip joints. Part I: a histological analysis and characterisation of wear debris by lasercapture microdissection of tissues retrieved at revision. Biomaterials. 2002;23:3429 – 40.

［107］ Bylski D, Wedemeyer C, Xu J, Sterner T, Löer F, von Knoch M. Alumina ceramic particles,in comparison with titanium particles, hardly affect the expression of RANK-, TNF-alpha-, and OPG-mRNA in the THP-1 human monocytic cell line. J Biomed Mater Res A. 2009;89:707 – 16.

［108］ Savarino L, Baldini N, Ciapetti G, Pellacani A, Giunti A. Is wear debris responsiblefor failure in alumina-on-alumina implants? Acta Orthop. 2009;80:162 – 7.

［109］ Man K, Jiang LH, Foster R, Yang XB. Immunological responses to total hip arthroplasty. JFunct Biomater. 2017;8:E33.

［110］ Wooley PH. How has the introduction of new bearing surfaces altered the biological reactionsto byproducts of wear and modularity? Clin Orthop Relat Res. 2014;472:3699 – 708.

［111］ Warashina H, Sakano S, Kitamura S, Yamauchi KI, Yamaguchi J, Ishiguro N, et al. Biologicalreaction to alumina, zirconia, titanium and polyethylene particles implanted onto murine calvaria. Biomaterials. 2003;24:3655-61.

［112］ Kaufman AM, Alabre CI, Rubash HE, Shanbhag AS. Human macrophage response toUHMWPE, TiAlV, CoCr, and alumina particles:analysis of multiple cytokines using proteinarrays. J Biomed Mater Res A. 2008;84:464-74.

［113］ Petit A, Catelas I, Antoniou J, Zukor DJ, Huk OL. Differential apoptotic response of J774macrophages to alumina and ultra-high-molecular-weight polyethylene particles. J OrthopRes. 2002;20:9 – 15.

［114］ Germain MA, Hatton A, Williams S, Matthews JB, Stone MH, Fisher J, et al. Comparison ofthe cytotoxicity of clinically relevant cobalt-chromium and alumina ceramic wear particlesin vitro. Biomaterials. 2003;24:469 – 79.

[115] Gutwein LG, Webster TJ. Increased viable osteoblast density in the presence of nanophasecompared to conventional alumina and titania particles. Biomaterials. 2004;25:4175 – 83.

[116] Lerouge S, Huk O, Yahia LH, Sedel L. Characterization of in vivo wear debris from ceramic-ceramictotal hip arthroplasties. J Biomed Mater Res. 1996;32:627 – 33.

[117] Liagre B, Moalic S, Vergne P, Charissoux JL, Bernache-Assollant D, Beneytout JL. Effects ofalumina and zirconium dioxide particles on arachidonic acid metabolism and proinflammatoryinterleukin production in osteoarthritis and rheumatoid synovial cells. J Bone Joint SurgBr. 2002;84:920 – 30.

[118] Catelas I, Huk OL, Petit A, Zukor DJ, Marchand R, Yahia L. Flow cytometric analysis ofmacrophage response to ceramic and polyethylene particles:effects of size, concentration,and composition. J Biomed Mater Res. 1998;41:600 – 7.

[119] Lucarelli M, Gatti AM, Savarino G, Quattroni P, Martinelli L, Monari E, et al. Innate defencefunctions of macrophages can be biased by nano-sized ceramic and metallic particles. EurCytokine Netw. 2004;15:339 – 46.

[120] Pasold J, Markhoff J, Tillmann J, Krogull M, Pisowocki P, Bader R. Direct influenceof titanium and zirconia particles on the morphology and functionality of maturehuman osteoclasts. J Biomed Mater Res A. 2017;105:2608-15.

[121] Lohmann CH, Dean DD, Köster G, Casasola D, Buchhorn GH, Fink U, Schwartz Z, BoyanBD. Ceramic and PMMA particles differentially affect osteoblast phenotype. Biomaterials.2002;23:1855 – 63.

[122] Rodrigo AM, Martinez ME, Saldaña L, Vallés G, Martinez P, González-Carrasco JL, et al. Effects of polyethylene and alpha-alumina particles on IL-6 expression and secretion in primarycultures of human osteoblastic cells. Biomaterials. 2002;23:901 – 8.

[123] Rodrigo AM, Martinez ME, Martínez P, Escudero ML, Ruiz J, Saldaña L, et al. Effects ofMA 956 superalloy and alpha-alumina particles on some markers of human osteoblastic cellsin primary culture. J Biomed Mater Res. 2001;54:30 – 6.

[124] Rodrigo A, Vallés G, Saldaña L, Rodríguez M, Martínez ME, Munuera L, Vilaboa N. Aluminaparticles influence the interactions of cocultured osteoblasts and macrophages. J Orthop Res. 2006;24:46 – 54.

[125] Granchi D, Ciapetti G, Amato I, Pagani S, Cenni E, Savarino L, Avnet S, Peris JL, PellacaniA, Baldini N, Giunti A. The influence of alumina and ultra-high molecular weight polyethyleneparticles on osteoblast-osteoclast cooperation. Biomaterials. 2004;25:4037 – 45.

[126] Vaishya R, Chauhan M, Vaish A. Bone cement. J Clin Orthop Trauma. 2013;4:157 – 63.

[127] Saleh KJ, El Othmani MM, Tzeng TH, Mihalko WM, Chambers MC, Grupp TM. Acrylicbone cement in total joint arthroplasty:a review. J Orthop Res. 2016;34:737 – 44.

[128] Sagbas B, Durakbasa MN. Third-body wear behavior of orthopedic biopolymers. Int J MinMater Metall Eng (IJMMME). 2016;2:1 – 7.

[129] Morawietz L, Classen RA, Schröder JH, Dynybil C, Perka C, Skwara A, et al. Proposal fora histopathological consensus classification of the periprosthetic interface membrane. J ClinPathol. 2006;59:591 – 7.

[130] Burton L, Paget D, Binder NB, Bohnert K, Nestor BJ, Sculco TP, Santambrogio L, Ross FP,Goldring SR, Purdue PE. Orthopedic wear debris mediated inflammatory osteolysis is mediatedin part by NALP3 inflammasome activation. J Orthop Res. 2013;31:73 – 80.

[131] Pandey R, Quinn J, Joyner C, Murray DW, Triffitt JT, Athanasou NA. Arthroplasty implantbiomaterial particle associated macrophages differentiate into lacunar bone resorbing cells. Ann Rheum Dis. 1996;55:388 – 95.

[132] Ren PG, Lee SW, Biswal S, Goodman SB. Systemic trafficking of macrophages induced bybone cement particles in nude mice. Biomaterials. 2008;29:4760 – 5.

[133] Yang SY, Zhang K, Bai L, Song Z, Yu H, McQueen DA, et al. Polymethylmethacrylate andtitanium alloy particles activate peripheral monocytes during periprosthetic inflammation andosteolysis. J Orthop Res. 2011;29:781 – 6.

[134] Nakashima Y, Sun DH, Trindade MC, Chun LE, Song Y, Goodman SB, Schurman DJ,Maloney WJ, Smith RL. Induction of macrophage C-C chemokine expression by titaniumalloy and bone cement particles. J Bone Joint Surg Br. 1999;81:155 – 62.

[135] Huang Z，Ma T，Ren PG，Smith RL，Goodman SB. Effects of orthopedic polymer particleson chemotaxis of mac-rophages and mesenchymal stem cells. J Biomed Mater Res A. 2010;94:1264 - 9.

[136] Yaszay B，Trindade MC，Lind M，Goodman SB，Smith RL. Fibroblast expression of C-Cchemokines in response to orthopaedic biomaterial particle challenge in vitro. J Orthop Res. 2001;19:970 - 6.

[137] Lin TH，Tamaki Y，Pajarinen J，Waters HA，Woo DK，Yao Z，Goodman SB. Chronic inflammationin biomaterial-induced periprosthetic osteolysis:NF-κB as a therapeutic target. ActaBiomater. 2014;10:1 - 10.

[138] Shen Y，Wang W，Li X，Markel DC，Ren W. Mitigative effect of erythromycin on PMMAchallenged preosteoblas-tic MC3T3-E1 cells. Sci World J. 2014;2014:107196.

[139] Antonios JK，Yao Z，Li C，Rao AJ，Goodman SB. Macrophage polarization in responseto wear particles in vitro. Cell Mol Immunol. 2013;10:471 - 82.

[140] Pearle AD，Crow MK，Rakshit DS，Wohlgemuth J，Nestor BJ. Distinct inflammatory genepathways induced by particles. Clin Orthop Relat Res. 2007;458:194 - 201.

[141] Sabokbar A，Pandey R，Quinn JM，Athanasou NA. Osteoclastic differentiation by mononuclearphagocytes contai-ning biomaterial particles. Arch Orthop Trauma Surg. 1998;117:136 - 40.

[142] Li N，Xu Z，Wooley PH，Zhang J，Yang SY. Therapeutic potentials of naringin on polymethylmethacrylateinduced osteoclastogenesis and osteolysis，in vitro and in vivo assessments. Drug Des Devel Ther. 2013;8:1 - 11.

[143] Yamanaka Y，Abu-Amer Y，Faccio R，Clohisy JC. Map kinase c-JUN N-terminal kinase mediatesPMMA induction of osteoclasts. J Orthop Res. 2006;24:1349 - 57.

[144] Yamanaka Y，Abu-Amer W，Foglia D，Otero J，Clohisy JC，Abu-Amer Y. NFAT2 is an essentialmediator of or-thopedic particle-induced osteoclastogenesis. J Orthop Res. 2008;26:1577 - 84.

[145] Zhang H，Ricciardi BF，Yang X，Shi Y，Camacho NP，Bostrom MG. Polymethylmethacrylateparticles stimulate bone resorption of mature osteoclasts in vitro. Acta Orthop. 2008;79:281 - 8.

[146] Rao AJ，Gibon E，Ma T，Yao Z，Smith RL，Goodman SB. Revision joint replacement，wear particles，and macro-phage polarization. Acta Biomater. 2012;8:2815 - 23.

[147] Chiu R，Smith KE，Ma GK，Ma T，Smith RL，Goodman SB. Polymethylmethacrylateparticles impair osteopro-genitor viability and expression of osteogenic transcription factorsRunx2，osterix，and Dlx5. J Orthop Res. 2010;28:571 - 7.

[148] Chiu R，Ma T，Smith RL，Goodman SB. Polymethylmethacrylate particles inhibit osteoblasticdifferentiation of bone marrow osteoprogenitor cells. J Biomed Mater Res A. 2006;77:850 - 6.

[149] Chiu R，Ma T，Smith RL，Goodman SB. Kinetics of polymethylmethacrylate particle-inducedinhibition of osteopro-genitor differentiation and proliferation. J Orthop Res. 2007;25:450 - 7.

[150] Ma GK，Chiu R，Huang Z，Pearl J，Ma T，Smith RL，et al. Polymethylmethacrylate particleexposure causes chan-ges in p38 MAPK and TGF-beta signaling in differentiating MC3T3-E1cells. J Biomed Mater Res A. 2010;94:234 - 40.

[151] Zambonin G，Colucci S，Cantatore F，Grano M. Response of human osteoblasts to polymethylmetacrylatein vitro. Calcif Tissue Int. 1998;62:362 - 5.

[152] Lochner K，Fritsche A，Jonitz A，Hansmann D，Mueller P，Mueller-Hilke B，et al. The potentialrole of human os-teoblasts for periprosthetic osteolysis following exposure to wear particles. Int J Mol Med. 2011;28:1055 - 63.

[153] Sabokbar A，Fujikawa Y，Murray DW，Athanasou NA. Radio-opaque agents in bone cementincrease bone resorp-tion. J Bone Joint Surg Br. 1997;79:129 - 34.

[154] Granchi D，Cenni E，Savarino L，Ciapetti G，Forbicini G，Vancini M，et al. Bone cementextracts modulate the os-teoprotegerin/osteoprotegerin-ligand expression in MG63 osteoblast-likecells. Biomaterials. 2002;23:2359 - 65.

[155] Pezzotti G，Yamamoto K. Artificial hip joints:the biomaterials challenge. J Mech BehavBiomed Mater. 2014;31:3 - 20.

[156] Ghalme SG，Mankar A，Bhalerao Y. Biomaterials in hip joint replacement. Int J Mater SciEng. 2016;4:113 - 25.

[157] Grieco PW，Pascal S，Newman JM，Shah NV，Stroud SG，Sheth NP，Maheshwari AV. Newalternate bearing sur-faces in total hip arthroplasty:a review of the current literature. J ClinOrthop Trauma. 2018;9:7 - 16.

［158］ Zhang BG，Myers DE，Wallace GG，Brandt M，Choong PF. Bioactive coatings for orthopaedicimplants-recent trends in development of implant coatings. Int J Mol Sci. 2014;15:11878 - 921.

［159］ Cooper HJ. Emerging applications of proteomics in hip and knee arthroplasty. Expert RevProteomics. 2014;11: 5 - 8.

［160］ Zhang L，Tian Z，Li W，Wang X，Man Z，Sun S. Inhibitory effect of quercetin on titaniumparticle-induced endoplasmic reticulum stress(ERS)-related apoptosis and in vivo osteolysis. Biosci Rep. 2017;37:BSR20170961.

［161］ Goodman SB，Gibon E，Pajarinen J，Lin TH，Keeney M，Ren PG，et al. Novel biologicalstrategies for treatment of wear particle-induced periprosthetic osteolysis of orthopaedicimplants for joint replacement. J R Soc Interface. 2014;11:20130962.

［162］ Mahon OR，O'Hanlon S，Cunningham CC，McCarthy GM，Hobbs C，Nicolosi V，et al. Orthopaedic implant materials drive M1 macrophage polarization in a spleen tyrosine kinaseandmitogen-activated protein kinase-dependent manner. Acta Biomater. 2018;65:426 - 35.

［163］ Wang L，Guo X，Zhou W，Ding Y，Shi J，Wu X，et al. Protein phosphatase 2A as a new targetfor downregulating osteoclastogenesis and alleviating titanium particle-induced bone resorption. Acta Biomater. 2018;

［164］ Geng D，Wu J，Shao H，Zhu S，Wang Y，Zhang W，et al. Pharmaceutical inhibition of glycogensynthetase kinase 3 beta suppresses wear debris-induced osteolysis. Biomaterials. 2015;69:12 - 21.

［165］ Nam JS，Sharma AR，Jagga S，Lee DH，Sharma G，Nguyen LT，et al. Suppression of osteogenicactivity by regulation of WNT and BMP signaling during titanium particle inducedosteolysis. J Biomed Mater Res A. 2017;105: 912 - 26.

［166］ Drynda A，Ren Q，Buchhorn GH，Lohmann CH. The induction of CXCR4 expression inhuman osteoblast-like cells (MG63)by CoCr particles is regulated by the PLC-DAG-PKCpathway. J Biomed Mater Res B Appl Biomater. 2017;105:2326 - 32

［167］ Tian B，Jiang T，Shao Z，Zhai Z，Li H，Fan Q，et al. The prevention of titanium-particle-inducedosteolysis by OA-14 through the suppression of the p38 signaling pathway andinhibition of osteoclastogenesis. Biomaterials. 2014;35: 8937 - 50.

［168］ Mediero A，Perez-Aso M，Wilder T，Cronstein BN. Brief report:methotrexate prevents wearparticle-induced inflammatory osteolysis in mice via activation of adenosine A2A receptor. Arthritis Rheumatol. 2015;67:849 - 55.

［169］ Jiang C，Xiao F，Gu X，Zhai Z，Liu X，Wang W，et al. Inhibitory effects of ursolic acidon osteoclastogenesis and titanium particle-induced osteolysis are mediated primarily viasuppression of NF-κB signaling. Biochimie. 2015; 111:107-18.

［170］ Huang J，Zhou L，Wu H，Pavlos N，Chim SM，Liu Q，et al. Triptolide inhibits osteoclastformation，bone resorption，RANKL-mediated NF-κB activation and titanium particle-inducedosteolysis in a mouse model. Mol Cell Endocrinol. 2015;399:346 - 53.

［171］ Zhao S，Yan L，Li X，Zhang Z，Sun Y，Wang J. Notoginsenoside R1 suppresses wear particle-inducedosteolysis and RANKL mediated osteoclastogenesis in vivo and in vitro. IntImmunopharmacol. 2017;47:118 - 25.

［172］ Zhou CH，Shi ZL，Meng JH，Hu B，Zhao CC，Yang YT，et al. Sophocarpine attenuates wearparticle-induced implant loosening by inhibiting osteoclastogenesis and bone resorption viasuppression of the NF-κB signalling pathway in a rat model. Br J Pharmacol. 2018;175:859 - 76.

［173］ Zhu L，Kang H，Guo CA，Fan WS，Wang YM，Deng LF，et al. Rifampin suppresses osteoclastogenesisand titanium particle-induced osteolysis via modulating RANKL signalingpathways. Biochem Biophys Res Commun. 2017; 484:64 - 70.

［174］ Li Y，Li J，Li B，Qin H，Peng X，Zhao Y，et al. Anthocyanin suppresses CoCrMo particle-inducedosteolysis by inhibiting IKKα/β mediated NF-κB signaling in a mouse calvarialmodel. Mol Immunol. 2017;85:27 - 34.

［175］ Zhang Z，Zhao S，Li X，Zhuo X，Zhang W，Nie Q，et al. Amentoflavone inhibits osteoclastogenesisand wear debris-induced osteolysis via suppressing NF-κB and MAPKs signalingpathways. Planta Med. 2018;84:759 - 67.

［176］ Kim HJ，Ohk B，Yoon HJ，Kang WY，Seong SJ，Kim SY，et al. Docosahexaenoic acid signalingattenuates the proliferation and differentiation of bone marrow-derived osteoclast precursorsand promotes apoptosis in mature osteoclasts. Cell Signal. 2017;29:226 - 32.

[177] Wang Z, Xue K, Bai M, Deng Z, Gan J, Zhou G, et al. Probiotics protect mice from CoCrMoparticles-induced osteolysis. Int J Nanomedicine. 2017;12:5387 - 97.

[178] Ping Z, Wang Z, Shi J, Wang L, Guo X, Zhou W, et al. Inhibitory effects of melatonin ontitanium particle-induced inflammatory bone resorption and osteoclastogenesis via suppressionof NF-κB signaling. Acta Biomater. 2017;62: 362 - 71.

[179] Deng Z, Wang Z, Jin J, Wang Y, Bao N, Gao Q, et al. SIRT1 protects osteoblasts againstparticle-induced inflammatory responses and apoptosis in aseptic prosthesis loosening. ActaBiomater. 2017;49:541 - 54.

[180] Deng Z, Jin J, Wang Z, Wang Y, Gao Q, Zhao J. The metal nanoparticle-induced inflammatoryresponse is regulated by SIRT1 through NF-κB deacetylation in aseptic loosening. Int JNanomedicine. 2017;12:3617 - 36.

[181] Vallés G, Pérez C, Boré A, Martín-Saavedra F, Saldaña L, Vilaboa N. Simvastatin preventsthe induction of interleukin-6 gene expression by titanium particles in human osteoblasticcells. Acta Biomater. 2013;9:4916 - 25.

[182] Ren K, Dusad A, Yuan F, Yuan H, Purdue PE, Fehringer EV, et al. Macromolecular prodrug ofdexamethasone prevents particle-induced peri-implant osteolysis with reduced systemic sideeffects. J Control Release. 2014;175: 1 - 9.

[183] Rodrigues M, Perni SD, Sloan A, Prokopovich PD. Dexamethasone-loaded TiO2 nanoparticlesto locally target wear-debris induced inflammation. Front Bioeng Biotechnol. Conference Abstract: 10th World Biomaterials Congress. 2016;

[184] Carmody EE, Schwarz EM, Puzas JE, Rosier RN, O'Keefe RJ. Viral interleukin-10 geneinhibition of inflammation, osteoclastogenesis, and bone resorption in response to titaniumparticles. Arthritis Rheum. 2002;46:1298 - 308.

[185] Yang SY, Wu B, Mayton L, Mukherjee P, Robbins PD, Evans CH, et al. Protective effects ofIL-1Ra or vIL-10 gene transfer on a murine model of wear debris-induced osteolysis. GeneTher. 2004;11:483 - 91.

[186] Ulrich-Vinther M, Carmody EE, Goater JJ, S balle K, O'Keefe RJ, Schwarz EM. Recombinantadeno-associated virus-mediated osteoprotegerin gene therapy inhibits wear debris-inducedosteolysis. J Bone Joint Surg Am. 2002; 84 - A:1405 - 12.

[187] Yang SY, Mayton L, Wu B, Goater JJ, Schwarz EM, Wooley PH. Adeno-associated virus-mediatedosteoprotegerin gene transfer protects against particulate polyethylene-inducedosteolysis in a murine model. Arthritis Rheum. 2002;46:2514 - 23.

[188] Wang H, Jia TH, Zacharias N, Gong W, Du HX, Wooley PH, et al. Combination gene therapytargeting on interleukin-1β and RANKL for wear debris-induced aseptic loosening. GeneTher. 2013;20:128 - 35.

[189] Langlois J, Hamadouche M. New animal models of wear-particle osteolysis. Int Orthop. 2011;35:245 - 51.

[190] Qin CQ, Huang DS, Zhang C, Song B, Huang JB, Ding Y. Lentivirus-mediated short hairpinRNA interference targeting TNF-alpha in macrophages inhibits particle-induced inflammationand osteolysis in vitro and in vivo. BMC Musculoskelet Disord. 2016;17:431.

[191] Huang JB, Ding Y, Huang DS, Zeng WK, Guan ZP, Zhang ML. rna interference targetingp110β reduces tumor necrosis factor-alpha production in cellular response to wear particlesin vitro and osteolysis in vivo. Inflammation. 2013;36:1041 - 54.

[192] Wang C, Liu Y, Wang Y, Li H, Zhang RX, He MS, et al. Adenovirus-mediated siRNA targetingCXCR2 attenuates titanium particle-induced osteolysis by suppressing osteoclast formation. Med Sci Monit. 2016;22:727 - 35.

[193] Mertens MT, Singh JA. Biomarkers in arthroplasty:a systematic review. Open Orthop J. 2011;5:92 - 105.

[194] Illingworth KD, Wachter N, Maloney WJ, Paprosky WG, Ries MD, Saleh KJ. Advances inacetabular osteolysis: biomarkers, imaging, and pharmacologic management. Instr CourseLect. 2014;63:177 - 8.

第二章　髋臼翻修手术中的骨缺损：影像学表现及其分型

引　言

在翻修手术中，假体松动导致的骨量丢失使髋关节重建手术变得更为复杂。溶骨性病变可能是由一些磨损碎屑（最常见的是聚乙烯和金属碎屑）导致的生物反应引起，也可能是由假体松动后反复活动引起的骨侵蚀所引起[1]。这种生物反应会导致破骨细胞再吸收，从而在X线片上我们可以看到在假体周围有囊性变或透亮线形成。

目前证实骨盆的骨溶解与骨水泥杯和非骨水泥杯假体有关。然而，根据髋关节假体固定的类型，其骨溶解类型会有所不同。这些差异与关节液所载颗粒的最小阻力路径有关[2]，以及颗粒进入骨-假体界面的形式与假体的固定类型、随后的骨重塑以及假体设计有关。采用骨水泥型髋臼假体时，在手术过程中会用磨锉将髋臼扩大到软骨下骨，但它通常会自行重建修复。而硬化骨是关节液和磨损颗粒进入髋臼上区骨小梁的相对屏障[3]。因此，该类型的骨吸收最常以线性方式发生，导致骨水泥-骨界面处的骨溶解和随时间发生的假体松动。随着骨吸收楔向髋臼骨水泥假体的穹窿进展时，会导致生物膜形成并损害关节的稳定性。与此相反，对于非骨水泥杯，骨重塑的模式和非骨水泥多孔涂层杯周围关节液和磨损颗粒最小阻力的路径是不同的。两者都会以有限的方式嵌入多孔涂层。骨长入区域成为骨整合区后可抵抗沿界面迁移的流体和颗粒渗入。然而，没有骨长入的区域是将关节液泵入髋臼上方区域的潜在通道[4]。髋臼骨溶解会破坏髋臼侧壁和前壁，同时生物外杯向髋臼内侧位移造成内陷，影响髋臼顶和内侧壁并产生节段性缺损。因为假体承重表面的颗粒碎屑容易发生迁移，所以髋臼溶骨病变通常发生在生物髋臼假体的穹窿顶部、螺钉孔周围或杯缘附近。在不影响假体稳定性的情况下，可能会发生广泛的骨丢失（图2-1）。尽管骨盆受到明显破坏[8]，但这些患者可能仍无临床症状，仅通过X线片或其他成像诊断技术得以检查到。如果骨丢失导致髋臼假体的机械支撑力下降，则会发生与骨溶解相关的疼痛。

尽管骨水泥和非骨水泥假体周围的骨溶解模式不同，组织学检查显示无论假体的固定类型或骨溶解模式如何，其生物膜都是相似的。在组织学上，我们可以发现大量巨噬细胞与细胞内外的磨损碎屑有关。在较大的聚乙烯颗粒存在的情况下，巨细胞是相当常见的（图2-2）。

骨盆骨溶解的诊断和治疗一直以来都是一个具有挑战性和争议性的问题。首先，它往往在疾病早期是无明显症状的，直到相当大的骨丢失和髋臼假体发生松动时才会表现出相关症状。而严重骨缺损的患者进行髋关节重建手术比标准的全髋关节置换术更为复杂，需要更长的手术时间。为了避免手术并发症和术中被迫更改计划，术前计划必须做到严谨周密，必须对患者进行评估，以及详细的骨缺损影像学评估和讨论具体的外科重建方案。

患者评估

患者髋关节疾病的严重程度决定了患者是否能从时间长、潜在风险大的手术中获益。我们在术前应

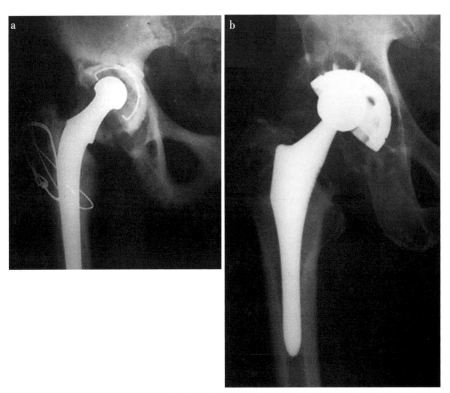

图 2-1 a. 髋关节正位 X 线片示骨水泥型髋臼周围骨溶解，骨吸收以线性方式发生，随着时间的推移，骨水泥-骨界面处的骨溶解和假体植入物松动。b. 髋关节正位 X 线片显示非骨水泥杯周围的髋臼骨溶解。骨长入区成为骨整合区域，并阻挡沿界面迁移流体和颗粒。广泛的骨丢失可以在不影响假体内植物稳定性的情况下发生

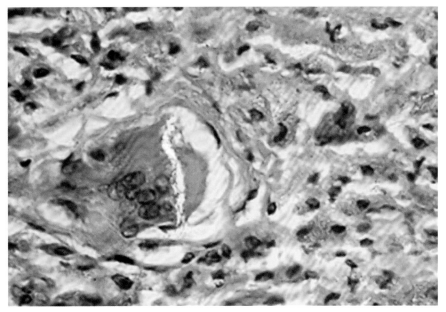

图 2-2 在显微镜下可以看到溶骨腔内大量的巨噬细胞与细胞内外的磨损碎屑有关。在较大的聚乙烯颗粒存在的情况下巨细胞比较常见

获得详细的病史，包括疼痛、功能、活动范围、肢体长度差异、髋部肌肉力量、行走能力、爬楼梯和坐下等能力。外科医生必须确定髋部不适症状是由于髋关节病理原因导致的，而不是由于腰椎、腹膜后、腹股沟疝或股神经病变所引起的。此外，我们还需评估髋关节以外的其他关节病变和心脏、肺或神经系

统的功能缺陷是否会影响治疗结果。

综合参考术前检查如白细胞计数、红细胞沉降率和 C 反应蛋白水平对诊断感染具有高度敏感性和特异性，因此应在翻修手术前将其作为标准检查的一部分[11]。患者评估还需要检测任何原因的术前贫血，这在接受初次关节置换手术和翻修手术的患者中很常见[12]。众所周知，术前贫血是同种异体输血的危险因素[13]，而输血与高风险的长时间住院、感染和较高的死亡率相关[14]。因此，任何原因的术前贫血都必须在手术前进行规范治疗，以避免术中和术后并发症的发生。不同的研究均支持术前对这类贫血患者使用重组人促红细胞生成素和口服或静脉补充铁剂进行治疗。

影像学评估

放射学评估

骨溶解和假体无菌性松动的诊断是基于一系列连续动态的 X 线检查而获得的。骨溶解病变在 X 线片上表现为边界清楚的扇形骨丢失区域，而这取决于假体的固定类型和随后的骨重建过程。这些骨溶解病变与应力性遮挡导致的骨丢失不同，后者往往导致更广泛的骨小梁稀疏变薄。而正确的摄片技术对于准确解读 X 线片很重要[16]。患者仰卧或站立位时，必须拍摄标准的正位（AP）片，管像距离为 120 cm，光束集中在耻骨联合处。放射学评估检查项目应包括：①髋部处于中立旋转和中立外展的骨盆正位片（AP）。②骨盆斜位片。③受累髋关节标准侧位片。④股骨正位和蛙位片。

1. 髋部处于中立旋转和中立外展的骨盆正位片

每名患者均应获得正确的中立旋转和中立外展位的骨盆前后位 X 线片。重要的是要包括对侧髋关节，以便能比较两个髋关节的差异，并对双下肢长度差异进行初步评估。此外，从下列征象可以识别出细微和较大的髋臼内侧壁骨缺损，骨盆正位片可以评估髋臼顶部、底部和髋臼上缘的骨缺损情况，髋关节旋转中心高位表明髋臼顶部或上缘存在骨缺损，髋臼假体穿透 Köhler 线并位于更偏内侧表明髋臼底部存在骨缺损，泪滴完整性的丧失提示髋臼内侧壁受损。同时应对患侧髋关节的骨量储备与对侧髋关节进行比较。如果髋臼侧假体在骨盆正位片上有明显的上移，则应预料到髋臼前壁和后壁存在骨缺损，因为髂骨在髋臼区域上方变得非常薄。然而，由于髋臼前柱和后柱结构是重叠的，并且部分被假体所遮挡，因此骨盆正位片仅提供有限的关于前柱和后柱完整性的信息，而坐骨骨溶解的存在往往提示明显的髋臼后柱骨缺损[17]。

标准的髋臼正位片可以提供精确的髋臼模板。然而，对于存在明显髋关节屈曲畸形的患者如果患者的标准骨盆正位片是在髋关节过伸的情况下进行的，那么最终往往会获得一个骨盆入口位 X 线片。这种类型的 X 线片在髋臼做模板测量时可能会产生误导，因此，对于这类患者最好能屈曲髋关节，从而能对骨盆进行正常的前后位 X 线检查。

2. 骨盆斜位片

由 Judet 等人[18] 描述的髂骨和闭孔斜位为髋臼侧评估提供了额外的参考信息。骨盆正位片检查可提示髋臼假体是否有足够的侧面覆盖。然而，髋臼假体上移应怀疑是否存在髋臼后壁骨缺损。闭孔斜位可以显示髋臼上缘或后壁骨缺损的程度。骨盆正位片检查可提示髋臼上缘缺损，髂骨斜位检查可能对显示髋臼前壁的覆盖范围有较好的评估价值，但在评估髋臼容积时可能会产生误导。而闭孔斜位片有助于较好地显示髋臼上、后缘骨缺损的真实程度。

3. 受累髋关节侧位片

一个标准的髋关节侧位片有助于评估两侧假体的骨储备。在髋臼侧，此侧位片可以评估髋臼内后段的厚度。该节段在 X 线片上由坐骨切迹的顶点和软骨下骨融合的中后弓所确定。

4. 股骨正位和旋转位片

股骨旋转位片可以检查股骨的完整性和骨骼质量。蛙位片（外旋位）也可以评估股骨髓腔的轴线，在长柄假体突出后髓腔后，髓腔轴线可能会发生扭曲变形。

由于 X 线照片仅显示三维结构的二维图像，不同的 X 线系列与计算机断层扫描（CT）图像的比较发现，当采用 CT 扫描进行评估时，其图像特异性高于敏感性。与单纯使用前后位 X 线相比，使用骨盆斜位片明显地提高了敏感性。

计算机断层扫描（CT）

髋臼骨缺损决定了髋臼翻修手术的类型，如果 X 线平片对骨溶解的存在和位置的评估提供的信息有限，在手术前存在评估困难，可能会使潜在的治疗复杂化，因此低估了病变程度。而 CT 可作为影像学评价的补充资料，CT 和磁共振成像（MRI）可以提供溶骨病变的轴位图像，特别是当 X 线照片不能充分提供病变大小、位置或进展时。然而，CT 和 MRI 图像可能会被邻近假体的金属伪影所扭曲，金属伪影减少方案允许可接受的骨溶解图像可视化。如果溶骨病变不影响软组织，则首选 CT 图像。钴铬合金和不锈钢假体周围的 CT 图像严重扭曲失真，而钛植入物周围的伪影则较温和[5]。

最初，CT 在评估金属内植物邻近骨骼组织的价值是有限的，但是使用金属伪影抑制方案后已经明显提高了图像的质量[24]。采用三维重建和伪影最小化的容积 CT 新技术被认为能够准确地确定全髋关节置换失败后溶骨腔的体积和位置。当检查床和患者通过机架时，多层 CT 扫描仪以连续方式生成图像。由于多层螺旋 CT 扫描技术提供了溶解性骨缺损的序列图像，因此可以确定溶解性骨丢失的总体积。通过确定每平方厘米的像素数，可以从每张图像中计算出溶解病变的面积，体积由测量软件自动计算。髋臼外杯的水平和垂直位测量可以在冠状位 CT 平面上确定。相邻切面之间的体积是通过相邻切面之间的平均面积乘以切面之间的距离来计算。每一个切面的体积总和用于确定由骨溶解产生的总骨丢失量[21]。

这些具有三维重建和伪影最小化的 CT 技术已被用于骨盆骨溶解的诊断和测量，并证实了在评估髋臼假体失效患者的髋臼侧骨溶解腔的体积和位置时比普通平片更准确。由于实际骨丢失几乎总是比普通 X 片上所显示的更为广泛，所以 CT 检查在计划行髋臼翻修时是非常有用的。Leung 等人[28] 报告在尸检时取出的半骨盆中，普通平片可以显示 52% 的病变，而 CT 扫描则能显示 87% 的病变。Garcia Cimbrelo 等人[27] 报道了 33 例髋关节在 X 线照片上显示有骨溶解，有 52 个髋关节在 CT 上提示有骨溶解，当使用 CT 结果作为诊断标准时，普通 X 线照片的灵敏度为 61.5%，特异性是 87.5%。Claus 等人[19] 根据溶解的位置和大小，报道单次普通 X 线检测骨溶解的总体敏感性为 41.5%。他们发现检出髂骨病变的敏感性范围为 72%，坐骨和髋臼边缘病变的敏感性范围为 15%，体积 > 10 cm³ 的病变的检出率高于较小病变的检出率。普通 X 线放射学检查和 CT 检查结果一致性最好的是髂骨。然而，由于双髋关节假体植入物的条纹伪影，耻骨区域比其他髋臼周围区域存在更多的伪影，从而可能会掩盖耻骨病变。

由于 CT 存在较高辐射，因此这项技术不太可能完全取代普通的 X 线照片，它只应在单一病例下使用，以提高对溶骨腔评估的准确性，并对规划复杂的翻修手术提供帮助，但不应进行常规的术前 CT 检查。尽管存在辐射，CT 扫描在以下两种情况下是非常有用的。第一个是在研究中定义假体周围骨溶解的自然病程，第二个是对存在假体松动高风险的年轻活跃患者对其术后 5 年和 10 年的影像学表现进行对照评估。由于骨溶解通常是无症状的，并且在普通 X 线片上无法识别，所以在术后 5 年、10 年的 CT 检查可以识别骨溶解并为这些患者提供临床咨询服务。

与普通 X 线片相比，金属伪影最小化多层螺旋 CT 扫描对识别和定量骨水泥和非骨水泥髋臼假体周围的骨溶解更为敏感。因为 CT 扫描可以显示骨溶解的实际范围和位置，所以尽管它使髋关节暴露于放射性物质中，但它们在计划行髋臼假体翻修时是非常有用的辅助工具（图 2-3）。

磁共振成像（MRI）

MRI 是 CT 的另一种替代方法，因为 MRI 没有电离辐射暴露，但是由于金属假体的存在，特别是铬钴合金，金属伪影影响了磁共振成像的图像质量。在磁共振图像上产生伪影的因素包括金属内植物的

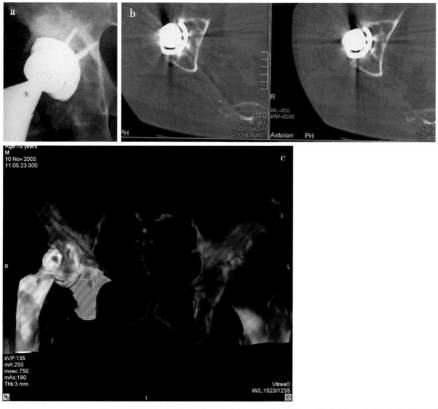

图2-3　a. 一位70岁男性患者术后7年的髋关节正位X线片示一个稳定的非骨水泥杯周围有一个扩张的包容性骨缺损区。b. CT图像示臼杯周围有溶骨腔。c. 多层CT重建显示溶骨腔（绿色）比术前普通X线检查示骨缺损面积增加

组成、内植物相对于主磁场的方向、磁场强度、脉冲序列类型和其他成像参数（主要是体素大小，由视窗、图像矩阵、截面厚度和回波序列长度所决定）[5]。建议使用较低的场强来减少金属伪影。在高场强系统中，增加带宽可以改善图像质量。具有高分辨率矩阵、薄切面和高梯度强度的小视场也有助于减少与金属相关的伪影[29]。

近年来，已经开发出特定的金属抑制序列，包括可变共振图像多重采集混合序列。MAVRIC和快速自旋回波技术有助于在全髋关节置换术后显示髋关节，与传统的MRI相比，金属假体的伪影更少，可用于检测假体周围骨溶解。而MAVRIC可以比快速自旋回波序列检测到更多的骨溶解[31]。全髋关节置换术后的磨损碎屑会在导致骨溶解和髋臼骨缺损之前引起软组织的滑膜反应。Hayter等人[32]报道MRI上存在中度和低信号碎片与组织学分析时发现的碎片特征相关。MRI可用于早期骨溶解诊断，从而允许早期治疗。但是，检查成本、可行性和金属伪影仍然是影响MRI评估无菌性松动临床适用性的障碍。然而，MRI优越的软组织成像技术使它很可能在成像方案中得到越来越多的应用。

磁共振成像已用于评估全髋关节置换术后的骨和软组织损伤。它可以显示骨溶解、滑膜炎、大粗隆滑囊炎和假体松动（图2-4）。Walde等人[26]在一项尸体研究中比较了造影、CT和MRI在评估髋臼周围溶骨病变方面的准确性，发现造影对溶骨病变检测的敏感性为22％，CT为75％，MRI为95％。对于临床上更为关注的＞3 cm^3的骨溶解病变中，他们的研究发现CT和MRI都是有效的，检测率均＞80％。然而在另一项研究发现，CT在测量病变体积时比MRI更精确[6]。金属对金属表面置换术或全髋关节置换术可导致骨溶解性病变和所谓的软组织假性肿瘤。假性肿瘤与局部不良反应有关，可在软组织中发展，并且在影像学上表现不明显。假性肿瘤里面充满液体，在磁共振成像上可以很好地显示出来[35]。超声也可用于检测软组织肿块，并有助于对金属对金属的假体置换后形成的软组织假瘤进行描述[36]，但对检测溶骨病变无效[5]。

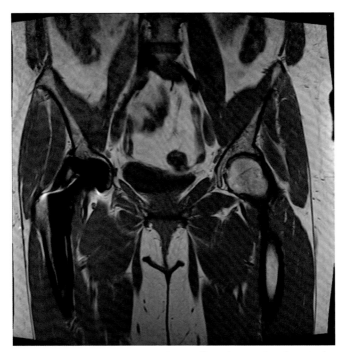

图 2-4　MRI 用于评估全髋关节置换后的骨和软组织病变。它可以显示骨溶解，滑膜炎，转子滑囊炎，和假体松动

　　若担心在取出骨盆内失效的髋臼假体可能损伤髂外血管，应术前行髂血管造影（图 2-5）。如果血管造影证实血管位于骨盆和假体之间，考虑从腹膜后入路取出假体可能是最明智的选择[37]。

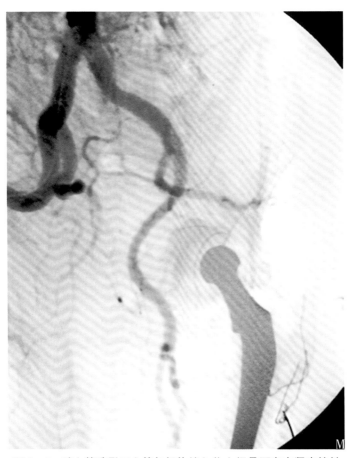

图 2-5　髂血管造影示血管与假体植入物之间是否存在紧密接触

髋臼骨缺损的分型

由于髋臼翻修手术的复杂性取决于骨缺损的类型、大小和位置，因此制定术前计划，对骨缺损进行分型、准备合适的手术技术对于避免术后并发症的发生尤为重要。然而，在取出失效的臼杯后，最终需在手术中精确评估骨缺损。良好的骨缺损分型系统必须基于影像学表现，并且必须包括以下方面[17]。

1. 分型系统必须基于普通 X 线照片。CT 图像和其他形式的影像学检查在复杂病例或在全髋关节置换术中关节切除-关节成形术转换中都是有用的。

2. 在作为常规分型方法之前，必须通过记录观察者间和观察者内低比率的错误率来验证该分型系统[38]。

3. 分型必须作为外科医生的指南，以便于能指导外科医生选择相关手术技术。

所有分型中常见的一个缺陷是缺乏关于骨丢失程度的放射学表现与术中发现的变化相关的信息。简单分型系统与复杂分型系统的相对优势是存在争议的。一个简单的分型系统很可能更容易被记住和更广泛地使用。但是，它可能无法充分定义给定骨缺损的确切性质[17]。目前已经提出了几种髋臼骨缺损分型系统，其中美国骨科医师学会（AAOS）和 Paprosky 系统是最常用的。Gross 等人的分型系统对外科医生也非常简单和有用[41]。

AAOS 分型主要依据髋臼骨缺损的模式，但不能量化骨缺损的大小或位置。虽然该分型系统是最常被使用的系统，但它并不能指导髋臼重建方案的选择。AAOS 分型系统区分了 5 种类型的髋臼骨缺损。Ⅰ型：节段性骨缺损，骨缺损累及髋臼环支撑结构或内侧壁；Ⅱ型：腔隙性骨缺损，即骨缺损仅累及髋臼环内部而髋臼支撑结构未累及；Ⅲ型：混合型骨缺损，包含髋臼腔隙性（包容性）骨缺损同时存在节段性骨缺损；Ⅳ型：骨盆不连续型骨缺损，累及髋臼前、后柱的严重骨缺损，髋臼连续性中断；Ⅴ型：髋臼融合型骨缺损，髋臼融合无法确定真臼。Berry 等人将 AAOS Ⅳ型又分为 3 个亚型：Ⅳa 型，髋臼连续性中断，轻度节段性或包容性骨缺损；Ⅳb 型，髋臼连续性中断，中度或严重节段性或包容性骨缺损；Ⅳc 型，髋臼连续性中断，髋臼既往接受过放射治疗[42]。

Paprosky 分型是基于解剖标志来评估骨结构的缺损，分别使用以下 4 个标准来预测骨丢失的位置和严重程度，从而指导术前计划[40]：①髋关节旋转中心的位置或者是髋关节旋转中心相对于上闭孔连线之间的移位距离；②泪滴破坏的程度；③坐骨骨溶解的程度；④髋臼假体相对于 Köhler 线的位置，即 Köhler 线的完整性。髋关节的上移代表髋臼穹隆顶部的骨丢失，包括前柱和后柱。坐骨溶解指包括髋臼后壁在内的后柱骨丢失。泪滴骨溶解和假体越过 Köhler 线提示髋臼内侧壁骨缺损。Paprosky 分型将髋臼骨缺损分为 3 种类型：Ⅰ型是髋臼缘完整无骨溶解或假体移位。Ⅱ型是其支撑作用的髋臼前后柱完整，但髋臼边缘存在扭曲变形及骨缺损，髋臼假体向上内侧或上外侧移位<3 cm。Ⅱ型又可分为 3 个亚型：ⅡA 型，上内侧；ⅡB 型，上外侧，臼顶缺如，节段性边缘缺损<30%；ⅡC 型，前柱及内侧缺损，Köhler 线受损，边缘完整。Ⅲ型为上方移位超过 3 cm，伴有严重的坐骨和内侧壁骨溶解。Ⅲ型可分为：ⅢA 型，Köhler 线完整，假体 30%～60% 的支撑需要植骨提供，骨缺损主要位于 10～2 点位置之间；ⅢB 型，Köhler 线不完整，假体 60% 以上支撑需要移植骨来提供，骨缺损主要位于 9～5 点位置之间。

Gross 系统基于术前标准髋关节正侧位片来评估骨缺损程度[43]。骨缺损程度可分为：Ⅰ型，腔隙性骨缺损，即包容性骨缺损，髋臼壁和柱完整。即使其涉及髋臼的 50% 以上的中心性骨缺损，如果髋臼边缘和柱完好无损，且有足够的骨来固定臼杯，也应属于腔隙性骨缺损。Ⅱ型，非包容性的节段性骨缺损，包括结构性骨缺损。可分为ⅡA 型，髋臼顶壁或部分髋臼柱缺损，髋臼缘部分缺损，但髋臼壁缺失面积不超过髋臼面积的 50%；而ⅡB 型是髋臼柱缺失，是指一个或两个髋臼柱缺损，并伴有髋臼壁缺损，缺损面积大于髋臼面积的 50%[41]。Saleh 等人[43] 提出了另一个分型系统：Ⅰ型，骨量无实质性缺损；Ⅱ型，包容性骨量丢失（髋臼柱和/或边缘完整）；Ⅲ型，非包容性骨量缺损（<50% 髋臼）；Ⅳ型，髋臼非包容性骨缺损；Ⅴ型，包容性骨缺损合并骨盆不连续。

外科重建计划

由于翻修手术时间长，操作复杂，为了做好充分的术前髋关节重建手术规划，因此有必要尽可能获得髋关节的原始形态和功能。在进行翻修手术之前，必须确定假体类型和假体制造商，以便在手术过程中置入合适的内植物假体。

由于每次翻修手术都具备其独特性，因此外科医生必须考虑到之前的手术入路选择，哪部分假体组件需要翻修，哪些骨缺损需要处理。尽管做了最好的准备，意外还是会发生。外科医生应准备好结合骨和软组织手术来增加手术暴露。暴露必须比初次关节置换或标准的翻修手术更广泛。当需要另一个延长切口来扩大陈旧性手术切口时，这个切口与旧切口成直角是比较安全的，这样可以使皮瓣的底部更宽。通常，我们更喜欢后外侧入路，它涉及从它们的粗隆附着处分离短外旋肌群的和切除后关节囊。髋关节在屈曲、内收和内旋时向后脱位，这种入路可以很好地暴露髋臼后壁，但是对髋臼上缘的显露有限。在闭孔内放置牵开器以确定髋臼下缘平面。此时应对髋关节腔内抽取积液，以获得用于细菌学研究的液体标本。去除所有疤痕组织对于获得整个髋臼的广泛暴露是至关重要的。可以行环向关节囊切开术，在适当情况下可以分离髂腰肌肌腱。取下髋臼假体后，使用刮匙去除纤维界面，至少取三个部位的活检标本进行纤维滑膜组织学和细菌学研究。

取出髋臼假体时可能会面临很多困难，而且非常耗时。外科医生必须熟悉假体移除的基本技术[44]。必须有效地取出失败的关节假体，并尽一切努力保护宿主骨的骨储备。

在所有聚乙烯骨水泥臼杯中，大多数情况下都很容易看到杯缘和骨水泥。如果髋臼假体严重松动，在聚乙烯杯中央 1/4 处钻孔，并将带螺纹的髋臼取出器插入孔中，只需要很小的力即可轻松取出。取下髋臼假体后，可直接用骨凿或刮匙取出残留的骨水泥。切割剩余的骨水泥颗粒有助于去除骨水泥并减少宿主骨损伤。多个骨水泥锚定孔的存在增加了骨丢失和骨折的风险。由于骨盆内骨水泥碎片大于其各自的髋臼骨缺损，所以经常将它们留在原位，以避免增加骨缺损。如有必要，可通过单独的髂腹股沟切口将骨盆内的骨水泥取出[44]。

取出固定良好的非骨水泥髋臼假体，首先应完全暴露髋臼边缘，取出聚乙烯内衬和螺钉。在尝试任何取出方法之前，金属外杯的整个周缘必须完全暴露。取出固定良好的金属外杯需要足够谨慎和耐心，以最大限度地减少宿主骨量的破坏。骨-假体界面采用环状弧形骨刀进行分离（图 2-6）。Peters 等人报

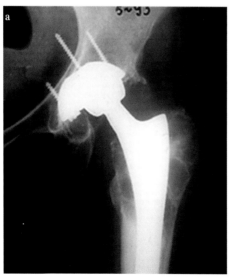
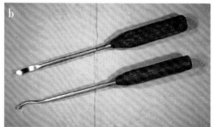
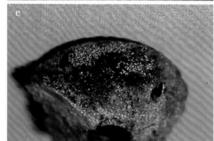

图 2-6　a. 一名 74 岁男子手术后 12 年的髋关节正位 X 线片可见髋臼外杯固定牢靠，可见严重的聚乙烯内衬磨损。b. 弧形骨凿以环向方式使用以分离骨-假体界面。c. 照片显示髋臼窝移除的宿主骨增加了术前骨缺损

道使用弧形骨凿取出假体后，翻修假体的尺寸平均比之前假体宽 6.5 mm[45]。在臼杯取出过程中，使用新的臼杯取出系统在减少骨破坏方面是非常有用的。Mitchell 等人[46] 报告了使用髋臼外杯取出系统（捷迈，华沙，印第安纳州）取出固定良好的 31 个非骨水泥型髋臼假体的良好结果（图 2 - 7）。这个髋臼取出系统的刀片与髋臼外杯的外径紧密匹配。这项技术包括一个与内衬内径相匹配的中心头，使得坚硬的截头刀片能够穿透密集的周围骨床，在靠近外杯的边缘形成通道。然后采用第二个全半径刀片从髂骨中分离臼杯的穹窿顶，且取出臼杯所需的时间在任何髋部都不需超过 5 分钟。取出的臼杯与再植入的翻修臼杯之间尺寸大小的平均差距为 4 mm，这表明宿主骨的骨量丢失厚度没有超过刀片的厚度。术中骨缺损的分型在移除任何髋关节的植入物后没有改变[46]。

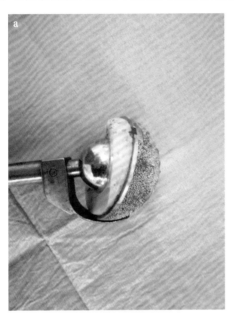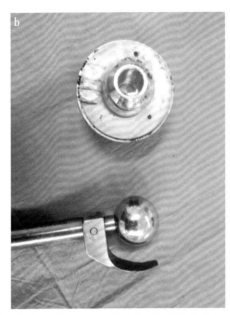

图 2 - 7　a. 臼杯取出系统通过采用与臼杯外径紧密匹配的刀片取出具有骨长入的生物髋臼外杯。b. 由此产生的骨缺陷不大于臼杯加上刀片的厚度

有时可以建议采用腹部-腹膜后入路来取出已经移入骨盆内的假体。股骨假体采用后外侧入路取出，然后通过腹部-腹膜后入路取出髋臼假体，以暴露主要骨盆内结构，并确定其与髋臼假体的关系[37]。此时可能需要血管或普通外科医生在场协助手术暴露和内植物假体取出。

取出内植物假体后，由此产生的骨缺损可能比术前预期的要大。外科医生必须仔细检查术中实际存在的骨缺损，然后确定必要的手术技术来重建髋臼，并将新的髋臼假体置于髋关节的解剖旋转中心。

参考文献

［1］ Harris WH. Wear and periprosthetic osteolysis: the problem. Clin Orthop Relat Res. 2001;393:66 - 70.

［2］ Schmalzried TP, Guttman D, Grecula M, Amstutz HC. The relationship between the design, physician, and articular wear of acetabular components inserted without cement and the development of pelvic osteolysis. J Bone Joint Surg Am. 1994;76-A(5):677 - 88.

［3］ Schmalzried TP, Kwong OM, Jasty M, Sedlacek RC, Haire TC, O'Connor DO, Bragdon CR, Kabo JM, Malcolm AJ, Harris WH. The machanism of loosening and cemented acetabular components and total hip arthroplasty: analysis of specimens retrieved at autopsy. Clin Orthop Relat Res. 1991;274:60 - 78.

［4］ Schmalzried TP, Jasty M, Harris WH. Periprosthetic bone loss in total hip arthroplasty. Polyethylene wear debris and the concept of the effective joint space. J Bone Joint Surg Am. 1992;74-A(6):849 - 63.

[5] Ries MD, Link TM. Monitoring and risk of progression of osteolysis after total hip arthroplasty. In: Pagnano MW, Hart RA, editors. AAOS instructional course lectures. 2013;62:207 - 14.

[6] Stamenkov R, Howie D, Taylor J, Findlay D, McGee M, Kourlis G, Carbone A, Burwell M. Measurement of bone defects adjacent to acetabular components of hip replacement. Clin Orthop Relat Res. 2003;412:117 - 24.

[7] Kitamura N, Naudie DD, Leung SB, Hooper RH Jr, Engh CA Sr. Diagnostic features of pelvic osteolysis associated with stable acetabulat component inserted without cement as part of a total hip replacement. J Bone Joint Surg Am. 2005;87-A(7):1542 - 50.

[8] Maloney WJ, Paposky W, Engh CA, Rubash H. Surgical treatment of pelvic osteolysis. Clin Orthop Relat Res. 2001;393:78 - 84.

[9] Kobayashi A, Freeman MAR, Bonfield W, Kadoya Y, Yamac T. Number of polyethylene particles and osteolysis in total joints replacements. A quantitative study using a tissue-digestion method. J Bone Joint Surg Br. 1997;79-B(5): 844 - 8.

[10] Maloney WJ, Smith RL. Periprosthetic osteolysis in total hip arthroplasty. The role of particulate wear debris. J Bone Joint Surg Am. 1995;77-A(9):1448 - 61.

[11] Spangehl MJ, Masri BA, O'Connell JX, Duncan CP. Prospective analysis of preoperative and intraoperative investigation for the diagnosis of infection at the sites of two hundred and two revisión total hip arthroplasties. J Bone Joint Surg Am. 1999;81-A(5):672 - 83.

[12] Alexander DP, Frew N. Preoperative optimisation of anaemia for primary total hip arthroplasty: a systemic review. Hip Int. 2017;27(6):515 - 22.

[13] Gombotz H, Rehak PH, Shander A, Hofmann A. Blood use in elective surgery: the Austrian benchmark study. Transfusion. 2007;47(8):1468 - 80.

[14] Dunne JR, Malone D, Tracy JK, Gannon C, Napolitano LM. Perioperative anemia: an inde-pendent risk factor for infection, mortality, and resource utilization in surgery. J Surg Res. 2002;102(2):237 - 44.

[15] Bedair H, Yang J, Dwyer MK, McCarthy JC. Preoperative erytropoietin alpha reduces post-operative transfusions in THA and TKA by my not be cost-effective. Clin Orthop Relat Res. 2015;473(2):590 - 6.

[16] Welton KL, Jesse MK, Kraeutler MJ, Garabekyan T, Mei-Dan O. The anteroposterior pelvic radiograph. Acetabular and femoral measurements and relation to hip pathologies. J Bone Joint Surg Am. 2018;100-A:76 - 85.

[17] Masri BA, Masterson EL, Duncan CP. The classification and radiographic evaluation of bone loss in revision hip arthroplasty. Orthop Clin North Am. 1998;28(2):219 - 27.

[18] Judet R, Judet J, Letournel E. Fractures of the acetabulum: classification and surgical approaches for open reduction, preliminary report. J Bone Joint Surg Am. 1964;46-A:1615 - 46.

[19] Claus AM, Engh CA Jr, Sychterz CJ, Xenos JS, Orishimo KF, Engh CA Sr. Radiographic definition of pelvic osteolysis following total hip arthroplasty. J Bone Joint Surg Am. 2003;85-A(8):1519 - 26.

[20] Shon WY, Gupta S, Biswal S, Han SH, Hong SJ, Moon JG. Pelvic osteolysis relationship to radiographs and polyethylene wear. J Arthroplasty. 2009;24(5):743 - 50.

[21] Puri L, Wixson RL, Stern SH, Kohli J, Hendrix RW, Stulberg SD. Use of helical computed tomography for the assessment of acetabular osteolysis after total hip arthroplasty. J Bone Joint Surg Am. 2002;84-A(4):609 - 14.

[22] Southwell DG, Bechtold JE, Lew WD, Schmidt AH. Improving the detection of acetabular osteolysis using oblique radiographs. J Bone Joint Surg Br. 1999;81-B(2):289 - 95.

[23] Zimlich RH, Fehring TK. Underestimation of pelvic osteolysis: the value of the iliac oblique radiograph. J Arthroplasty. 2000;15(6):796 - 801.

[24] Robertson DD, Magid D, Poss R, Fishman EK, Brooker AF, Sledge CB. Enhanced computed tomographic techniques for the evaluation of total hip arthroplasty. J Arthroplasty. 1989;4(3):271 - 6.

[25] Claus AM, Totterman SM, Sychterz CJ, Tamez-Peña JG, Looney RJ, Engh CA Sr. Computed tomography to assess pelvic lysis after total hip replacement. Clin Orthop Relat Res. 2004;422:167 - 74.

[26] Walde TA, Weiland DE, Leung SB, Kitamura N, Sychterz CJ, Engh CA Jr, Claus AM, Potter HG, Engh CA Sr. Comparison of CT, MRI, and radiographs in assessing pelvic osteolysis. A cadaveric study. Clin Orthop Relat Res.

2005;437:138 - 44.

[27] Garcia-Cimbrelo E, Tapia M, Martin-Hervas C. Multislice computed tomography for evaluating acetabular defects in revision THA. Clin Orthop Relat Res. 2007;463(Oct):138 - 43.

[28] Leung S, Naudie D, Kitamura N, Walde T, Engh CA. Computed tomography in the assessment of periacetabular osteolysis. J Bone Joint Surg Am. 2005;87(3):592 - 7.

[29] Lee MJ, Kim S, Lee SA, Song HT, Huh YM, Kim DH, Han SH, Suh JS. Overcoming artifacts from metallic orthopedic implants at high-field-strength MR imaging and multi-detector CT. Radiographics. 2007;27(3):791 - 803.

[30] Chen CA, Chen W, Goodman SB, Hargreaves BA, Koch KM, Lu W, Brau AC, Draper CE, Delp SL, Gold GE. New MR imaging methods for metallic implants in the knee: artifacts corection and clinical impact. J Magn Reson Imaging. 2011;33(5):1121 - 7.

[31] Hayter CL, Koff MF, Shah KKM, Miller TT, Potter HG. MRI after arthroplasty: comparison of MAVRiC and conventional fast spin-echo techniques. AJR Am J Roentgenol. 2011;197(3):W405 - 11.

[32] Hayter CL, Koff MF, Porter HG. Magnetic resonance imaging of the postoperative hip. J Magn Reson Imaging. 2012;35(5):1013 - 25.

[33] Potter HG, Nestor BJ, Sofka CM, Ho ST, Peters SL, Salvati EA. Magnetic resonance imaging after total hip arthroplasty: evaluation of periprosthetic soft tissue. J Bone Joint Surg Am. 2004;86-A(9):1947 - 54.

[34] Cooper HJ, Ranawat AS, HGF P, Foo LF, Jawetz ST, Ranawat CS. Magnetic resonance imaging in diagnosis and management of hip pain after total hip arthroplasty. J Arthroplasty. 2009;24(5):661 - 7.

[35] Hayter CL, Potter HG, Su EP. Imaging of metal-on-metal resurfacing. Orthop Clin North Am. 2011;42(2):195 - 205.

[36] Williams DH, Greidanus NV, Masri BA, Duncan CP, Garbuz DS. Prevalence of pseudotumor in asymptomatic patients after metal-on-metal hip arthroplasty. J Bone Joint Surg Am. 2011;93-A(23):2164 - 71.

[37] Eftekhar NS, Nercessian O. Intrapelvic migration of total hip prostheses: operative treatment. J Bone Joint Surg. 1989;71-A(10):1480 - 6.

[38] Frandsen PA, Andersen E, Madsen F, Skjodt T. Garden's classification of femoral neck frac-tures: an assessment of inter-observer variation. J Bone Joint Surg Br. 1988;70-B(4):588 - 90.

[39] D'Antonio JA, Capello WN, Borden LS, Bargar WL, Bierbaum BF, Boettcher WG, Steinberg ME, Stulberg SH, Wedge JH. Classification and management of acetabular abnormalities in total hip arthroplasty. Clin Orthop Relat Res. 1989;243:126 - 37.

[40] Paprosky WG, Perona PG, Lawrence JM. Acetabular defect classification and surgical reconstruction in revision arthroplasty: a 6-year follow-up evaluation. J Arthroplasty. 1994;9(1):33 - 44.

[41] Gross AE, Duncan CP, Garbuz D, Mohamed EMZ. Revision arthroplasty of the acetabulum in association with loss of bone stock. J Bone Joint Surg Am. 1998;80-A(3):440 - 51.

[42] Berry DJ, Lewallen DG, Hanssen AD, Cabanela ME. Pelvic discontinuity in revision total hip arthroplasty. J Bone Joint Surg Am. 1999;81-A(12):1692 - 702.

[43] Saleh KJ, Holtzman J, Gafni A, Saleh L, Jaroszynski G, Wong P, Woodgate I, Davis A, Gross AE. Development, test reliability and validation of a classification for revision hip arthroplasty. J Orthop Res. 2001;19(1):50 - 6.

[44] Paprosky WG, Weeden SH, Howling JW Jr. Component removal in revision total hip arthro-plasty. Clin Orthop Relat Res. 2001;393:181 - 93.

[45] Peters CL, Erickson JA, Dunn HK. Revision of well-fixed cementless acetabular components for polyethylene failure. Clin Orthop Relat Res. 2003;414:129 - 35.

[46] Mitchell PA, Masri BA, Garbuz DS, Greidanus NV, Wilson D, Duncan CP. Removal of well-fixed, ccementless, acetabular components in revisión hip arthroplasty. J Bone Joint Surg Br 2000;85-B(7):949 - 952.

第三章   假体固定与骨缺损情况决定髋臼侧翻修 手术方案

引　言

　　根据髋臼杯固定的类型和术中骨缺损的情况，髋臼侧翻修可能给外科医生带来相当大的技术挑战。对于固定良好的髋臼假体周围溶骨性病变，是手术治疗还是观察基于是否存在症状以及病变的大小、位置和进展速度、手术治疗的紧迫性与延期手术潜在不良后果相关。极严重后果是失去上方的支撑骨导致节段性骨缺损，这将把一个包容性缺陷转变为一个非包容性缺陷。另一个非常难以解决的后果是失去前柱和后柱的支撑，从而导致骨盆不连续。上方的骨缺损可以在前后位 X 线片上看到，而骨盆不连续可能需要斜位片和计算机断层扫描（CT）以评估后柱和前柱的完整性。对于有发生此类并发症风险的患者，需要手术治疗[1]。

固定良好的髋臼假体周围溶骨性病变，手术时机

　　骨溶解的自然史和手术干预的时机尚不明确。聚乙烯磨损和无症状性骨溶解的手术干预时机因以下因素而变得复杂：①仅依靠 X 线难以量化骨溶解；②很难预测聚乙烯内衬的完全磨损或由于骨质丢失导致的臼杯灾难性松动最终会何时发生[2]。有影像学磨损的无症状患者应该告知存在磨损并且每年进行一次评估。虽然大多数患者出现症状和骨溶解相关，骨溶解也可以通过影像学诊断而不伴随症状，但是，一旦看到骨溶解，无论是否有症状均应翻修假体。进展的影像学骨溶解意味着更高技术难度的重建。从翻修手术的角度来看，面对聚乙烯磨损和骨溶解的早期干预有很大的价值[3]。Mehin 等人发现影响髋臼轮廓 50％的骨溶解比骨溶解区域的数量更能预测松动[4]。在骨溶解影响臼杯固定之前应该考虑更换聚乙烯内衬。

　　当髋臼骨质破坏与骨水泥全髋关节松动有关时，外科医生在翻修时不需要面对去除固定良好的髋臼外杯。相反，外科医生经常需要在翻修骨溶解和聚乙烯磨损时决定是否取出固定良好的多孔涂层臼杯。第一个策略是去除固定良好的臼杯，植骨修补骨缺损，并重新放置臼杯。第二个策略是对骨溶解病变进行清创和骨移植，并更换内衬。根据髋臼杯的固定类型，Maloney 等人[5] 将髋臼骨溶解分为三型：

　　（1）Ⅰ型：多孔涂层杯影像学稳定，聚乙烯可更换。对于可更换的内衬须满足以下标准。①外杯安放位置正确。如果外杯安放位置不正确必须去除，以避免术后复发脱位；②组配部件的锁定机构必须完好无损，以保证更换内衬的稳定性；③金属外杯没有出现股骨头穿透后的继发损坏；④更换后的聚乙烯内衬必须具有足够的厚度，最小为 6～8 mm。

　　（2）Ⅱ型：多孔涂层杯影像学稳定，然而，由于上述的各种原因（臼杯位置不佳、损伤的金属外壳，锁定机制破坏，无法提供内衬的足够厚度），需要将固定良好的髋臼杯取出。

　　（3）Ⅲ型：髋臼杯松动。翻修髋臼杯是唯一的治疗方法。

Ⅰ型：多孔涂层杯影像学稳定，聚乙烯可更换的治疗

　　当术前评估考虑病例可能是Ⅰ型时，需要在翻修手术时确认（图 3－1）。脱位髋关节后，移除内衬

及髋臼螺钉。手动确认金属外杯的稳定性。如果仍然是 I 型，清除可触及的溶骨性病变并用移植颗粒移植物。植入尽可能是厚的全新聚乙烯内衬（图 3 - 2）[5]。

　　Maloney 等人[5] 报道了 40 个髋关节，平均随访 3.5 年（I 型病例），更换了聚乙烯内衬并清除了溶骨性病变。29 例中采用同种异体骨条填充骨溶解区。剩下的 11 例病例，仅对病灶进行了清除但未植骨。在末次随访时，所有髋臼杯稳定且没有发现新的骨溶解区，1/3 的病例其骨溶解区完全消除，骨溶解区的消除与是否接受了骨移植无关，其余 2/3 的病例骨溶解区体积缩小。Maloney 等人[6] 认为更换内衬以消除磨损颗粒来源比去除所有肉芽组织更重要。保留下的金属外杯也将导致肉芽组织难以完全清除[6]。

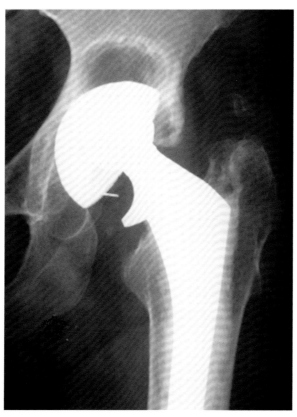

图 3 - 1　髋关节前后位 X 线片示稳定的髋臼伴随显著的聚乙烯磨损及局限性圆形骨溶解区

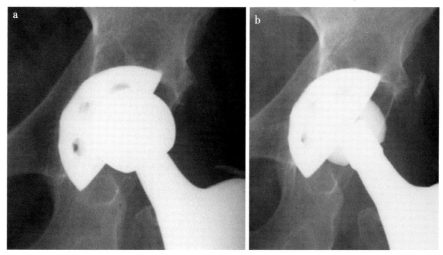

图 3 - 2　a. 髋关节前后位 X 线片示稳定的非水泥型髋臼和可更换的聚乙烯内衬。
b. 清创及植骨后的骨溶解区，植入新的聚乙烯内衬及陶瓷股骨头

有多种技术可用于固定良好的髋臼假体周围骨溶解区植骨。这些技术取决于这些病变的可接触性。位于前柱和耻骨联合的病变很难通过稳定的髋臼杯来达到[7]。因此，这些地方的病变只能进行内衬更换，而不能植骨。在有螺钉孔的固定良好的髋臼杯中，溶骨性病变可以通过这些螺钉孔来进行植骨。但通过如此小的区域植骨费时费力，且难以达到最佳的植骨效果。有多篇报道报告了使用简单工具清理臼顶缺损区的肉芽肿和植骨，都有好的疗效，如不同直径的特殊锥体和带漏斗头的长圆柱体，或软骨刨削刀头[7,8]。

对于聚乙烯磨损和骨溶解，更换组配式部件相对于完全的髋臼翻修更加温和且没有明显的术中并发症[9,10]。但是，Boucher 等人[11] 报道了 24 名聚乙烯磨损和骨溶解的患者接受了单独的聚乙烯内衬更换，平均随访 56 个月，有 6 例（25%）出现了脱位。Griffin 等人对 56 例患者进行了内衬更换，报道了 18% 的术后脱位率，其中 3 例接受了再翻修手术，另外一名患者因臼杯松动在 5 年后接受了再次翻修[9]。髋关节不稳定是这类手术带来的问题，因此更应强调稳定性。Alberton 等人使用 32 mm 直径的股骨头，发现能显著降低脱位风险[12]。但是，需要保证聚乙烯内衬的厚度，不允许使用较大的股骨头。新的高交联聚乙烯可允许使用更大的股骨头部和更薄的内衬厚度[13]。Talmo 等人报道了使用此方法行髋臼翻修的 14 例患者中，8 例由于内衬移位而做了再次翻修[14]。

Ⅱ型：多孔涂层杯影像学稳定，内衬不可更换的治疗

当术前或术中评估考虑病例是Ⅱ型时，手术医生需要将稳定的髋臼杯移除。这可能导致大量的骨质破坏而引起髋臼内壁、前柱、后柱的节段性骨缺损，甚至骨盆不连续[5]。对术前影像的仔细评估能帮助术者找到移除稳定髋臼杯的最理想方式（图 3-3）。在骨长入型臼杯邻近内侧壁的位置，不应使用空间占据型的工具（如弧形骨刀）。Peter 等人发现当使用弧形骨凿时，由于扩大了髋臼直径，翻修部件平均较初次增大了 6.5 mm[15]。

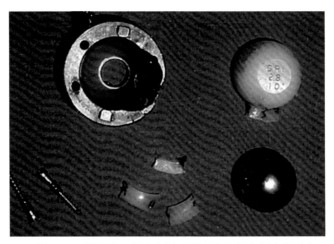

图 3-3　图片显示因为内衬破裂而取出的非骨水泥髋臼，
聚乙烯内衬不可更换

已经有报道在锁定机制损坏或没有匹配内衬的Ⅱ型病例中，通过骨水泥将新的内衬固定在损伤的髋臼外杯中，可以保留原来的髋臼杯[16]。对于那些稳定固定的非骨水泥髋臼杯，且内径大于骨水泥杯外径的病例，使用骨水泥固定杯是一个不错的选择。生物力学测试显示，骨水泥固定的初始稳定性优于传统的锁定机制[17]。临床报道长达 6 年随访的结果显示生存率达到 90%[17,18]。此技术需要合适的患者选择，新内衬尺寸的精确把握，髋臼外杯和内衬的细心准备和良好的骨水泥技术。此技术的潜在优势是更少的手术并发症，更短的手术时间和更快的患者康复。

新的髋臼取出系统在髋臼杯移除时能很好地保存骨量。Mitchell 等人报道了使用髋臼外杯取出系统（捷正、华沙、印第安纳州）取出固定良好的 31 个非骨水泥型髋臼假体的良好结果。在所有病例中臼杯取出时间均不超过 5 分钟。取出臼杯与新植入的臼杯之间大小的平均差值为 4 mm，提示除了刀片的厚

度，并没有多余的宿主骨被移除。所有病例的术中骨缺损的分型也没有因为移除髋臼而发生改变[19]。

移除金属外杯后，将肉芽组织及骨缺损区清创。根据移除髋臼杯后术中的骨缺损情况，术者需要准备必需的移植材料和工具以重建可能出现的巨大骨缺损。

Talmo 等人[14] 报道 128 例翻修包括固定良好的 HGP-1 型和 HGP-2 型髋臼假体，发现在翻修术中行组配式内衬更换的病例中，有 14 例（25%）需要行髋臼外杯的再次翻修。8 例因为内衬移位，3 例因为骨溶解，2 例因为脱位，1 例因为无菌性松动。在翻修术中行水泥髋臼固定的病例中，4 例（15%）需要行髋臼外杯的再次翻修，2 例因为脱位，2 例因为松动。对于使用新型髋臼取出系统的术者，进行髋臼完全翻修比内衬更换或水泥固定内衬更加可靠。

髋臼杯松动的翻修手术

髋臼杯松动可导致骨缺损和髋臼移位，骨缺损的程度决定髋臼杯翻修时需要用到的手术技术[20]，髋臼移位也需要将髋臼放到解剖位置以重建髋关节旋转中心来获得更好的临床结果[21]，因此髋臼翻修手术中，恢复骨量和重建髋关节旋转中心是医生需要面对的两个问题。

在髋臼翻修手术中，对于种类繁多的内植物和手术技术以及面对大量骨缺损时是否采用结构植骨或颗粒骨植骨等问题，至今没有达成广泛的共识[6, 22]。术前计划对于预先发现潜在的困难很有价值，而术中的发现将决定最终的治疗方式。髋臼杯需要适当的髋臼骨质支撑，必须有足够的内侧骨量和支撑环以获得良好的长期结果。骨盆不连续有时会难以诊断，此类患者需要在植入髋臼杯之前保证髋臼前后柱的稳定。

髋臼骨缺损的分型

采用适当的系统对髋臼骨缺损进行分型有助于手术计划的制订。然而并没有一个全球通用的分型方法。Paprosky 分型[24] 是根据骨缺损的程度，允许医生对每个病例都选择最合适的治疗技术。根据 Paprosky 分型，Ⅰ 型和Ⅱ 型骨缺损小于髋臼表面积的 30%，ⅢA 型骨缺损在 30%～50%之间，ⅢB 型意味着骨缺损大于 50%髋臼表面积。

Paprosky Ⅰ 型及Ⅱ 型，少量骨缺损

骨水泥髋臼翻修技术

在 20 世纪 70 年代和 80 年代早期，不植骨的传统骨水泥技术在髋臼翻修时广泛应用。早期骨水泥技术应用在翻修手术中的长期随访结果不如其在初次置换中的表现[25-28]。骨水泥臼杯的应用需要健康的骨质和完整的髋臼环。在翻修手术中常常可见髋臼周围的透亮线，而随着时间而变宽的透亮线往往是假体松动的信号[27]。在翻修手术中，可能因为残留的组织碎片或在硬化骨床上缺乏骨-骨水泥交锁而缺乏初始稳定性。现代的骨水泥技术的应用似乎有更好的结果[29]。目前，在髋臼翻修手术中运用单独的骨水泥技术仅用于有足够的骨床、高龄和活动量不大的患者（图 3 - 4）。翻修术中的早期临床结果与初次手术相似，但需要对所有患者（即使无症状）评估影像学，查看有无进展的透亮带，其意味着糟糕的骨水泥固定，将引起晚期失败。任何巨大骨缺损的病例都不适合单纯地使用骨水泥进行翻修。

多孔涂层生物型臼杯翻修技术

半球形钛涂层的多孔生物型臼杯附以螺钉固定或与同种异体颗粒骨联合使用是当今在髋臼翻修中使用最多的方法且显示出了良好的结果[30-34]。推荐使用多枚螺钉加强固定以减少微动和促进骨长入。螺钉不仅可以向后上方打入臼顶，还可以向下方打入坐骨支[34]。在骨缺损＜30%的病例中有很好的结果，而在骨缺损＞50%的病例中结果则不尽如人意[33]。巨大骨缺损很难匹配植入物的几何形状，在这些情况下，杯与健康骨质之间的接触非常差，并且不能获得骨整合。髋臼外杯与完整有活力的宿主骨的紧密接触是获得优良结果的必要条件，如果有活力的宿主骨仅仅存在于髋臼上方，那髋臼杯也需要安装在此

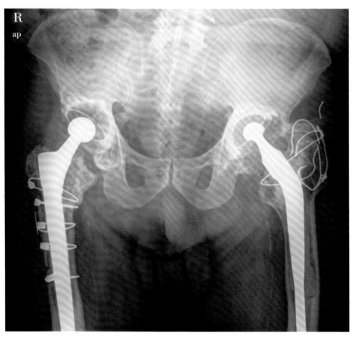

图 3－4　图片显示双侧骨水泥全髋翻修，双侧假体周围均可见透亮带

处。当髋臼杯能被安装到有血管的骨床，杯的固定效果将与初次置换类似。颗粒植骨结合生物型臼杯固定仅仅用于小的腔隙性缺损。即使在被打压牢固的异体植骨区域，多孔涂层生物型臼杯的固定强度也有所不足[35,36]。

　　新型生物材料的运用，例如多孔钽小梁金属，可以在有较大骨缺损时提供优良的骨长入性能，使得在翻修时使用半球形生物臼杯成为可能。钽金属有非常优异的机械性能和生物相容性，能诱导骨长入，作为支架在 4～6 个月时有完全的骨整合。多篇报道显示其在翻修手术中的优异表现[37-41]。钽小梁金属周围透亮线的出现率比传统的多孔涂层生物臼杯要低[37]，钽小梁金属优异的骨诱导性能使得在少量有活力的骨床中也能获得较强的生物学固定强度[42]。钽小梁金属甚至在髋臼周围缺损达 5 mm 处同样能促骨形成[43]。如果初始稳定性好，骨长入就较容易实现。在 Paprosky Ⅰ型和Ⅱ型的髋臼缺损中，可以通过钽金属小梁牢固地压配达到很好的初始稳定性（图 3－5）[37]。尽管使用钽小梁金属可以提高翻修术中的压配效果，但我们不知道获得可靠骨整合需要的最小活力骨床量是多少[44]。

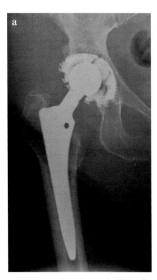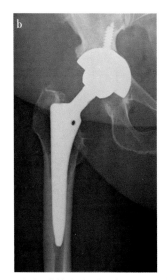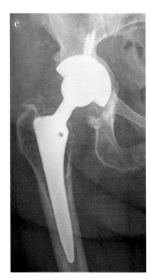

图 3－5　a. 术前影像显示已经松动的生物型臼杯。b. 翻修手术植入多孔钽金属臼杯。
c. 两年后，可以观察到内侧壁重建，获得良好临床疗效

新型的多孔钛小梁臼杯有多孔钽小梁金属臼杯相似的结构，60%～70%的孔隙率和 25～650 μm 的孔径大小。基础研究表面两种多孔金属都显示优异的骨长入潜能和生物学强度[45,46]。Gallart 等人报道了 67 例使用钛小梁臼杯翻修的病例，平均随访 30.5 个月，8 例患者接受了臼杯的再次翻修：2 例因为松动，3 例因为感染，3 例因为髋关节脱位[47]。1 型缺损病例没有需要再次翻修的，Ⅱ型和Ⅲ型各有 4 例。Ayers 等人发现钽小梁和钛小梁臼杯在 5 年随访时，近端移位方面没有显著性区别[48]。

Laaksonen 等人报道了登记系统中钽涂层臼杯与其他生物型臼杯的临床结果比较[49]，发现各组之间初次翻修时生存率相似。也不能明确钽涂层臼杯在感染的再次翻修中有"保护效应"。使用钽块处理严重缺损的病例被排除此项研究之外。尽管小梁金属似乎比其他多孔涂层有一定优越性，但在做出结论性意见之前，还需要更多的证据[50]

Paprosky ⅢA 型及ⅢB 型，巨大骨缺损

半球形生物臼杯是治疗小的髋臼骨缺损的选择，但当髋臼缺损＞50%时，使用此技术疗效较差[33]。它们的另外一个缺点是需要移除大量的骨质。尽管非水泥超大臼杯也有好的临床疗效[51]，需使用大号磨锉以获得与有活力宿主骨的良好接触，尤其是在髋臼的前后柱，这对植入物的稳定性有重要意义[52]。在这些困难的病例中，我们可以使用金属环，椭圆形臼杯，多孔钽金属臼杯结合钽块以及打压植骨技术。

金属环

在 20 世纪 70 年代，Müller 发明了一种金属环来应对髋臼骨床的缺损。Burch 和 Schneider 还开发了一种防内突 cage。当今也有几种类似的设计。这些环试图在植入物和髋臼骨床之间提供更大的接触，以期将应力分布在更大的区域上。在早期，仅将水泥与环一起使用以确保臼杯稳定固定。Müller 环用于节段性缺陷，Burch-Schneider cage 用于巨大缺损[53]。防内突 cage 的优点是可作为保护移植物免受过度应力的加固装置，有助于恢复适当的髋关节旋转中心和支撑聚乙烯骨水泥臼杯。使用 Müller 环获得最佳结果的病例见于腔隙性缺损和前方节段性缺损，而 Burch-Schneider 防内突 cage 见于巨大骨缺损病例，但其需要经验和良好的暴露，因为螺钉必须放置在有良好骨质储备的区域[54]。大多数报告的长期结果不佳见于单纯金属环与骨水泥臼杯结合使用的情况。同种异体骨移植结合此类植入物的使用改善了这些不良结果。联合使用可以保护移植物免受过大的应力，并且常可以看到异体骨的重塑（图 3 - 6）。当金属环联合植骨使用时，所有文献都报道了优异的结果[53-56]。Coscujuela 等人[57] 在使用 Burch-Schneider 防内突 cage 的 96 例髋臼翻修病例中，平均随访时间为 8.1 年（5～13 年），发现了 3 例再次翻修，1 例是因为无菌性松动，另外 2 例因为深部感染。把无菌性松动作为失败标准时，Kaplan-Meier 生存率在 13 年时为 92.4%［95%置信区间（CI），85.1%～99.8%］。放射学评估认为这 3 例均明确松动。从股骨头假体到髋关节近似解剖旋转中心的距离平均降低 4.3 mm，向外侧移位平均为 1.3 mm。

金属环结合单独的骨水泥臼杯可以用在高龄、低需求患者的挽救性手术[58]，此时 Burch-Schneider 防内突 cage 相较于其他的设备有较好的生存率。

椭圆形白杯

椭圆形杯的目的是在髋臼的前后柱获得足够的稳定性而不牺牲纵轴的骨质[59,60]。这可以允许重建髋关节解剖的旋转中心，并有希望在髋臼翻修手术中获得良好的结果。使用这些臼杯，不同的作者报告了良好的临床和放射学结果[60]。Herrera 等人报道，在巨大骨缺损中使用垂直杯并与髋臼环接触不完全的患者中，移位率为 14.2%[61]。Landor 等人报道 12 年随访不同骨缺损患者使用此技术的非感染性存活率为 90%；他们不推荐这些植入物用于巨大骨缺损，并且还强调需要正确的臼杯位置[62]。Garcia-Rey 等人报道了 46 例髋平均随访 7.2 年，4 例再次翻修（3 例由于无菌性松动）；7 年以无菌性松动再翻修的生存率为 60.1%，但 7 年影像学松动的生存率为 40.54%[63]（图 3 - 7）。Chen 等人报道在 24～41 个月的早期随访中，可能或明确的松动率为 24%；在巨大骨缺损和尺寸较小的植入物病例中失败率更高，他们不建议常规使用这些类型的植入物[64]。Abeyta 等人报道了使用 S-ROM（DePuy Johnson and Johnson，Leeds，UK）椭圆形双半球杯的 15 例髋的长期随访结果；3 例由于无菌性松动再次翻修，1 例

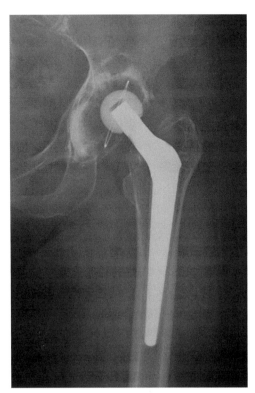
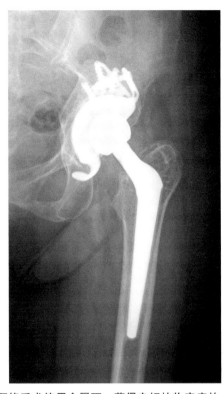

图 3-6　a. 术前影像显示松动的骨水泥臼杯。b. 翻修手术使用金属环，获得良好的临床疗效

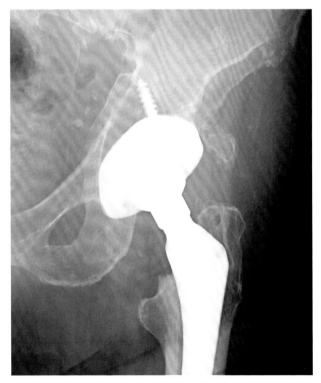

图 3-7　图片显示在髋关节翻修手术中使用椭圆形
臼杯并获得良好的临床疗效

在髋臼杯周围可见完全性的透亮带[65]。另一方面，Moskal 等人报道了合并髋臼缺损中使用的 11 例双叶假体，5 年随访内无须再次翻修[66]。虽然多数文献都报道椭圆形或双叶形臼杯有良好的效果，但 Babis 等人报道 Procotyl E 臼杯（Wright Medical Technology，Arlington，TN）在 Paprosky ⅢA 型缺

损中结果不佳，并且不推荐这种技术[67]。许多因素可能导致髋臼杯松动。Babis 等人的研究显示少量水平移位与影像学松动有关。同样，Surace 等人认为 LOR 臼杯的临床结果与其适当的术后位置相关[68]。骨缺损程度是在髋关节翻修手术中获得良好临床疗效的最重要因素。一些学者报道在巨大骨缺损时使用椭圆形杯获得了较差的结果[60,61]。目前，这些椭圆形杯设计的临床和放射学结果在中期随访中并不令人满意。放射学松动率高是一个值得关注的问题，因为无论骨缺损的程度如何，都会观察到这种松动。虽然可以实现髋关节旋转中心的良好重建，并且术后位置正确，但这还不足以使得这些臼杯达到可接受的放射学松动率。因此我们建议在髋关节翻修手术中使用这类植入物之前要仔细评估患者。

涂层小梁金属生物型臼杯联合小梁金属加强块

目前，多孔小梁金属非骨水泥杯越来越多地与骨小梁金属加强块联合使用[40,69,70]。其优势在于加强块不是椭圆形臼杯，也没有同种异体骨移植相关的疾病传播和移植骨吸收的风险，以及它们简单易用。有很多文献报告了该技术的优异的结果[71-74]。

髋臼加强块组件可用于减少髋臼骨缺损容积，恢复髋臼环形结构以增加对翻修髋臼杯的支撑。髋臼骨缺损＞50％时，是使用带有边缘螺钉孔的部分半圆形小梁金属组配式加强块的指征。将髋臼在解剖位置磨锉直到达到两点固定以确定最终的髋臼大小。一旦确定了所需的臼杯位置，使用加强块填充并适应骨缺损区并为髋臼假体提供初始支撑[37]。在 Paprosky Ⅲ 型缺损的情况下，加强块可用于填充大的骨缺陷并允许钽表面直接接触宿主骨（图 3-8）。加强块的位置和方向取决于骨缺损的形式。常见的方式是宽的基底放于外侧而尖端放于内侧。翻修髋臼杯直接接触加强块，髋臼杯需要加强块来实现压配。在髋臼杯植入合适位置之前，将颗粒骨移植物植入剩余的空腔中。加强块和髋臼杯之间使用骨水泥固定以减少微动和磨损。髂骨和坐骨中可用多枚螺钉固定。如果加强块无法提供足够的缺损修复和髋臼稳定性，则可以使用髋臼 cage[75-77]。Ballester 和 Sueiro 也报道了 35 例严重骨缺损病例使用 Buttress 钽块获得了良好的结果[71]。

打压植骨与骨水泥臼杯

鉴于从股骨头获取移植物的打压植骨技术和骨水泥臼杯在髋臼内陷病例中的良好效果，Slooff 等人在髋臼翻修手术中使用了类似的技术[78]。在翻修手术中使用颗粒骨打压植骨和骨水泥臼杯具有良好的临床效果[79-81]。使用金属网片将节段性缺陷转化为包容性缺陷，使得可以用同种异体移植骨填充空腔。在将臼杯用骨水泥固定于移植物上。在打压植骨技术中，多孔的松质骨允许移植物快速血管再生，骨形成快于骨吸收，因此避免了骨的机械性能的丢失。而且，颗粒状移植物可以填补不规则的骨缺损区[80]。

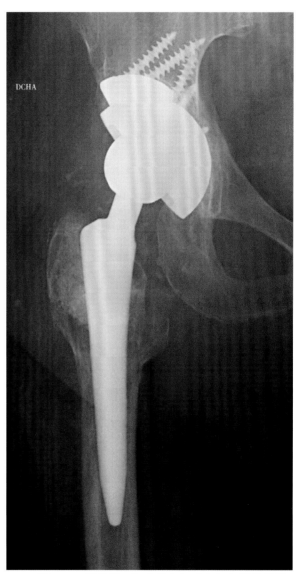

图 3-8　图片显示钽涂层臼杯联合钽加强块使用并获得良好的临床疗效

我们通常使用这种技术治疗髋臼缺损超过 30％的病例，这类病例使用多孔非骨水泥臼杯疗效不佳[33]。有报道 181 例髋关节，均为 Paprosky ⅢA 型（98 髋）或 ⅢB 型缺损（83 髋）[82]，12 例髋接受了再次翻修，17 例髋显示骨吸收。8 年后未发生可能或确定的放射学松动的累积概率在 Paprosky ⅢA 型病例中为 94.6％，在ⅢB 型病例中为 85.9％（P＝0.0453）（图 3-9）。将髋臼置于解剖位置对于获得良好的长期结果非常重要[83,84]。对于打压植骨技术和骨水泥臼杯的中期结果在 Paprosky ⅢA 型病例中比在 Paprosky ⅢB 型病例中更好，并且髋臼重建与解剖位置将有利于获得最终的良好结果。Van Haaren 等[85] 报道了巨大髋臼缺损（包括骨盆不连续性）的病例中使用打压植骨技术失败率很高。我们的报道中排除了骨盆不连续的病例，因为巨大骨缺损合并骨盆不连续通常需要使用防内突 cage 或钢板等复杂的髋臼重建技术，因此将它们从研究中排除[23]。Buttaro 等人建议在重建中度髋臼缺损时使用金属网片，打压植骨和骨水泥髋臼假体，但建议用髋臼环治疗严重的联合缺损[86]。Waddell 等人报道了他们在 21 例 Paprosky ⅢB 型髋臼缺损病例中使用打压植骨技术进行全髋关节翻修的美国经验[87]。所有病例平均随访 47 个月，一名患者在术后 120 个月出现影像线松动而无症状。没有患者因相关原因进行了再翻修。因此作者认为打压植骨技术是治疗 Paprosky ⅢB 型髋臼缺损的可靠技术。与其他报道[80]一样，二次翻修时对打压植骨的印象是初次的骨移植物已经被整合，因为部分已有移植物看起来有活力并且很好地与宿主骨相整合而进行了新的打压植骨。当在髋臼翻修术中打压植骨与骨水泥一起使用时，骨移植物再吸收的放射学评估是相当困难的，但是臼杯和重塑移植物显然是稳定的。大多数病例呈现均匀的移植物和宿主骨的放射密度。人体髋臼杯松动的组织学研究报告了有骨替代，但速度比动物模型慢[88-91]。与骨水泥结合使用的松质骨移植物的开放结构允许良好的血管形成，因此能完成骨替代而不会机械性松动[79]。Board 等人在一项体外研究中报道，由于牢固的移植物打压和术后负重产生的应力可以将同种异体移植物从骨传导转变为骨诱导，因为发现 BMP-7 从移植物中的释放与移植物上施加的应力成比例[92]。使用 PET 评估髋臼翻修手术后骨形成的时空发展的临床研究称，同种异体骨移植已经转变为活骨[93]。当打压植骨技术用于大的节段性缺损髋臼翻修手术时，存在臼杯移位和骨移植物再吸收的局限性。Garcia-Rey 等人报道在 204 例病例中，Paprosky ⅢA 型缺损的 15 年松动生存率（survival rate for loosening）为 83.2％±12％，ⅢB 型缺损为 72.5％±12％（Mantel-Cox，P＝0.04)[94]。使用边缘网片时的松动生存率较低（Mantel Cox，P＝0.008）。3B 型骨缺损以及使用金属网片的患者松动的风险较高（分别为 P＝0.047；风险比：2.36，95％ IC 1.01～5.5，P＝0.026；OR：3.7，CI 95 ％：1.13～12.4）。Rigby 等人解释认为这些臼杯的失效机制包括臼杯/骨水泥复合材料在移植物内的运动和旋转[95]。最终，网片将从重建的髋臼中拔出。金属制品的失效没有启动旋转和移位过程。对于该组病例中的高失败率的另一种可能的解释是，在大的节段性缺陷中，缺乏良好的骨支撑导致大量的骨移植物放置在髋臼杯上方的最大负荷区域。由于对骨移植物的支撑不足，假体的微动可能导致

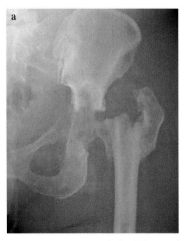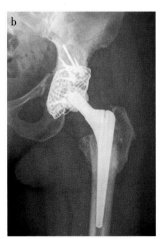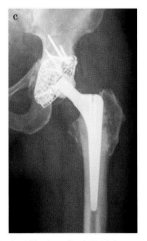

图 3-9　a. 术前影像显示产生炎性假瘤的金对金全髋关节移除后的髋臼内壁骨缺损。b. 使用髋臼侧打压植骨技术和生物型股骨柄进行翻修。c. 骨缺损在 7 年后重塑，临床疗效良好

失败[85]。RSA 研究表明，尽管移位率随着时间的推移而降低，但几乎所有臼杯都在术后发生移位。Ornstein 等人报道手术后 18～24 个月仍有 41％的臼杯发现移位[96]。Mohaddes 等人随访了 17 年的随机研究，包括 RSA，得出在髋臼翻修手术中使用骨移植进行骨水泥固定可导致更高的近端移位的结论[97]。如果使用更大的移植物颗粒和更一致的打压技术，可能会获得更好的骨水泥固定效果。还有学者认为当骨水泥固定与打压植骨技术结合使用时，骨水泥髋臼组件的近端移位增加是由于不同的骨重建模式。

Garcia-Rey 等人还得出结论，打压植骨技术可改善髋臼翻修手术中髋关节旋转中心的重建[94]。虽然对于大的包容性或内侧缺陷结果是好的，但是具有大的节段性边缘缺损的病例，可能需要其他的治疗方式来进行重建。当髋臼顶部有大的节段性缺损时，大的金属网片也不能避免股骨头向上移位。与钽小梁金属加强块联合打压植骨技术这种情况下获得了良好的早期结果（图 3‑10）。钽和打压植骨联合提供的生物学固定组合似乎为骨水泥杯产生了足够的纵向支撑[98‑100]。我们必须进行更多前瞻、对照性的随机研究，以对比打压植骨技术与金属加强块的疗效，以及两者单独或联合使用的情况。

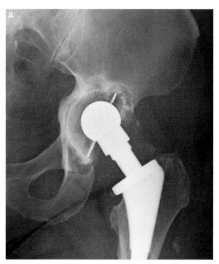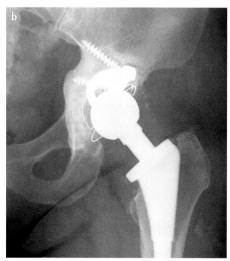

图 3‑10　a. 术前影像显示翻修时使用打压植骨技术失败。b. 在二次翻修手术中使用新的打压植骨联合钽金属加强块

骨盆不连续

骨盆不连续（髋臼分离）是髋关节外科医生需要处理的更具挑战性的情况之一。骨盆不连续是一种独特的骨质缺失形式。与全髋关节置换术相关，其中骨盆上部和下部之间由于骨丢失或髋臼骨折而失去结构骨[23,38]。其发病率很低，约为 0.9％，推荐使用包括髂坐 cage，髋臼钢板等手术技术[23]。术前诊断对于避免手术并发症很重要。影像学检查可能发现通过前柱和后柱的骨折线，半骨盆下方相对于上方的向内侧平移（Köhler 线中断），以及半骨盆下方相对于上方的旋转（闭孔环的不对称）[23]。然而，使用标准投照方法（如前后位，骨盆入口和出口位）诊断骨盆不连续比较困难，因为假体植入物可能阻碍缺陷区的观察，尤其是涉及后柱时。多篇文献报道对于监测假体周围骨溶解，计算机断层扫描（CT）比传统 X 线片更具优势[101,102]。大量髋臼骨丢失是骨盆不连续的最常见原因，因此，选择可靠的手段监测髋关节置换术后骨溶解变得非常重要。Leung 等人发现 X 线片能够检测到最多 52％的溶骨性病变，但 CT 扫描能够检测到 87％[102]。

骨盆不连续的术中诊断可以通过在前后方向对下半骨盆施加应力并观察髋臼上部和下部之间的活动分离来评估。这种方法可能受到不易移动的骨折线的限制。此外，视觉评估也因为骨折线可能会穿过骨质缺损区域或被纤维组织填充而变得困难[23]。

Berry 等人[23] 将 AAOS Ⅳ型缺损（骨盆不连续）细分为 3 个亚组：Ⅳa 型，骨盆不连续仅与腔隙性缺损和或轻中度节段性骨缺损相关；如果不连续与更严重的节段性或组合性骨缺损相关，则为Ⅳb

型；如果与先前的骨盆放疗有关，伴有或不伴有腔隙性或节段性骨缺损，则为Ⅳc型。Rogers 等人将其分为急性和慢性骨盆不连续[38]。急性骨盆不连续继发于钝性创伤或医源性损伤如术中打击时将生物型髋臼打入盆腔。在这些情况下常见"T"形或横断髋臼骨折，所导致的骨丢失是中度，且髋臼重建相对简单，然而，除了翻修髋臼之外，必须先用重建板稳定后柱。慢性骨盆不连续性继发于感染性或无菌性假体周围骨质丢失。骨质丢失通常较严重，需要使用坐骨 cage 或 Cup-cage。尽管使用了CT 和斜位 X 线，但在术前诊断通常并不明确。因此，在手术过程中应在任何磨锉之前对可能产生的骨盆不连续保持高度怀疑[38]。

重建技术

多孔金属臼杯　在髋臼不连续的病例中植入髋臼部件较复杂且易出现并发症，结果不良率高。单独使用半球型髋臼杯在骨盆不连续的患者中不能提供足够稳定性，根据骨缺损严重程度，已有多种不同的方法可进行重建。在没有严重节段性髋臼骨缺损（Ⅳa 型）的患者中可获得最佳结果，在严重节段性或组合性缺损（Ⅳb 型）的患者或骨盆曾进行过放疗（Ⅳc 型）的患者中结果较差[23]。

使用内固定进行髋臼重建　在急性骨盆不连续合并重度节段性骨缺损的病例中，可以采用后柱加压钢板辅以小梁金属髋臼翻修臼杯，这取决于后柱稳定后腔隙性缺损的大小和性质。钢板与髋臼杯假体一起使用以稳定骨盆不连续（图 3‑11）。在文献[38,103,104] 中已经描述了后柱和前柱的双钢板以及后柱或前柱的钢板的运用。双钢板需要联合髂腹股沟入路和髋关节后方入路。Berry 等人使用钢板加水泥臼杯得到了不满意的结果，并且 5 个病例中没有一个具有良好的长期存活率[23]。在使用非骨水泥臼杯结合双或单钢板的 8 个病例中发现了更好的结果：4 例（3 例Ⅳa 型和 1 例Ⅳb）具有令人满意的结果，而另外四例（均为Ⅳb）没有。Stiehl 等人使用结构同种异体移植物结合双钢板或单钢板治疗 10 例骨盆不连续，9 例Ⅳb 型中的 7 例和 1 例Ⅳc 型骨盆没有得到很好的愈合。在这些病例中，由于并发症发生率高达 60%，其固定效能受到质疑。Eggli 等人使用后柱或前柱钢板以及使用自体移植物覆盖的同种异体移

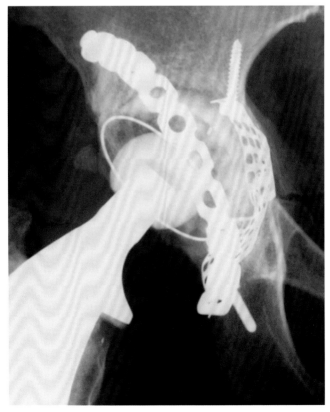

图 3‑11　图片显示髋臼骨折后的骨盆不连续，使用髋臼钢板稳定后柱并行全髋关节置换

植骨条重建[104]，平均随访 8 年，7 例中有 2 例接受了再次手术，最后一次随访时，所有病例均表现出骨盆不连续性的稳定及愈合。Rogers 等人在 8 例急性骨盆不连续的患者中使用了后柱加压钢板，翻修臼杯和螺钉加强，平均随访 34 个月，8 个病例中没有任何一例进行了二次翻修[38]。

金属环　1974 年开发 Kerboull 板，用于解决骨盆不连续[105]。垂直的钢板通过螺钉向近端固定到髂骨，并向远端通过钩状末端插入髋臼下缘固定。它一般与骨移植物一起使用，为髋臼骨缺损区域的移植物提供机械支撑。在随访期间的失败率仅为 5%（3 例髋）并且这是由于移植骨的部分或完全吸收。然而，在他们的研究中，60 例髋中只有 12 例患有 AAOS Ⅳ 型髋臼骨缺损，其余 48 例为 AAOS Ⅲ 型缺损[105]。该研究没有具体说明 Ⅳ 型缺损如何使用这种重建技术。上述研究中的较好结果需要通过专注于 Ⅳ 型缺损的进一步研究进行验证。

髋臼牵张技术结合多孔髋臼杯　髋臼牵张技术是另一种治疗骨盆不连续的新方法。Paprosky 等人[106]建议在后柱大量骨缺损，使用加压钢板时难以获得骨对骨接触的病例中使用金属髋臼加强块来通过骨盆间断处。牵张技术的目标是通过扩大缺损并产生弹性回缩力以对多孔金属臼杯加压并提供稳定性来解决髋臼不连续。在术中，使用 Cobb 撑开器打开骨折线并清除肉芽组织，然后进行髋臼磨锉以确定适合髋臼的加强固定[107]。骨缺损的位置和严重程度决定了用于增强初始稳定性的髋臼加强块的类型和位置。加强块常用于重建髋臼前上方以及后下方，它们为髋臼假体提供了两个稳定的固定点。比髋臼锉大 6~8 mm 的多孔髋臼杯固定于前柱和后柱，用于将上半骨盆与下半骨盆牵开。将多个螺钉固定于髂骨和坐骨中，并用骨水泥将加强块和臼杯固定[107]。Sporer 等人报道使用髋臼牵张技术的中期结果良好，只有一例（1/20）在 9 个月内因为无菌性松动进行了再次翻修，4 年随访时，4 例显示髋臼假体移位但临床稳定[107]。髋臼牵引技术对于许多患者来说是合理的选择，但长期数据仍然有限。

Cup-cage 重建　在慢性骨盆不连续或严重柱缺损的情况下，由于多孔钽金属固有的优异生物学和生物力学特性，多位作者推荐使用 Cup-cage 重建技术[23,38,56,71,108,109]。Cup-cage 重建是被充分描述用于矫正巨大髋臼缺陷和骨盆不连续的技术。这种技术是将多孔金属杯固定到宿主骨和同种异体移植骨上，随后将髋臼 cage 固定到骨盆上。通过髋臼 cage 和臼杯放置螺钉为整体结构增加一致性和稳定性。Cup-cage 技术的原理是它可以消除臼杯上的应力，提供新骨向杯内生长的时间[74]。Cup-cage 重建已经有了令人鼓舞的短期结果，其中一项研究表明，平均随访 44.6 个月（从 24~68 个月），26 例髋关节中有 23 例（88.5%）没有临床或放射学松动[110]。另一项平均随访 82 个月的研究报道，Cup-cage 重建的生存率为 87.2%，而仅用髋臼 cage 治疗组的生存率仅为 49.9%[74]。尽管使用了新的生物材料，Rogers 等人报道使用 Cup-cage 重建，发现 8 年生存率为 86.3%[38]。Ballester 和 Sueiro[71] 报道了 35 例严重骨缺损患者的良好结果，其中包括 5 例慢性骨盆不连续，使用支撑钽加强块及 Cup-cage 重建；所有的病例都没有发生机械性失败并且影像学稳定。影像学评估显示髋关节旋转中心位置有所改善。Konan 等人[108] 在 24 例骨盆不连续病例中使用 Cup-cage 重建治疗，平均 6 年（2~10 年）随访，一名患者因为感染移除假体，另外 3 名患者因为不稳定需要翻修，但 Cup-cage 结构得以保留。Cup-cage 重建是处理复杂骨盆不连续的可行方法。然而，由于多数报道中松动导致的失败，使得需要在这一极具挑战性的患者群体中进一步完善技术和工艺，以及在中期和长期持续评估以确认这种重建方法的成功[111]。

Cup-cage 重建在技术上具有挑战性，将髋臼 cage 的坐骨翼强力打击进入坐骨可能产生医源性骨盆分离[112]。此外，放置坐骨翼所需的广泛剥离可能会增加坐骨神经损伤的风险[113]。Sculco 等人使用改良的半 Cup-cage 重建报道了良好的结果，旨在简化髋臼 cage 的插入[112]。半 Cup-cage 重建包括移除坐骨翼以形成单翼 Cup-cage 构造。Sculco 等人发现完整和半 Cup-cage 结构在治疗巨大髋臼缺损和骨盆不连续方面均取得了优异的临床结果。每种方法都应根据术中发现个性化使用，包括骨丢失的程度，剩余骨的质量以及是否存在骨盆不连续。

定制三翼假体　三翼假体是个体化定制，多孔钛合金涂层组件，被认为是骨盆不连续和/或巨大髋臼缺损患者的最终补救性治疗方案。三翼假体是基于骨盆 CT 扫描和金属减法软件转化为患者半骨盆的 3D 图像展现而设计和制造的。制造商从相应的图像生成个性化植入假体。三翼假体已经广泛使用并获得了临床结果。DeBoer 等人报道没有病例（0/20）需要翻修三翼假体，10 年随访时平均 Harris 髋关节评分为 80 分[114]。Taunton 等人报道 5.4 年随访的翻修率为 30%（20/57），21% 的脱位率可能是由于51% 的患者术前大转子脱落所致的不稳定，以及可能在暴露时对臀上神经的牵拉伤导致外展肌无力[115]。在比较制造成本时，三翼假体的价格与用于治疗骨盆不连续的其他植入物相似，包括 Cup-cage重建。三翼假体的主要缺点是可能需要长达数周或更长时间来准备用于手术的植入物。然而，定制三翼假体可能是巨大节段性骨缺损伴骨盆不连续病例的唯一可行的重建选择[111]。

重建骨盆不连续的结果取决于许多因素，包括与不连续性相关的骨缺损程度，骨质疏松的严重程度，骨盆骨质的血供情况，慢性不连续和重建技术。对于腔隙性或轻至中度节段性骨缺损（AAOS Ⅳ型），可以比具有更严重的骨缺损或血管条件较差的病例（AAOS 类型Ⅳb 型和Ⅳc 型）更有效地实现不连续处的愈合。然而，在不连续处无法愈合的情况下使用 Cup-cage 或定制三翼假体固定到骨盆的髂骨部分仍然是可以获得牢固固定的。

结　　论

臼杯固定的情况和骨溶解的程度决定了髋臼重建的手术方式和植入物选择。表 3–1 显示了根据不同情况的推荐选择。表 3–2 显示根据髋臼骨缺损的情况不同手术技术的结果。

表 3–1　　　　　　根据翻修手术中臼杯固定类型和骨溶解程度推荐的手术方式

固定类型	手术技术
Ⅰ型：生物型臼杯稳定，内衬可更换	保留臼杯，更换内衬，植骨或不植骨
Ⅱ型：生物型臼杯稳定，内衬不可更换	翻修臼杯，植骨或不植骨
Ⅲ型：臼杯松动	组件翻修
Paprosky Ⅰ型及Ⅱ型	多孔臼杯，植骨或不植骨
Paprosky ⅢA 型	小梁金属加强块和臼杯/打压植骨
Paprosky ⅢB 型	打压植骨，使用或不使用多孔加强块
骨盆不连续	
急性骨盆不连续	髋臼钢板稳定后柱
慢性骨盆不连续	Cup-cage/牵张技术

表 3–2　　　　　　根据髋臼骨缺损的情况不同手术技术的结果

作者	手术技术	年份	Paprosky 分型	病例数	随访时间（年）	翻修臼杯数	松动臼杯数
Garcia-Cimbrelo[27]	骨水泥臼杯	1995	Ⅰ～Ⅲ	180	11.5	19	29
Garcia-Cimbrelo[33]	生物型臼杯	1999	Ⅰ～Ⅲ	65	8.3	7	18（Ⅲ型）
Fernandez-Fairen[37]	多孔钽金属	2010	Ⅰ～Ⅲ	253	6.1	2（感染）	0
Coscujuela-Mana[57]	防内突 cage	2010	Ⅱ～Ⅲ	68	8.1	3（2 例感染）	0
Garcia-Rey[64]	椭圆形臼杯	2013	Ⅱ～ⅢA	45	7.2	2	8
Ballester-Alfaro[72]	钽加强块	2010	ⅢA～ⅢB	19	2.2	0	0
Garcia-Cimbrelo[82]	打压植骨	2010	ⅢA～ⅢB	191	7.7	12	14
Garcia-Rey[94]	打压植骨	2015	ⅢA～ⅢB	204	10.4	14	24
Gallart[47]	小梁钛金属	2016	Ⅰ～Ⅲ	67	2.5	8	2

参考文献

［1］　Ries MD，Link TM. Monitoring and risk of progression of osteolysis after total hip arthroplasty. In：Pagnano MW，Hart RA，editors. AAOS instructional course lectures，62. 2013. p. 207－14.

［2］　Dumbleton JH，Manley MT，Edidin AA. A literatura review of the association between wear rate and osteolysis following total hip arthroplasty. J Arthroplasty. 2002；17（5）：649－61.

［3］　Hozack WJ，Mesa JJ，Carey C，Rothman RH. Relationship between polyethylene wear，pelvic osteolysis，and clinical symptomatology in patients with cementless acetabular components. A framework for decisión making. J Arthroplasty. 1996；11（7）：769－72.

［4］　Mehin R，Yuan X，Haydon C，Rorabeck CH，Bourne RB，McCalden RW，MacDonald SJ. Retroacetabular osteolysis. When to operate？ Clin Orthop Relat Res. 2004；428：247－55.

［5］　Maloney WJ，Paposky W，Engh CA，Rubash H. Surgical treatment of pelvic osteolysis. Clin Orthop Relat Res. 2001；393：78－84.

［6］　Maloney WJ，Herzwurm PW，Rubash HE，Engh CA. Treatment of pelvic osteolysis associated with a stable acetabular component inserted without cement as part of a total hip replacement. J Bone Joint Surg Am. 1997；79（11）：1628－34.

［7］　Chiang PP，Burke DW，Freiberg AA，Rubash HE. Osteolysis of the pelvis. Evaluation and treatment. Clin Orthop Relat Res. 2003；417：164－74.

［8］　Jeer PJS，Oakeshott RD. Debridement of wear granulomata in revision total hip arthroplasty. Use of a chondrotome saber blade. J Arthroplasty. 2004；19（8）：1042－4.

［9］　Griffin WL，FehringTK MJB，TH MC，Odum S，Sychterz Terefenko C. Early morbidity of modular exchange for polyethylene wear and osteolysis. J Arthroplasty. 2004；19（Suppl 2）：61－6.

［10］　Beaulé PE，LeDuff MJ，Dorey FJ，Amstutz HC. Fate of cementless acetabular components retained during revision total hip arthroplsty. J Bone Joint Surg Am. 2003；85（12）：2288－93.

［11］　Boucher HR，Lynch C，Young AM，Engh CA Jr，Engh C Sr. Dislocation after polyethylene liner exchange in total hip arthroplasty. J Arthroplasty 2003；18（5）：654－7.

［12］　Alberton GM，High WA，Morrey BF. Dislocation after revisión total hip arthroplasty：an analysis of risk factors and treatment options. J Bone Joint Surg Am. 2002；84（10）：1788－92.

［13］　Burroughs BR，Rubash HE，Harris WH. Femoral head sizes with larger than 32 against highly-cross-linked polyethylene. Clin Orthop Relat Res. 2002；405：150－7.

［14］　Peters CL，Erickson JA，Dunn HK. Revision of well-fixed cementless acetabular components for polyethylene failure. Clin Orthp Relat Res. 2003；414：129－35.

［15］　Beaulé PE，Ebramzadeh E，LeDuff M，Prasad R，Amstutz HC. Cementing a liner into a stable cementless acetabular shell：the double-socket tecnique. J Bone Joint Surg Am. 2004；86－A（5）：929－34.

［16］　Jiranek WA. Acetabular liner fixation by cement. Clin Orthop Relat Res. 2003；417：217－23.

［17］　Haft GF，Heiner AD，Callaghan JJ，et al. Polyethylene liner cementation into fixed acetabular shells. J Arthroplasty. 2002；17（4 Suppl 1）：167－70.

［18］　Mitchell PA，Masri BA，Garbuz DS，Greidanus NV，Wilson D，Duncan CP. Removal of wellfixed，ccementless，acetabular components in revisión hip arthroplasty. J Bone Joint Surg （Br）. 2003；85－B（7）：949－52.

［19］　Talmo CT，Kwon Y-M，Freiberg AA，Rubash HE，Malchau H. Management of polyethylene wear associated with a well-fixed modular cemented shell during revisión total hip arthroplasty. J Arthroplasty. 2011；26（4）：576－81.

［20］　García-Cimbrelo E，Garcia-Rey E. Bone defect determines acetabular revisión surgery. Hip Int. 2014；24（Suppl 10）：S33－6.

［21］　Pagnano MW，Hanssen AD，Lewallen DG，Shaughnessy WJ. The effect of superior placement of the acetabular component on the rate of loosening after total hip arthroplasty: longterm results in patients who have Crowe type-Ⅱ congenital dysplasia of the hip. J Bone Joint Surg Am. 1996;78(7):1004 - 14.

［22］ Gross AE, Duncan CP, Garbuz D, Mohamed EMZ. Revision arthroplasty of the acetabulum in association with loss of bone stock. J Bone Joint Surg Am. 1998;80(3):440 - 51.

［23］ Berry DJ, Lewallen DG, Hanssen AD, Cabanela ME. Pelvic discontinuity in revision total hip arthroplasty. J Bone Joint Surg Am. 1999;81(12):1692 - 702.

［24］ Paprosky WG, Perona PG, Lawrence JM. Acetabular defect classification and surgical reconstruction in revision arthroplasty. A 6-year follow-up evaluation. J Arthroplasty. 1994;9(1):33 - 44.

［25］ Katz RP, Callaghan JJ, Sullivan PM, Johnston RC. Long-term results of revision total hip arthroplasty with improved cementing technique. J Bone Joint Surg (Br). 1997;79(2):322 - 6.

［26］ Retpen JB, Varmarken JE, Röck ND, Jensen S. Unsatisfactory results after repeated revision of hip arthroplasty: 61 cases followed for 5 (1 - 10) years. Acta Orthop Scand. 1992;63:120 - 7.

［27］ Garcia-Cimbrelo E, Munuera L, Diez-Vazquez V. Long-term results of aseptic cemented Charnley revisions. J Arthroplasty. 1995;10(2):121 - 31.

［28］ Hultmark P, Hötsner J, Herberts P, Kärrholm J. Radiographic evaluation of Charnley cups used in first-time revision: repeated observations for 7～15 years. J Arthroplasty. 2003;18(8):1005 - 15.

［29］ Estok DM Ⅱ, Harris WH. Long-term results of cemented femoral revision surgery using second-generation techniques: an average 11～7-year follow-up evaluation. Clin Orthop Relat Res. 1994;299:190 - 202.

［30］ Deaborn JT, Harris WH. Acetabular revision arthroplasty using so-called jumbo cementless component: an average 7-year follow-up study. J Arthroplasty. 2000;15(1):8 - 15.

［31］ Della Valle CJ, Shuaipaj T, Berger RA, Rosenberg AG, Shott S, Jacobs JJ, Galante JO. Revision of the acetabular component without cement after total hip arthroplasty. A concise follow-up, at fifteen to nineteen years, of a previous report. J Bone Joint Surg Am. 2005;87(8):1795 - 800.

［32］ Hallstrom BR, Golladay GJ, Vittetoe DA, Harris WH. Cementless acetabular revision with the Harris-Galante prosthesis. Results after a minimum of ten years of follow-up. JBone Joint Surg Am. 2004;86(5):1007 - 11.

［33］ Garcia-Cimbrelo E. Porous-coated cementless acetabular cups in revision surgery. A 6-to 11-year follow-up study. J Arthroplasty. 1999;14(4):397 - 406.

［34］ Weeden SH, Paprosky WG. Porous-ingrowth revision acetabular implants secured with peripheral screws. A minimum twelve-year follow-up. J Bone Joint Surg Am. 2006;88(6):1266 - 71.

［35］ Hooten JP Jr, Engh CA Jr, Engh CA. Failure of structural acetabular allografts in cementless revision hip arthroplasty. J Bone Joint Surg (Br). 1994;76:419 - 22.

［36］ Hooten JP Jr, Engh CA, Heekin RD, Vinh TN. Structural bulk allografts in acetabular reconstruction. Analysis of two grafts retrieved at post-morten. J Bone Joint Surg (Br). 1996;78 - B(2):270 - 5.

［37］ Fernandez-Fairen M, Murcia A, Blanco A, Meroño A, Murcia A Jr, Ballester J. Revision of failed total hip arthroplasty acetabular cups to porous tantalum components. A 5-year followup study. J Arthroplasty. 2010;25(6):865 - 72.

［38］ Rogers BA, Whittingham-Jones PM, Mitchell PA, Safir OA, Bircher MD, Gross AE. The reconstruction of periprosthetic pelvic discontinuity. J Arthroplasty. 2012;27(8):1499 - 506.

［39］ Jafari AM, Bender B, Coyle C, Parvizi J, Sharkey PF, Hozack WJ. Do tantalum and titanium cups show similar results in revision hip arthroplasty? Clin Orthop Relat Res. 2010;468:459 - 65.

［40］ Lachiewicz PF, O'Dell JA. Tantalum components in difficult acetabular revisions have good survival at 5 to 10 years: longer term follow-up of a previous report. Clin Orthop Relat Res. 2018;476:336 - 42.

［41］ Lakstein D, Backstein D, Safir O, Kosashvili, Gross AE. Trabecular metal TM cups for acetabular defects with 50% or less host bone contact. Clin Orthop Relat Res. 2009;467(9):2318 - 24.

［42］ Gross AE, Goodman SB. Rebuilding the skeleton: the intraoperative use of trabecular metal in revision total hip arthroplasty. J Arthroplasty. 2005;20(4 Suppl 2):91 - 3.

［43］ Macheras GA, Papagelopoulos PJ, Kateros K, Kostakos AT, Baltas D, Karachalios TS. Radiological evaluation of the metal-bone interface of a porous tantalum monoblock acetabular component. J Bone Jojnt Surg Br. 2006;88 - B (3);304 - 9.

[44] Sternheim A, Backstein D, Kuzyk PRT, Goshua G, Berkovich Y, Safir O, Gross AE. Porous metal revision shells for management of contained acetabular bone defects at a mean followup of six years. A comparison between up to 50% bleeding host bone contact and more than 50% contact. J Bone Joint Surg (Br). 2012;94(2);158 - 62.

[45] Bobyn JD, Stackpool GJ, Hacking SA, Tanzer M, Krygier JJ. Characteristics of bone ingrowth and interface mechanics of a new porous tantalum biomaterial. J Bone Joint Surg (Br). 1999;81(5);907 - 14.

[46] Frenkel SR, Jaffe WL, Dimaano F, Iesaka K, Hua T. Bone response to a novel highly porous surface in a canine implantable chamber. J Biomed Mater Res B Appl Biomater. 2004;71(2);387 - 91.

[47] Gallart X, Fernández-Valencia JA, Riba J, Bori G, García S, Tornero E, Combalía A. Trabecular titanium™ cups and augments in revision total hip arthroplasty; clinical results, radiology and survival outcomes. Hip Int. 2016;26 (5);486 - 91.

[48] Ayers DC, Greene M, Snyder B, Aubin M, Drew J, Bragdon C. Radiostereometric analysis study of tantalum compared with titanium acetabular cups and highly cross-linked compared with conventional liners in young patients undergoing total hip replacement. J Bone Joint Surg Am. 2015;97(8);627 - 34.

[49] Laaksonen I, Lorimer M, Grosmov K, Rolfson O, Mäkelä KT, Graves SE, Malchau H, Mohaddes M. Does the risk of rerevision vary between porous tantalum cups and other cementless designs after revision hip arthroplasty? Clin Orthop Relat Res. 2017;475(12);3015 - 22.

[50] Kärrholm J. CORR insights; does the risk of rerevision vary between porous tantalum cups and other cementless designs after revision hip arthroplasty? Clin Orthop Relat Res. 2017;475(12);3023 - 5.

[51] Patel JV, Masonis JL, Bourne RB, Rorabeck CH. The fate of cementless jumbo cups in revision hip arthroplasty. J Arthroplasty. 2003;18(2);129 - 33.

[52] Whaley AL, Berry DJ, Harmsen WS. Extra-large uncemented hemispherical acetabular components for revision total hip arthroplasty. J Bone Joint Surg Am. 2001;83(9);1352 - 7.

[53] Berry DJ, Müller ME. Revision arthroplasty using an anti-protrusio cage for massive acetabular bone deficiency. J Bone Joint Surg (Br). 1992;74 - B(5);711 - 5.

[54] Roson J, Schatzker J. the use of reinforcement rings to reconstruct deficient acetabula. J Bone Joint Surg (Br). 1992;74 - B(5);716 - 20.

[55] Zehntner MK, Ganz R. Midterm results (5.5~10 years) of acetabular allograft reconstruction with the acetabular reinforcement ring during total hip revision. J Arthroplasty. 1994;9(5);469 - 79.

[56] Regis D, Sandri A, Bonetti I, Bortolami O, Bartolozzi P. A minimum of 10-year follow-up pf the Burch-Schneider cage an bulk allografts for the revision of pelvic discontinuity. J Arthroplasty. 2012;27(6);1057 - 63.

[57] Coscujuela Maña A, Angles F, Tramunt C, Casanova X. Burch-Schneider antiprotrusio cage for acetabular revision; a 5-to 13-year follow-up study. Hip Int. 2010;20(Suppl 7);S112 - 8.

[58] Garcia-Cimbrelo E, Alonso-Biarge J, Cordero-Ampuero J. Reinforcement rings for deficient acetabular bone in revision surgery; long-term results. Hip Int. 1999;7(2);57 - 64.

[59] DK DB, Christie MJ. Reconstruction of the deficient acetabulum with an oblong prosthesis; three-to seven-year results. J Arthroplasty. 1998;13(6);674 - 80.

[60] Köster G, Willert HG, Kohler HP, Dopkens K. An oblong revision cup for large acetabular defects; design rationale and two-to seven-year follow-up. J Arthroplasty. 1998;13(5);559 - 69.

[61] Koster, Surace MF, Zatti G, De Pietri M, Cherubino P. Acetabular revision surgery with the LOR cup; three to 8 years' follow-up. J Arthroplasty. 2006;21(1);114 - 21.

[62] Herrera A, Martinez AA, Cuenca J, Canales V. Management of types Ⅲ and Ⅳ acetabular deficiencies with the longitudinal oblong revision cup. J Arthroplasty. 2006;21(6);857 - 64.

[63] Landor I, Vavrik P, Jahoda D, Pokorny, Tawa, Sosna A. The long oblique revision component in revision arthoplasty of the hip. J Bone Joint Surg (Br). 2009;91(1);24 - 30.

[64] Garcia-Rey E, Fernández-Fernández R, Duran D, Madero R. Reconstruction of the rotation center of the hip after

oblong cups in revision total hip arthroplasty. J Orthopaed Traumatol. 2013;14;39 – 49.

[65] Chen WM, Engh CA Jr, Hopper RH Jr, McAuley JP, Engh CA. Acetabular revision with use of a bilobed component inserted without cement in patients who have acetabular bone-stock deficiency. J Bone Joint Surg Am. 2000;82(2):197 – 206.

[66] Abeyta PN, Namba RS, Janku GV, Murray WR, Kim HT. Reconstruction of major segmental acetabular defects with an oblong-shaped cementless prosthesis: a long-term outcomes study. J Arthroplasty. 2008;23(2):247 – 53.

[67] Moskal JT, Higgins ME, Shen J. Type Ⅲ acetabular defect revision with bilobed components: five years results. Clin Orthop Relat Res. 2008;466:691 – 5.

[68] Babis GC, Sakellariou VI, Chatziantoniou AN, Soucacos PN, Megas P. High complication rate in reconstruction of Paprosky Ⅲa acetabular defects using an oblong implant with modular side plates and a hook. J Bone Joint Surg (Br). 2011;93(12):1592 – 6.

[69] Surace MF, Zatti G, De Pietri M, Cherubino P. Acetabular revision surgery with the LOR cup: three to 8 years' follow-up. J Arthroplasty. 2006;21(1):114 – 21.

[70] Sporer SM. How to do a revision total hip arthroplasty: revision of the acetabulum. J Bone Joint Surg Am. 2011;93(14):1359 – 66.

[71] Flecher X, Sporer S, Paprosky W. Management of severe bone loss in acetabular using a trabecular metal shell. J Arthroplasty. 2008;23(7):949 – 55.

[72] Ballester Alfaro JJ, Sueiro FJ. Trabecular metal buttress augment and the trabecular metal cup-cage construct in revision hip arthroplasty for severe acetabular bone loss and pelvic discontinuity. Hip Int. 2010;20(Suppl 7):S119 – 27.

[73] Del Gaizo DJ, Kancherla V, Sporer SM, Paprosky WG. Tantalum augments for Paprosky Ⅲ A defects remain stable at midterm followup. Clin Orthop Relat Res. 2012;470:395 – 401.

[74] Unger AS, Lewis RJ, Gruen T. Evaluation of a porous tantalum uncemented acetabular cup in revision total hip arthroplasty. Clinical and radiological results of 60 hips. J Arthroplasty. 2005;20(8):1002 – 9.

[75] Abolghasemian M, Tangsataporn S, Sternheim A, Backstein D, Safir O, Gross AE. Combined trabecular metal acetabular shell augment for acetabular revision with substantial bone loss. Bone Joint J. 2013;95 – B(2):166 – 72.

[76] Weeden SH, Schmidt RH. The use of tantalum porous metal implants for Paprosky 3A and 3B defects. J Arthroplasty. 2007;22(6 Suppl 2):151 – 5.

[77] Nehme A, Lewallen DG, Hanssen AD. Modular porous metal augments for treatment of severe acetabular bone loss during revision hip arhroplasty. Clin Orthop Relat Res. 2004;429:201 – 8.

[78] Slooff TJJH, Van Horn J, Lemmens A, Huiskes R. Bone grafting in total hip replacement for acetabular protrusion. Acta Orthop Scand. 1984;55:593 – 6.

[79] Slooff TJ, Schimmel JW, Buma P. Cemented fixation with bone grafts. Orthop Clin North Am. 1993;24:667 – 77.

[80] Schreurs BW, Keurentjes JC, Gardeniers JWM, Verdonschot N, Slooff TJJH, Veth RPH. Acetabular revision with impacted morselised cancellous bone grafting and a cemented acetabular component. A 20-to 25-year follow-up. J Bone Joint Surg (Br). 2009;91(9):1148 – 53.

[81] Schmitz MWJL, Hannink G, Gardeniers JWM, Verdonschot N, Slooff TJJH, Schreurs BW. Acetabular reconstructions with impaction bone-grafting and a cemented cup in patients younger than 50 years of age. A concise follow-up, at 27 to 35 years of a previous report. J Bone Joint Surg Am. 2017;99(19):1640 – 6.

[82] Garcia-Cimbrelo E, Cruz-Pardos A, Garcia-Rey E, Ortega-Chamarro J. The survival and fate of acetabular reconstruction with impaction grafting for large defects. Clin Orthop Relat Res. 2010;468:3304 – 13.

[83] Crowninshield RD, Brand RA, Pedersen DR. A stress analysis of acetabular reconstruction in protrusion acetabuli. J Bone Joint Surg Am. 1983;65:495 – 9.

[84] Garcia-Cimbrelo E, Diaz-Martin A, Madero R, Munuera L. Loosening of the cup after lowfriction arthroplasty in patients with acetabular protrusion. The importance of the position of the cup. J Bone Joint Surg (Br). 2000;82 – B(1):108 – 15.

[85] van Haaren EH, Heyligers IC, Alexander FG, et al. High rate of failure of impaction grafting in large acetabular de-

fects. J Bone Joint Surg (Br). 2007;89(3):296-300.

[86] Buttaro MA, Comba F, Pusso R, Piccaluga F. Acetabular revision with metal mesh, impaction grafting, and a cemented cup. Clin Orthop Relat Res. 2008;466:2482-90.

[87] Waddell BS, Boettner F, Gonzalez Della Valle A. Favorable early results of impaction bone grafting with reinforcement mesh for the treatment of Paprosky 3B acetabular defects. J Arthroplasty. 2017;32:919-23.

[88] Buma P, Lamerigts N, Schreurs BW, et al. Impacted graft incorporation after cemented acetabular revision. Histological evaluation in 8 patients. Acta Orthop Scand. 1996;67:536-40.

[89] Schimmel JW, Buma P, Versleyen D, Huiskes R, Slooff TJJH. Acetabular reconstruction with impacted morcellized cancellous allografts in cemented hip arthroplasty: a histologic and biomechanical study on the goat. J Arthroplasty. 1998;13(4):438-48.

[90] Schreurs BW, Buma P, Huiskes R, Slagter JL, Slooff TJ. Morselized allografts for fixation of the hip prosthesis femoral component: a mechanical and histological study in the goat. Acta Orthop Scand. 1994;65:267-75.

[91] Singer GC, Muirhead-Allwood SK. The histology of impacted cancellous allograft in acetabular reconstruction. Hip Int. 1999;9(1):20-4.

[92] Board TN, Rooney P, Kay PR. Strain imparted during impaction grafting may contribute to bony incorporation: an in vitro study of the release of BMP-7 from allograft. J Bone Joint Surg (Br). 2008;90(6):821-4.

[93] Ullmark G, Sörensen J, Nilsson O. Bone healing of severe acetabular defects after revision arthroplasty. A clinical positron emission tomography study of 7 cases. Acta Orthop. 2009;80:179-83.

[94] Garcia-Rey E, Madero R, Garcia-Cimbrelo E. THA revision using impacting grafting allografting with mesh is durable for medial but not lateral acetabular defect. Clin Orthop Relat Res. 2015;473:3882-91.

[95] Rigby M, Kenny PJ, Sharp R, Whitehouse SL, Gie GA, Timperley JA. Acetabular impaction grafting in total hip replacement. Hip Int. 2011;21(4):399-408.

[96] Ornstein E, Franzen H, Johnsson R, Stefansdottir A, Sundberg M, Tagil M. Hip revision with impacted morselized allograft: unrestricted weight-bearing and restricted weight-bearing have similar effect on migration. A radiostereometry analysis. Arch Orthop Trauma Surg. 2003;123:261-7.

[97] Mohaddes M, Herberts P, Malchau JP-E, Kärrholm J. High proximal migration in cemented acetabular revisions operated with bone impaction grafting: 47 revision cups followed with RSA for 17 years. Hip Int. 2017;27(3):251-8.

[98] Borland WS, Bhattacharya R, Holland JP, Brewster NT. Use of porous trabecular metal augments with impaction bone grafting in management of acetabular bone loss. Early to medium-trem results. Acta Orthop. 2012;83(4):347-52.

[99] Gehrke T, Bangert Y, Schwantes B, Gebauer M, Kendoff D. Acetabular revision in THA using tantalum augments combined with impaction bone grafting. Hip Int. 2013;23(4):359-65.

[100] Gill K, Wilson MJ, Whitehouse SL, Timperley AJ. Results using trabecular metal augments in combination with acetabular impaction bone grafting in deficient acetabula. Hip Int. 2013;23(6):522-8.

[101] Puri L, Wixson RL, Stern SH, Kohli J, Hendrix RW, Stulberg SD. Use of helical computed tomography for the assessment of acetabular osteolysis after total hip arthroplasty. J Bone Joint Surg Am. 2002;84(4):609-14.

[102] Leung S, Naudie D, Kitamura N, Walde T, Engh CA. Computed tomography in the assessment of periacetabular osteolysis. J Bone Joint Surg Am. 2005;87(3):592-7.

[103] Stiehl JB, Saluja R, Diener T. Reconstruction of major column defects and pelvic discontinuity in revision total hip arthroplasty. J Arthroplasty. 2000;15:849-57.

[104] Eggli S, Müller C, Ganz R. Revision surgery in pelvic discontinuity. An analysis of seven patients. Clin Orthop Relat Res. 2002;398:136-45.

[105] Kerboull M, Hamadouche M, Kerboull L. The Kerboull acetabular reinforcement device in major acetabular reconstructions. Clin Orthop Relat Res. 2000;378:155-68.

[106] Paprosky WG, O'Rourke M, Sporer SM. The treatment of acetabular bone defects with an associated pelvic discontinuity. Clin Orthop Relat Res. 2005;441:216-20.

［107］ Sporer SM, Bottros JJ, Hulst JB, Kancherla VK, Moric M, Paprosky WG. Acetabular distraction: an alternative for severe defects with chronic pelvic discontinuity? Clin Orthop Relat Res. 2012;470(11):3156 - 63.

［108］ Konan S, Duncan CP, Masri BA, Garbuz DS. The cup-cage reconstruction for pelvic discontinuity has encouraging patient satisfaction and functional outcome at median 6-year followup. Hip Int. 2017;27(5):509 - 13.

［109］ Abolghasemian M, Tangsaraporn S, Drexler M, Barbuto R, Backstein D, Safir O, Kuzyk P, Gross A. The challenge of pelvic discontinuity: cup-cage reconstruction does better than conventional cages in mid-term. J Bone Joint Surg (Br). 2014;96 - B(2):195 - 200.

［110］ Kosashvili Y, Backstein D, Safir O, Lakstein D, Gross AE. Acetabular revision using an antiprotrusion (ilio-ischial) cage and trabecular metal acetabular component for severe acetabular bone loss associated with pelvic discontinuity. J Bone Joint Surg (Br). 2009;91(7):870 - 6.

［111］ Schwarzkop R, Ihn HE, Ries MD. Pelvic discontinuity: modern techniques and outcomes for treating pelvic disassociation. Hip Int. 2015;25(4):368 - 74.

［112］ Sculco PK, Ledford CK, Hanssen AD, Abdel MP, Lewallen DG. The evolution of the cupcage technique for major acetabular defects. Full and half-cup reconstructions. J Bone Joint Surg Am. 2017;99(13):1104 - 10.

［113］ Goodman S, Saastamoinen H, Shasha N, Gross A. Complications of iliischial reconstruction rings in revision total hip arthroplasty. J Arthroplasty. 2004;19(4):436 - 46.

［114］ DeBoer DK, Christie MJ, Brinson MF, Morrison JC. Revision total hip arthroplasty for pelvic discontinuity. J Bone Joint Surg Am. 2007;89(4):835 - 40.

［115］ Taunton MJ, Fehring TK, Edwards P, Bernasek T, Holt GE, Christie MJ. Pelvic discontinuity treated with custom triflange component: a reliable option. Clin Orthop Relat Res. 2012;470(2):428 - 34.

第四章　骨移植生物学

引　言

创伤或病理性骨吸收导致的骨缺损是外科医生面临的一大挑战。对于骨再生的需求是再生医学的核心临床问题之一。自体骨移植一直被认为是骨移植的金标准。自体骨移植最初用于促进骨折愈合，在这种情况下，通常可以从宿主获得足够的移植材料。后来，随着骨肿瘤外科保肢手术技术的不断改进，同种异体骨的应用越来越多[1]。在全髋关节翻修手术中，假体周围巨大程度的骨缺损使得传统方法无法重建髋关节，髋臼侧和股骨侧都必须使用同种异体骨进行重建。

在髋臼侧，同种异体骨可用作颗粒骨填充腔隙性缺损[2]或在更严重骨缺损病例中用作结构移植以支撑髋臼假体[3,4]。Kwong 等人质疑用同种异体结构植骨重建髋关节的寿命[5]。异体骨结构植骨在肿瘤重建手术有较高的并发症发生率，包括感染，同种异体骨骨折，移植物-宿主结合处骨不连[6,7]。然而在翻修手术中，使用颗粒同种异体骨，甚至结构植骨的并发症发生率很低[3,4,8-10]。目前，同种异体骨在髋臼翻修手术中应用的临床经验总体上是积极的，它的应用是骨科重建手术中的一个重要组成部分[1]。

骨修复是一个特殊的过程，在这个过程中有连续的细胞和分子事件发生以产生新生骨，而不是像在其他结缔组织中造成纤维疤痕。产生新生骨所需的精确连续的、有序的事件，受系统和局部因素的调节，且这些事件或其组织的破坏可能导致愈合问题。

骨愈合过程

骨愈合的一般模式基于软骨内骨化，包括按时间顺序排列的血肿期、炎症期、血管生成期、软骨生成至骨生成期和骨重塑期[11]。膜内骨化，没有骨膜反应或可见的骨痂形成，很少见。上述阶段的成熟特征要求不同的细胞迁移和分化过程，细胞外基质的形成和组织向钙化方向发展，以及局部和系统的调节。

与血管损伤相关的血肿的形成伴随着炎症反应[12]，其中促炎细胞因子，如白细胞介素（IL-1）、IL-6，特别是肿瘤坏死因子（TNF），启动骨愈合级联反应，向软骨内骨形成和重塑[13]。其次，生长和分化因子，特别是转化生长因子（TGF），包括骨形态发生蛋白（BMP），以及血小板衍生生长因子（PDGF），成纤维细胞生长因子（FGF）和胰岛素样生长因子（IGF），是精确调控的软骨成骨的关键事件，包括趋化、间充质和骨祖细胞的增殖和分化，继续进入细胞外基质骨化[14]。最后，血管生成也在分子水平上受到调节，在愈合过程的早期已经描述了血管生成素旁路[15]，但是血管内皮生长因子（VEGF）依赖的途径与软骨内骨形成有关，BMPs 通过前面描述过的成骨细胞和成骨样细胞刺激 VEGF 的表达[16]。抑制分子是控制生长因子所必需的，各种 BMP 拮抗剂也因此被释放到细胞外间室（硬化抑制素、卵泡抑制素等）。其他抑制机制包括 TGF-b 超家族的一些成员的受体抑制，这与一种名为 BAMBI（BMP 和激活素膜结合抑制剂）的假受体有关[17]，还包括 I-SMADs 激活引起的细胞内抑制[18,19]等机制。在这个由分子、细胞和事件组成的骨愈合级联反应过程中，许多方面都是已知的，但是复杂的相互作用和过程，以及同时发生的序列，仍然只是被部分地理解。

细胞、细胞外基质和骨诱导因子是控制骨愈合的三个最主要因素，第四个主要因素不同研究者有不同看法[20,21]；它与骨痂的生物力学有关。生物过程的力学影响对骨形成的各个阶段都有重要作用。主要外力并不是干扰愈合过程的唯一因素，机械负荷会影响软骨内骨化，因为压缩会增强骨接合[20]。如果在低应力和低形变的区域发生循环运动和相关的剪切应力，则成骨的早期阶段显示细胞增殖增加，而在低应力和低形变的区域可能发生膜内成骨。细胞水平的机械信号可能调节细胞骨架、整合素和离子通道活性的分子变化，从而导致参与愈合过程的细胞分化和基因表达。转导机制包括直接力学刺激细胞[22]，流体剪切应力和间接影响细胞的各种基质效应[23]。临床研究表明，在愈合过程的早期阶段，骨折块间运动（约0.6 mm）有助于提高愈合率[24]，力学刺激在总体上有助于提高愈合率。

尽管这是骨愈合的机制，局部和全身因素的改变可能会损害愈合。虽然系统因素被认为会影响骨愈合的结果，但非甾体抗药物（抑制炎症阶段所需的COX-2）、年龄（介质表达减少、激素变化、成骨细胞功能受损）或吸烟[25]，局部因素和力学环境是骨愈合的决定因素。

骨移植生物学

骨组织的特性对成功骨移植物的愈合和整合至关重要。这些特性包括成骨、破骨细胞吸收、骨诱导和骨传导。成骨是指骨通过产生新骨而自我再生的能力。这个功能是由成骨细胞完成的。破骨细胞吸收是一种去除骨矿物质的能力，是由破骨细胞介导的。骨诱导是通过从周围的宿主床上招募多能性间充质细胞来刺激新骨形成的能力。骨的这种独特性质是由几种骨基质衍生的可溶性蛋白介导的，其中最具特征的是BMP家族。BMP功能不需要活细胞，其活性是通过去除骨矿物质来激发的[26]。骨传导是指移植骨作为毛细血管、血管周围组织和骨祖细胞从宿主床上生长的支架的能力。这种支架对骨的重建至关重要，并允许随着时间的推移，逐渐通过吸收旧骨小梁和形成新骨来替换移植骨，这一过程被称为爬行替代。

自体骨具有上述四种独特的性质。处理后的同种异体骨仅具有骨传导特性。这就解释了为什么自体骨比异体骨愈合和整合更快。从临床的角度来看，植骨成功的定义是：宿主-植骨界面整合且移植骨-宿主骨结构能耐受生理性负重，而无骨折或疼痛的时间点[1]。临床成功与否取决于骨移植手术的类型。在松质骨移植到海绵状骨缺损的过程中，在结构物能够承受生理负荷之前，需要对移植物进行重组和整合。一个巨大的皮质骨移植物必须与宿主骨结合才能获得成功的临床结果，它不必也不会完全整合或重塑。尽管缺乏生物结合，但同种异体骨结构在联合内固定的支撑下可以获得临床成功。从生物学角度来看，较难实现完全重塑和整合，但这也不是恢复临床功能所必需的[1]。

自体骨移植物

自体移植物愈合和整合是一个有序连贯的过程，其组织学顺序与骨折愈合相似。移植后早期以炎症主导。移植物表面的成骨细胞和骨细胞存活下来，能够产生早期新骨[27]。在这个早期阶段，血管从宿主床上侵入。随着这些新血管的出现，多能间充质细胞可以通过骨诱导机制分化为成骨细胞。这些新形成的成骨细胞会在坏死骨中央的周围分泌骨样组织的接缝[1]。供体和受体均贡献成骨细胞。自体松质骨和皮质骨移植后的早期阶段相似，而晚期阶段差异显著。在松质骨移植中，骨形成与骨吸收同时发生。成骨细胞在坏死骨表面分泌骨样骨缝，而破骨细胞逐渐吸收坏死的小梁。这个过程被称为爬行替代，是自体松质骨移植晚期的特征。这个重塑阶段最终导致移植物被宿主的骨和骨髓完全替换。在皮质骨移植中，只有在失活板状骨完全吸收后才能形成骨。因此，在任何骨形成发生之前，哈弗氏系统必须被破骨细胞逐渐破坏。这是一个非常缓慢的过程，反映在缓慢地再血管化。与松质骨移植物不同，皮质移植物的吸收在很长一段时间内占优势。移植后2周可见广泛的移植物吸收，可持续数月或数年[28]，结果是皮质移植物比正常骨弱。松质骨和皮质骨移植的另一个主要区别是，松质骨移植完全重建并被宿主骨替代，而皮质骨移植从来没有完全重建，并且始终是坏死骨和新生骨的组合。自体股骨头移植常用于重建髋臼内陷的髋臼内侧壁（图4-1）和严重DDH髋臼臼顶缺损（图4-2）。

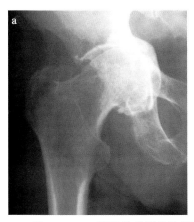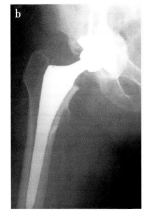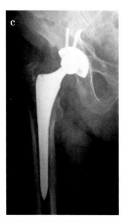

图 4-1　a. 髋关节前后位片显示髋臼内陷。b. 术后平片可见取股骨头松质骨移植重建髋臼内陷。c. 术后 10 年的影像学检查显示髋臼良好的自体骨重塑

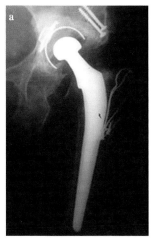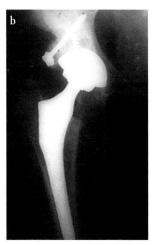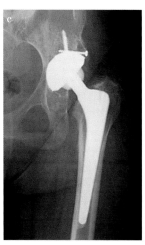

图 4-2　a~c X 线片显示在骨水泥和非骨水泥 THA 中从股骨头取结构性自体骨重建 DDH 的髋臼顶。我们可以看到所有髋臼顶部都有良好的骨小梁重塑

了解自体骨移植的生物学特性对于了解与异体骨愈合和整合相关的事件非常重要。尽管自体骨移植具有成功愈合和整合所需的所有独特特征，但由于缺乏合适的数量以及供区并发症等问题，它们的来源受到限制。而这些困难，导致了同种异体骨在临床上的应用越来越多。

异体骨移植物

同种异体骨是一种有吸引力的替代自体骨的方法。它的优点是使用可以不受限制，并且可以根据手术中遇到的骨缺损程度定制各种形状，避免了供区并发症。这些特点使其成为严重骨缺损翻修手术中一个非常好的选择。同种异体骨的愈合和整合生物学过程与自体骨的生物学过程非常相似，主要区别在于缺乏有助于愈合的供体细胞。同种异体骨移植的一个问题是骨祖细胞水平较低，但生长因子、支架、间充质干细胞的使用以及达到适当的生物力学水平都可以促进骨愈合[21]。然而，同种异体的松质骨的整合和皮质骨的愈合通常比同等自体骨要慢[1]。

理解同种异体移植整合的生物学特性和能改变其生物学的机制，这对同种异体骨在翻修手术中的成功应用至关重要。翻修手术中的骨丢失可以是腔隙性的或节段性的[29,30]，并且同种异体骨的整合过程将随其使用的临床情况而不同。移植物整合最关键的因素是受体宿主骨床。小颗粒异体骨被成功地用作填充物应用于髋臼翻修手术中的腔隙性缺损[8,10]。从生物学角度来看，这是一个由良好的血管床组成的理想环境。该受体骨床通过血管重建、骨传导和重塑的联合作用使同种异体骨整合。相反的情况是，必须使用节段性同种异体骨来修复节段性骨缺损。在这种情况下移植物和宿主之间的连接是皮质到皮质

的，尽管大部分移植物与软组织接触。在这种情况下，同种异体骨可以与宿主结合，但同种异体骨的内部重塑非常有限[28]。

在动物试验中广泛研究了同种异体移植的整合，以助于我们了解同种异体移植的生物学特性。新鲜的同种异体移植物被宿主免疫系统排斥。新鲜同种异体移植物的最初反应是炎症，随后是完全的移植物吸收或明显的骨移植物整合延迟[1]。由于新鲜同种异体骨导致免疫反应，临床手术中使用的同种异体骨需要被加工——最常见的加工方法是冷冻或干燥冷冻。这些技术可以长期保存骨移植物。–70 ℃下冷冻骨保质期为 5 年。这些技术已经被证明降低或消除了同种异体骨的免疫原性。然而，它通过去除所有活细胞而降低了同种异体骨的生物活性。

在 THA 翻修手术中，颗粒异体骨移植修复腔隙性骨缺损手术具有良好的临床效果[2] （图 4 - 3）。这些移植物在生物学上缺乏成骨作用，但它们确实具有骨传导性并且像自体松质骨移植一样重塑，尽管速度较慢。虽然同种异体松质骨的整合速度较慢，但在血运良好的腔隙性骨缺损中，同种异体松质骨作

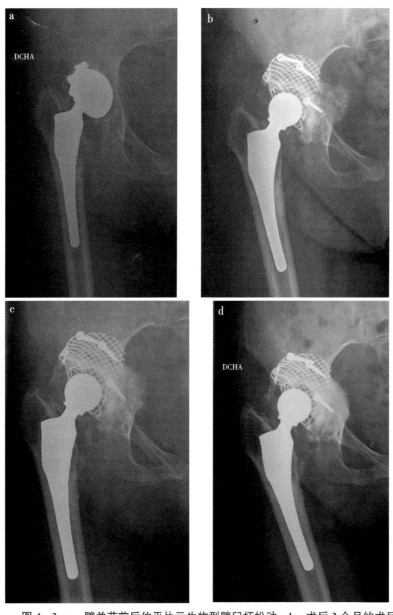

图 4 - 3 a. 髋关节前后位平片示生物型髋臼杯松动。b. 术后 3 个月的术后 X 线示 THA 翻修手术中使用打压植骨的骨水泥臼杯。c. 术后 6 个月的 X 线片。c. 术后 1 年的 X 线片。d. 术后 5 年 X 线片。可观察到同种异体骨移植的重塑

为重建替代物被广泛接受[2,8-10,31,32]。髋臼处常可见硬化骨，这种情况会影响成骨和成骨诱导特性，但它通常仍比股骨保留有更多的细胞和生长因子。骨盆主要由带骨髓和血液的松质骨组成，而髋臼骨缺损的形态通常是腔隙性的，适合容纳骨移植物，这一事实促成了髋臼侧同种异体骨的使用[33]（图 4 - 4）。

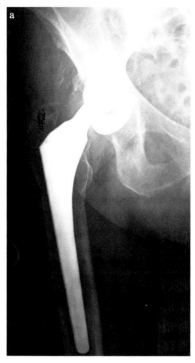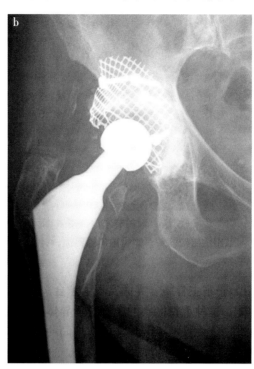

图 4 - 4 a. 髋关节前后位平片示生物型髋臼杯松动。b. 10 年随访 X 线片示在
THA 翻修手术中用同种异体骨打压植骨后的骨水泥臼杯

在翻修手术中使用同种异体骨结构植骨仍有争议，因为长期随访效果不明。报告约有 30％的病例出现并发症，包括：感染、骨不连和骨折等[7]。结构骨移植物可以是皮质，用于股骨近端置换；或皮质-松质骨，用于髋臼重建。这些结构同种异体骨具有有限的生物学活性。异体结构性骨移植愈合的第一步是炎症反应。这种反应带来了新骨形成所需的多能细胞。在大多数情况下，愈合发生在异体骨移植物-宿主骨结合界面（图 4 - 5）。愈合的成功在很大程度上取决于宿主。在处理过的同种异体移植物中，血管重建、爬行替代和重塑发生的程度非常有限[33]。许多因素被认为对结构性同种异体骨移植的整合有影响，包括免疫反应、力学反应和移植物-宿主的稳定性[1]。尽管存在这些混杂因素，但对其进行控制的实验[34] 表明，经过处理的结构同种异体骨能与宿主骨相愈合，但缺乏重塑的能力且关节置换术后临床功能依赖于内固定装置。

尽管动物实验为同种异体移植整合提供了基础科学方面的见解，但最终的临床结果和人体对这些同种异体骨移植物的生物反应才是关键。人体检索（Retrieval）研究[28,35,36] 对冷冻同种异体骨移植物在人体的生物学行为提供了更深刻的见解。Enneking 等人[28] 发现大量同种异体骨在宿主骨皮质连接处缓慢愈合，形成宿主骨周围的外部骨痂。此外，他们发现在移植物的末端浅面发生了内部修复（重塑），只涉及不到 20％的移植物。临床上的一个重要发现是软组织通过新生骨缝与移植物紧密相连。人体检索证实了前期的动物实验中结果。冷冻结构同种异体骨在生物学上是惰性的，只具有移植骨的骨传导性。因此在功能上具有植入物特性，这有重要的生物学和生物力学结果。

从结构功能上看，脱细胞同种异体骨结合内固定在生物力学上和活骨一样强，因为矿化骨基质起到了这种结构功能。因此，一旦在移植骨-宿主骨接合界面发生愈合，例如用于重建股骨近端巨大骨缺损的同种异体骨假体复合材料，可获得临床成功。由于同种异体骨只能起到骨传导作用，所以很难实现愈合。为了提高愈合率，自体移植应放置在移植物-宿主结合处，因为自体移植具有成骨细胞和骨诱导蛋

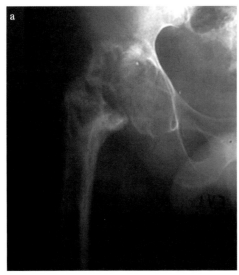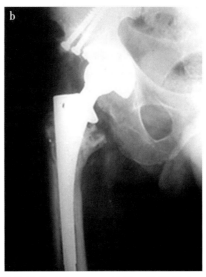

图 4-5　a. 髋关节术前 X 线片示为切除性关节成形术。b. X 线片示从股骨头取出的结构同种异体骨重建髋臼顶，并为骨骼提供了力学支撑，临床效果良好

白的能力。

一旦在移植骨-宿主骨结合界面实现了愈合。尽管移植骨复合材料不能重塑，但在临床上仍能继续发挥良好的功能。这种重塑能力的缺乏对于异体移植骨固定于宿主骨的方法具有重要的临床意义。也正是这种较差的重塑能力可能与这些大块负重同种异体骨的骨折相关。研究表明，同种异体骨上的孔以及钢板的使用导致结构植骨后的骨折风险增加，这是同种异体骨移植常见而严重的并发症。具有生物惰性的同种异体骨也容易发生疲劳性骨折。

随着打压植骨技术的日益广泛应用，打压植骨生物学的主要问题是同种异体松质骨与骨水泥复合后是否整合。关于股骨和髋臼侧打压植骨的临床研究结果一直令人鼓舞[2,8,37]。放射学随访显示受打压的同种异体骨确实整合了[37]。在以前进行过打压植骨病例的活检中，所有患者的组织学上都看到了同种异体骨的整合。骨移植物重新血管化、重塑、并经历了爬行替代[38,39]。因为这些都是有限的活检，我们不知道整合过程是否彻底。动物实验支持这样一个事实：打压植骨的同种异体骨至少完成了部分整合[40]。Schreurs 等人使用山羊，发现骨移植物部分整合非常类似于在无水泥的腔隙性骨缺损中使用小颗粒骨移植物[41]。在体外研究中，Board 等人[42] 报道，由于有力的移植骨打压和术后载荷，可将移植骨从骨传导转变为骨诱导。因此，发现了与移植物上的所施应力成比例的 BMP-7 自移植骨上释放。临床研究中，运用正电子发射断层成像（PET）评估 THA 翻修术后髋臼骨形成的时间和空间变化，显示打压的同种异体骨已转化为活骨[43]。而骨水泥似乎不妨碍移植骨和宿主骨之间的整合过程。

完全的同种异体移植骨整合可能并不是临床治疗的目的。临床成功最终取决于骨移植物为骨骼提供的力学支撑。

同种异体移植物免疫学

新鲜的同种异体移植物会在宿主体内引起免疫反应，从而导致移植物吸收或明显延迟的移植物整合。为此，人们开发了降低同种异体骨移植免疫原性的技术。目前最常用的临床技术是深冷冻和冷冻干燥。这些方法可以长期保存和储存同种异体骨。最初，这些技术也被证明可以消除宿主的免疫反应。很明显，由于这些保存的同种异体骨移植物没有活细胞，它们在移植时不会引起强烈的同种异体反应性免疫反应。随着现代免疫学检测技术的出现，新鲜和加工的同种异体骨可以激活免疫反应。尽管处理后的同种异体骨仍可能引起免疫应答，但免疫学在同种异体骨生物整合中的确切作用尚不清楚[1]。

实验研究的证据表明，经过处理的同种异体骨具有一定的免疫原性。然而，这种免疫反应在同种异体骨整合命运中的作用尚不清楚。免疫反应似乎延缓了再血管化和整合，但这一机制是否真的在人体中起作用还没有被证实。

骨填充剂和增强剂

不同的材料被用来增强骨移植物的整合，包括生物陶瓷、脱钙骨基质（DBM）或间充质细胞。

所谓的生物活性陶瓷可以作为骨再生的支架。这些生物惰性生物材料具有骨传导性，在某些环境中可能具有一些骨诱导特性[44]。以双相磷酸钙（BCP）或羟基磷灰石（粉末、颗粒、球丸或水泥）为主要合成材料，与同种异体骨混合应用于 THA 髋臼翻修术中的效果进行了评估。不同的作者报告了使用生物型臼杯和骨水泥臼杯的良好临床效果[45,46]。

作为一种去矿化的冷冻-干燥同种异体骨，DBM 具有诱导生长因子释放等特性，可能能作为骨诱导替代物。当与同种异体骨混合时，DBM 可用于髋臼的骨重建[47]。

就此而言，间充质干细胞可能是最好的成骨祖细胞，其具有分化为成骨细胞的潜能。有研究报告了取自髂嵴的骨组织离心后，与结构性冷冻-去辐射同种异体骨混合移植治疗严重骨缺损，临床效果良好[48]。

参考文献

［1］　Garbuz DS，Masri BA，Czitrom AA． Biology of allografting． Orthop Clin North Am． 1998;28(2):199－204．

［2］　Schmitz MWJL，Hannink G，Gardeniers JWM，Verdonschot N，Slooff TJJH，Schreurs BW． Acetabular reconstruction with impaction bone-greafting and a cemented cup in patients younger than 50 years of age． A concise follo-up，at 27 to 35 years，of a previous report． J Bone Joint Surg Am． 2017;99(19):1440－6．

［3］　Garbuz D，Morsi E，Gross AE． Revision of the acetabular component of a total hip arthroplasty with a massive structural allograft． J Bone Joint Surg Am． 1996;78－A:693－7．

［4］　Paprosky WC，Perona PG，Lawrence JM． Acetabular defect classification and surgical reconstruction in revision arthroplasty． A 6-year follow-up evaluation． J Arthroplasty． 1994;9(1):33－44．

［5］　Kwong LM，Jasty M，Harris WH． High failure rate of bulk femoral head allografts in total hip acetabular reconstructions at 10 years． J Arthroplasty． 1993;8:341－6．

［6］　Berrey BH Jr，Lord CF，Gebhardt MC． MankinHJ． Fractures of allografts． Frequency，treatment and results． J Bone Joint Surg Am． 1990;72(6):825－33．

［7］　Lord CF，Gebhardt MC，Tomford WW，Mankin HJ． Infection of bone allografts:Incidence，nature and treatment． J Bone Joint Surg Am． 1988;70(3):369－76．

［8］　Schreurs BW，Keurentjes JC，Gardeniers JW，Verdonschot N，Slooff TJ，Veth RP． Acetabular revision with impacted morsellised cancellous bone grafting and a cemented acetabular component:a 20-to 25-year follow-up． J Bone Joint Surg (Br)． 2009;91(9):1148－53．

［9］　Buttaro MA，Comba F，Pusso R，Piccaluga F． Acetabular revision with metal mesh，impaction bone grafting，and a cemented cup． Clin Orthop Relat Res． 2008;466(10):2482－90．

［10］　Garcia-Cimbrelo E，Cruz-Pardos A，Garcia-Rey E，Ortega CJ． The survival and fate of acetabular reconstruction with impaction grafting for large defects． Clin Orthop Relat Res． 2010;468(12):3304－13．

［11］　Phillips AM． Overview of the fracture healing cascade． Injury． 2005;36(Suppl 3):S5－7．

［12］　Einhorn TA，Majeska RJ，Rush EB，Levine PM，Horowitz MC． The expression of cytokine activity by fracture callus． J Bone Miner Res． 1995;10(8):1272－81．

［13］　Gerstenfeld LC，Cho TJ，Kon T，Aizawa T，Tsay A，Fitch J，Barnes GL，Graves DT，Einhorn TA． Impaired fracture healing in the absence of TNF-alpha signaling:the role of TNF-alpha in endochondral cartilage resorption． J

Bone Miner Res. 2003;18(9):1584 - 92.

[14] Tsiridis E, Upadhyay N, Giannoudis P. Molecular aspects of fracture healing: which are the important molecules? Injury. 2007;38(Suppl 1):S11 - 25.

[15] Gerstenfeld LC, Cullinane DM, Barnes GL, Graves DT, Einhorn TA. Fracture healing as a post-natal developmental process: molecular, spatial, and temporal aspects of its regulation. J Cell Biochem. 2003;88(5):873 - 84.

[16] Deckers MM, van Bezooijen RL, van der Horst G, Hoogendam J, van Der Bent C, Papapoulos SE, et al. Bone morphogenetic proteins stimulate angiogenesis through osteoblast-derived vascular endothelial growth factor A. Endocrinology. 2002;143(4):1545 - 53.

[17] Onichtchouk D, Chen YG, Dosch R, Gawantka V, Delius H, Massagué J, Niehrs C. Silencing of TGF-beta signalling by the pseudoreceptor BAMBI. Nature. 1999;401(6752):480 - 5.

[18] Nakao A, Afrakhte M, Morén A, Nakayama T, Christian JL, Heuchel R, Itoh S, Kawabata M, Heldin NE, Heldin CH, ten Dijke P. Identification of Smad7, a TGFbeta-inducible antagonist of TGF-beta signalling. Nature. 1997; 389(6651):631 - 5.

[19] Bai S, Shi X, Yang X, Cao X. Smad6 as a transcriptional corepressor. J Biol Chem. 2000;275(12):8267 - 70.

[20] Carter DR, Beaupre GS, Giori NJ, Helms JA. Mechanobiology of skeletal regeneration. Clin Orthop Relat Res. 1998;355:S41 - 55.

[21] Giannoudis PV, Einhorn TA, Marsh D. Fracture healing: the diamond concept. Injury. 2007;38(Suppl 4):S3 - 6.

[22] Zhuang H, Wang W, Tahernia AD, Levitz CL, Luchetti WT, Brighton CT. Mechanical straininduced proliferation of osteoblastic cells parallels increased TGF-beta 1 mRNA. Biochem Biophys Res Commun. 1996;229(2):449 - 53.

[23] Chiquet M. Regulation of extracellular matrix gene expression by mechanical stress. Matrix Biol. 1999;18(5):417 - 26.

[24] Kershaw CJ, Cunningham JL, Kenwright J. Tibial external fixation, weight bearing, and fracture movement. Clin Orthop Relat Res. 1993;293:28 - 36.

[25] Kwong FN, Harris MB. Recent developments in the biology of fracture repair. J Am Acad Orthop Surg. 2008;16 (11):619 - 25.

[26] Reddi AH, Wientroub S, Muthukumaran. Biologic principles of bone induction. Orthop Clin North Am. 1987;18: 207 - 12.

[27] Chalmers J. Transplantation immunity in bone homografting. J Bone Joint Surg (Br). 1959;41:160 - 78.

[28] D'Antonio JA, Capello WN, Borden LS, Bargar WL, Bierbaum BF, Boettcher WG, Steinberg ME, Stulberg SH, Wedge JH. Classification and management of acetabular abnormalities in total hip arthroplasty. Clin Orthop Relat Res. 1989;243:126 - 37.

[29] Gross AE, Duncan CP, Garbuz D, Mohamed EMZ. Revision arthroplasty of the acetabulum in association with loss of bone stock. J Bone Joint Surg Am. 1998;80(3):440 - 51.

[30] Enneking WF, Mindell E. Observations on massive retrieved human allografts. J Bone Joint Surg Am. 1991;73: 1123 - 42.

[31] Waddell BS, Boettner F, Gonzalez Della Valle A. Favorable early results of impaction bone grafting with reinforcement mesh for the treatment of Paprosky 3B acetabular defects. J Arthroplasty. 2017;32:919 - 23.

[32] Colo E, Rijnen WHC, Schreurs BW. The biological approach in acetabular revision surgery: impaction bone grafting and a cemented cup. Hip Int. 2015;25(4):361 - 7.

[33] Pierannunzii L, Zagra L. Bone grafts, bone graft extenders, substitutes and enhancers for acetabular reconstruction revision total hip arthroplasty. EFORT Open Rev. 2017;1(12):431 - 9.

[34] Stevenson S, Li XQ, Martin B. The fate of cancellous and corticl bone after transplantation of fresh and frozen tissue-antigen-matched and mismatched osteochondral allograft in dogs. J Bone Joint Surg Am. 1991;73:1143 - 56.

[35] Hooten JP Jr, Engh CA Jr, Engh CA. Failure of structural acetabular allografts in cementless revision hip arthroplasty. J Bone Joint Surg (Br). 1994;76(3):419 - 22.

[36] Heekin RD, Engh CA, Vinh T. Morselized allograft in acetabular reconstruction. A postmortem retrieval analysis. Clin Orthop Relat Res. 1995;319:184 - 90.

［37］ Gie GA，Linder L，Ling RSM，Simon J-P，Slooff TJJH，Timperley AJ. Impacted cancellous allografts and cement for revision total hip arthroplasty. J Bone Joint Surg（Br）. 1993；75；14－21.

［38］ Buma P，Lamerigts N，Schreurs BW，Gardeniers J，Versleyen D，Slooff TJ. Impacted graft incorporation after cemented acetabular revision. Histological evaluation in 8 patients. Acta Orthop Scand. 1996；67（6）；536－40.

［39］ Schimmel JW，Buma P，Versleyen D，Huiskes R，Slooff TJ. Acetabular reconstruction with impacted morselized cancellous allografts in cemented hip arthroplasty；a histological and biomechanical study on the goat. J Arthroplasty. 1998；13（4）；438－48.

［40］ van der Donk S，Buma P，Slooff TJ，Gardeniers JW，Schreurs BW. Incorporation of morselized bone grafts；a study of 24 acetabular biopsy specimens. Clin Orthop Relat Res. 2002；396；131－41.

［41］ Schreurs BW，Buma P，Huiskes R，Slagter JL，Slooff TJ. Morselized allografts for fixation of the hip prosthesis femoral component；a mechanical and histological study in the goat. Acta Orthop Scand. 1994；65；267－75.

［42］ Board TN，Rooney P，Kay PR. Strain imparted during impaction grafting may contribute to bony incorporation；An in vitro study of the release of BMP-7 from allograft. J Bone Joint Surg（Br）. 2008；90；821－4.

［43］ Ullmark G，Sörensen J，Nilsson O. Bone healing of severe acetabular defects after revision arthroplasty. A clinical positron emission tomography study of 7 cases. Acta Orthop. 2009；80；179－83.

［44］ Le Nihouannen D，Daculsi G，Saffarzadeh A，Gauthier O，Delplace S，Pilet P，Layrolle P. Ectopic bone formation by microporous calcium phosphate ceramic particles in sheep muscles. Bone. 2005；36；1086－93.

［45］ Bolder SB，Verdonschot N，Schreurs BW，Buma P. The initial stability of cemented acetabular cups can be augmented by mixing morsellized bone grafts with tricalciumphosphate/hydroxyapatite particles in bone impaction grafting. J Arthroplasty. 2003；18（8）；1056－63.

［46］ Whitehouse MR，Dacombe PJ，Webb JC，Blom AW. Impaction grafting of the acetabulum with ceramic bone graft substitute mixed with femoral head allograft；high survivorship in 43 patients with a median follow-up of 7 years；a follow-up report. Acta Orthop. 2013；84；365－70.

［47］ Hamadouche M，Karoubi M，Dumaine V，Courpied JP. The use of fibrebased demineralised bone matrix in major acetabular reconstruction；surgical technique and preliminary results. Int Orthop. 2011；35；283－8.

［48］ Hernigou P，Pariat J，Queinnec S，Homma Y，Flouzat Lachaniette CH，Chevallier N，Rouard H. Supercharging irradiated allografts with mesenchymal stem cells improves acetabular bone grafting in revision arthroplasty. Int Orthop. 2014；38；1913－21.

第五章　髋臼重建打压植骨技术

引　言

20 世纪 70 年代末，尼美根 Radboud 大学医学中心的 Tom Slooff 开始进行打压植骨[1]。他通过改良 Hastings、Parker[2] 和 McCollum[3] 等人在髋臼内陷髋关节置换的骨重建方法发明了这项技术（1980）。他最初在髋臼内陷的初次全髋关节置换及合并包容性骨缺损的髋关节翻修手术中使用该技术[1]。与之前描述的技术的不同之处在于，他使用了咬骨钳手工制作的较大骨片，并且使用金属锤和试模杯作为冲击器打压骨移植物。他只将这种技术与水泥杯结合使用，采用当时的 32 mm Mueller 臼杯。最初，所有患者都需要卧床休息 6 周的恢复期。在最初得到良好的效果之后，扩展该技术应用到更复杂的初次髋关节置换，如发育性髋关节发育不良（DDH）和更复杂的髋关节翻修手术中。对于内侧壁缺损，他使用金属钛网来加强内侧壁以防止在打压植骨期间爆裂。当时对这种新技术存在很多担忧，并且提出重建骨层和骨水泥之间过多接触会损害移植骨的愈合[4]。他采用与重建内侧壁相同的金属钛网，限制骨水泥与移植骨层接触。然而，回顾过去，骨水泥会阻碍骨融合的说法是错误的，正如许多实验所显示的那样。在我们的研究机构开始这项技术大约 10 年后，我们停止在移植骨和骨水泥之间使用钛网。此外，近年来，我们发现患者在这些重建后可以早期活动，因此我们顺应趋势，允许翻修术后患者进行早期功能锻炼。

在我们获得最初经验后，我们开展了许多实验来支持这项技术的科学性。我们在体外进行了力学实验，使用人尸体盆骨以及人工髋臼模型来研究打压植骨的机械效应[5]。我们发现，在使用金属锤和金属打击器进行标准技术的打压后，使用骨水泥加压，可以在这些重建物表面获得了非常好的水泥-骨移植界面，且水泥只轻微地渗入到打压的植骨结构中。我们还发现，使用较大的骨块以获得更好的稳定性是很重要的。对于髋臼打压植骨，直径为 8～12 mm 的植骨片似乎是效果最好的[5]。其他研究中心的研究表明，大小骨片的混合也有很好的疗效[6]。然而，可以确定的是小尺寸的骨块（2～4 mm）疗效不佳，因为它们将导致更多的微动和更少的臼杯稳定性。我们还发现，清洗骨移植物可能有较好的效果，因为减少骨屑中的脂肪也有助于提高臼杯的稳定性[7]，正如 Dunlop 等人早先证实的那样[6]。然而，我们所有的长期临床数据都是基于未清洗的骨片。我们还使用山羊进行了动物实验，利用骨髓腔来研究移植骨的融合过程[8]。在另一项以山羊为模型的实验中，我们采用打压植骨技术植入了骨水泥全髋关节[9]。这些实验表明，骨移植物确实有效地与骨组织结合。这与在人类术后活检和数据检索中得到的结果相符[10]。在我们的中心，我们发表了两篇论文，报道了在初次髋关节置换手术时采用了打压植骨技术的患者，在翻修手术中所做的骨活检结果[10]。总的来说，打压植骨原始骨床结合得很好。Heekin[11] 还进行了一项数据检索分析研究，该研究表明，这些移植骨确实融入了正常的骨骼中。

使用说明和指南

在髋关节翻修手术中，所有髋臼骨缺损的病例均可考虑髋臼打压植骨。然而，在进行重建前应排除感染。在感染性松动中，如果考虑采用髋臼打压植骨技术，我们建议二期手术。有一些在感染性松动中使用这一技术进行一期翻修的病例报道，但是这在科学性上还没有得到充分的支持。一般情况下，只有当外科医生面对首选修复技术不再适用的更广泛的骨缺损病例时，才开始使用打压植骨。这是打压植骨技术的一个潜在缺点。像所有技术一样，在要求较低且较宽容的病例中开始使用技术是很重要的。一旦熟悉了一种技术，人们就可以在要求更高的情况下使用它。与其他技术一样，广泛骨缺损的翻修病例疗效会稍差，打压植骨也是如此。然而，这种骨重建技术是少数几种即使失败了可以再次翻修的技术之一，因为在再次翻修时可以有更多的骨量和较小的骨缺损。

技　　术

后外侧入路是我们最喜欢的入路，因为可以极好地获得髋臼显露。这种显露也有助于插入后外侧钛网。在使用其他入路时，钛网难以固定在后壁上。如果只需要一个髋臼内壁钛网，其他手术入路当然可以考虑。识别主要的标志物有助于定位，因为在许多情况下，松动过程本身或取下髋臼的过程会严重干扰髋臼解剖结构。指导重建的重要标志是大转子的尖端、臀大肌肌腱、臀中肌和臀小肌的下缘、横韧带和坐骨结节（如果必要）。注意坐骨神经的位置，但建议尽量不暴露坐骨神经。关节暴露后，髋臼取三个部位组织进行培养。另外三个培养组织取自臼杯或股骨假体界面后方。

松解股骨侧臀大肌肌腱有助于股骨向前活动。通过去除髋臼前、上、后缘的所有瘢痕组织，并进行关节囊切开术甚至关节囊切除术，实现整个髋臼的周围暴露。有时，髂腰肌腱松解有助于暴露，但是这样会妨碍患者未来的活动水平。在大多数情况下，在生物臼杯翻修中，使用新的臼杯取出系统，有助于臼杯取出。在仍然固定良好的骨水泥臼杯的情况下，使用髋臼磨挫将聚乙烯杯磨掉，随后用骨凿将水泥取出是一种可以防止不必要的骨质损失的技术。在移除髋臼假体和骨水泥之后，使用尖锐的勺子和刮匙将纤维界面从不规则的髋臼壁完全移除。注意在髋臼下部定位横韧带，髋臼壁从这个水平向上重建。在取活检样本后，再开始全身抗生素治疗，尽管一些证据表明，在手术开始时注射抗生素不会妨碍培养结果，并可能减少翻修过程中的叠加感染。

对于任何节段性缺损，仔细检查髋臼底和臼壁。通常这些缺损只能通过人工检测。仔细检查是否有骨盆环不连续，如果有需要额外的钢板固定以防止翻修后的重建失败。钛网不足以稳定骨盆环不连续。这些钢板可以用在髋臼的外侧，但也可以插入髋臼的内侧，这取决于病例具体情况和外科医生的偏好。对横韧带需给予特别关注，横韧带在翻修手术中常常仍可见。该韧带可用于估计髋臼外上壁缺损的程度。通过将合适尺寸的试模假体放置在该韧带上的正确位置，可以看到上外侧缺损的程度。然后使用金属网重建缺损。如果想要使用髋臼磨挫来优化骨床以进行打压植骨并去除更多骨水泥碎屑，则必须在固定金属网之前进行。如果在骨移植过程中存在内侧壁缺损或内侧壁过于薄弱可能无法承力，则应使用内侧壁金属网。有几种金属网可供选择，我们更喜欢钛网。一般情况下，不需要任何螺钉固定并且可以很好地贴合，但是螺钉固定是一种选择。对于节段性缺损，使用剪刀和钳子，将柔性不锈钢网或钛网预成型，修剪并使其填补髋臼边缘缺陷。通过抬起外展肌可以暴露上外侧骨盆，这种暴露不会损伤任何重要结构。用至少3个小皮质骨螺钉将金属丝网固定到剩余的髋臼壁上以确保刚性固定。在大多数情况下，使用6个螺钉，可选择标准的3.5 mm小皮质骨螺钉或自攻螺钉。用螺钉将钛网固定在骨盆上外侧骨缺损的最前部和最后部。如果后壁较弱或后壁存在明显的骨缺损，可通过暴露坐骨结节找到骨支撑。在这些情况下，可以选择使用一个良好预弯的钢板从坐骨结节区域延伸到髋臼前侧支撑大面积的钛网。可以使用骨盆重建板以及1/3管状板。

在封闭了边缘和内侧壁上的缺损后，髋臼由节段性骨缺损转变为容积型骨缺损。如果在先前打磨髋臼时存在硬化的髋臼壁，则必须在硬化宿主骨中钻出许多小孔以增强表面接触并促进血管再生进入移植物。然后制作同种异体移植骨片，一些骨库提供8～12 mm的洗涤的深度冷冻骨小梁碎片。如果没有，则使用来自骨库的新鲜冷冻的股骨头，解冻后首先用盐水清洁。然后将这些头分成四个部分，使用合适尺寸的大咬骨钳手工制作。或在手术室中使用骨磨机。去除所有纤维组织和软骨。可选择使用专门设计的头部铰刀来移除软骨。接下来，将剩余的股骨头分成四个相等的部分。通过专门设计的 Noviomagus 骨

磨（A One Medical，Oss，荷兰），制作至少 8～12 mm 的大切片。大多数商业骨磨机生产的骨片很小
（2～5 mm）。

在清洗髋臼后，使用异体骨块填充满髋臼底部的小腔隙，然后用小圆形，半月形和大圆形打压植骨
器进行打压。接下来，用松质骨逐层填充整个髋臼。使用髋臼形状的打压植骨器将碎片原位打压，从最
小尺寸的打压植骨器开始，最后用最大尺寸的冲击器结束，确保新建髋臼壁厚度至少为 5 mm。从而使
整个髋臼半球覆盖有压实且稳定的同种异体松质骨层。显然，在打压之后，该骨层的厚度在不同方向不
相等。骨移植层的厚度当然取决于髋臼缺损的深度变化。在打压之后，之前较大的髋臼直径已经减小到
正常尺寸。接下来选择合适髋臼杯的尺寸，尺寸应该允许臼杯周围有 2～4 mm 的水泥外壳。在制备抗
生素水泥时，使用最后一个打压植骨器保持对移植物的压力。在置入并加压水泥之后，将臼杯放置在适
当位置并保持加压，直到骨水泥凝固。打压植骨的显著优点是在手术期间外科医生可以在一定范围内在
决定新髋臼的尺寸和形状以及随后新植入物的尺寸和位置。重要的是以这样的方式重建髋部的解剖结
构，将臼杯放置在横韧带上方的解剖学中心，保证了最佳的机械性能。

术后管理包括使用皮下低分子量肝素抗凝治疗 4～6 周，依个人喜好可给予全身抗生素 24 小时。给
予吲哚美辛 7 天以防止异位骨化的发生。目前，患者的术后康复就参照初次全髋关节置换术，在手术当
天或第二天下床，并且用两个拐杖走路但在前 6 周少量负重。接下来的 6 周，允许 50％承重。在较小
的缺陷中，我们在前 6 周开始 50％负重，6 周后完全负重。在骨盆不连续的情况下，根据翻修手术的不
同情况对方案进行个体化。仅在罕见的髋臼重建非常广泛的情况下，需 2～6 周的卧床休息时间。

结　　果

最新两篇关于髋臼侧骨移植术结果的文献综述于 2013 年和 2018 年发表[12]。

关于打压植骨技术的第一篇论文是我们中心的初次和翻修综合病例中短期随访分析，由 Slooff 等人
发表[1]。然而，我们在几个后续文章中发表了我们的长期经验，这些文章中报道了在我们中心完成的
62 个翻修病例[13,14]。1979—1986 年期间，四名外科医生连续在 58 名患者（13 名男性，43 名女性）中
进行了 62 次髋臼重建，用于治疗失败的髋关节置换术。翻修手术的指征分别为 58 例无菌性松动和 4 例
感染性松动。手术时患者的平均年龄为 59 岁。根据 AAOS 分类，39 髋为容积性缺损，23 髋为节段性
缺损。在研究期间，所有患者均接受随访并且没有失访。在 2015 年的最后一次出版中，随访时间为 25
至 30 年，以任何原因导致翻修为随访终点，采用 Kaplan-Meier 分析显示，术后 25 年的臼杯存活率
52％（95％CI，45％～99％）。不包括术后 3 年和 6 年对感染性松动病例进行的两次翻修，术后 25 年无
菌性松动为终点的假体生存率为 58％（95％CI，38％～73％）。大多数髋部具有稳定的放射学外观。在
最后一项研究中，我们还评估了对髋臼重建后重新翻修的结果，以证明打压植骨髋臼重建有利于未来的
翻修手术。在这部分研究中，我们评估了 10 位患者的 11 例髋再次翻修手术中髋臼修复的临床和影像学
结果，所有患者再次进行了再次打压植骨和使用骨水泥臼杯。平均随访时间为再次翻修后 10 年，平均
为初次翻修后 28 年。所有翻修数据均进行了收集。再次使用 Kaplan-Meier 生存分析，以由于任何原因
再次行髋臼翻修为终点，术后 10 年假体生存率为 91％（95％CI，51％～99％）。根据这项长期随访研
究的结果，以及再次翻修手术数据，可证实在翻修手术中，打压植骨是处理髋臼骨缺损的一种安全和可
靠的生物重建技术。

在类风湿关节炎患者髋臼翻修临床研究中，使用骨水泥臼杯联合简单的骨水泥填充或打压植骨术，
获得了文献报道中的最佳结果。在我们的一项研究中，使用髋臼打压植骨和骨水泥杯对 28 名类风湿关
节炎患者（35 髋）进行了髋臼翻修。在术后随访 8～19 年，没有患者失访，但排除了在随访期间死亡
的 8 名患者（10 髋）。髋臼骨缺损是容积性（11 髋）或节段性和容积性混合（24 髋）。至少 8 年的随
访，8 个髋关节进行了重新翻修。排除感染性松动后，Kaplan-Meier 分析显示，随访 11 年，无菌性松
动为终点的假体生存率为 85％（95％CI，71％～99％）[15]。关于在类风湿关节炎病例中使用生物型臼杯

进行翻修的文献结果非常令人失望[16]。在最近的一项研究中，我们发现骨移植技术也可用于年轻患者的翻修[17]。我们研究了 34 例髋关节（33 例患者）的结果，这些患者通过在翻修手术中进行股骨和髋臼打压植骨。所有患者均在 55 岁以下，手术时的平均年龄为 46 岁。在超过 11 年的平均随访中，以任何原因导致再次翻修手术为终点，假体存活率为 87%（95% CI，67%～95%）且以因无菌性松动进行再次翻修为终点，假体存活率为 97%（95%CI，80%～100%）。这与 Gross 和 Lee[18] 唯一采用生物臼杯对年轻患者翻修结果的研究形成鲜明对比，后者仅报告存活率低于 70%，同时也有许多患者失访。

其他中心的一些研究证实了我们原始研究的数据。当然，在不太广泛的骨缺损病例中，结果总体上令人非常满意。Comba 等人[19] 指出，以翻修为终点的假体生存率总体上为 95.8%（95% CI，92.3%～99.1%），排除因感染性松动引起的翻修生存率为 98%。他们的结论从一个独立中心的研究再现了该方法的创始人的结果。Garcia-Cimbrelo 和 Cordero[20] 得出的结论是，在髋臼翻修术中，同种异体移植和骨水泥全聚乙烯臼杯的中期结果是良好的。其他研究得出了相同的结论，打压植骨手术效果很好，大多数患者满意，但在某些情况下，臼杯可能会出现一些影像学松动迹象，如透亮线，但患者无明显症状[21,22]。

然而，较大缺陷类型 Paprosky ⅢA 和ⅢB 的结果不太好，并且在所有技术中，骨缺损越广泛，长期结果越不利。Buttaro 等人[23] 指出，应考虑使用金属网，打压植骨器和骨水泥臼杯来重建髋臼中等骨缺损，但不应用于严重的混合型骨缺损。Garcia-Rey 等人[24] 在他们的论文中报告了 226 例这些病例的结果，其中使用金属网进行髋臼边缘重建。在随访 15 年的中，广泛骨缺损组以无菌性松动为终点假体生存率为 80%，而骨缺损组为 89%。然而，特别是在他们的研究中安装内侧髋臼钛网和外侧髋臼边缘钛网的病例疗效不佳，15 年时假体存活率仅略高于 50%。这在 Gilbody 等人[22] 的论文中也有说明。之前已经引用过，虽然这项大型研究的总体结果超过 300 例髋臼重建是令人满意的，但 Paprosky Ⅲ 型缺损的结果并不令人满意。van Haaren[25] 等人之前报道过相同的经验。，Iwase[26] 和 Kostensalo[27] 等人报告在 7 年的随访中，较大的ⅢA 和ⅢB 骨缺损假体生存率约为 73%。将这些不太令人满意的结果与其他技术进行比较非常重要，这些技术在这些巨大骨缺损病例中也存在问题。最近，来自美国的一个团体开始使用这种技术，特别是在巨大骨缺损病例中，因为这是进行生物重建的唯一选择，并且它们显示出令人满意的结果，尽管这些只是短期数据[28]。

当然，有人建议 Paprosky Ⅲ 型骨缺损联合使用其他技术可能获得更好的疗效。一种解决方案可能是在这种骨缺损类型中联合使用打压植骨技术和钽或钛金属垫块[29,30]。短期结果很有希望，但长期效果必须进一步研究。Stigbrand 等人[31] 研究表示，更高强度或更贴合的金属网可以提高骨缺损病例翻修的疗效。尽管该技术是与骨水泥杯结合使用的，但现在有数据显示该技术也适用于生物型臼杯。这一点非常重要，因为使用生物型髋臼进行翻修手术中，特别是在年轻患者中，骨重建也是必需的。

虽然其中一个疑问是不使用骨水泥会导致更大的微动和更多的不稳定，最近的 RSA 研究证明这种假设是不正确的[32]。然而，需要注意的是，在这项研究中，他们使用较小尺寸的移植骨块。如前所述，当使用 8～12 mm 的较大移植骨块时，臼杯稳定性更好。Palm 等人[33] 已经报道过使用生物型臼杯时应用打压植骨技术。不是所有的病例重建的范围都很大，但即使在大面积髋臼重建的情况下，7～11 年的随访结果也令人满意。还有很多其他报道，但仍需要更多关于打压植骨技术的资料，这可能是未来非常有效的髋臼骨重建的方法。

结论和建议

打压植骨技术是在翻修手术中少数可以减少骨缺损的生物学方法之一。这很重要，尤其是对于未来面临翻修手术的年轻患者。不幸的是，我们将必定面临更多需要翻修的年轻患者[34]。在动物实验和人体组织活检研究中，证实了打压植骨几乎可与骨床完全结合。在许多研究中已经报道了髋臼打压植骨治疗翻修手术中髋臼容积型缺损或单纯结构型缺损获得了完美结果。然而，在 Paprosky ⅢA 型和ⅢB 型缺陷中，疗效需要进一步改进。有一些指导方针可以提高疗效。首先，在开始重建大量骨缺损之前，应该通过较小且要求较低的骨缺损病例熟悉骨移植技巧。重要的是，在较大的骨缺损中使用 8～12 mm 的移植骨块。需要提高钛网的品质，尤其是有巨大的上外侧骨缺损情况时。该技术的局限性是尚不清楚可以重建多大范围髋臼。植骨厚度在 3 cm 内似乎是安全的。然而，即使巨大骨缺损病例中打压植骨翻修手术失败，通常下一次翻修也更容易，因为在下一次翻修时会有更多的骨量。

参考文献

[1] Slooff TJ，Huiskes R，van Horn J，Lemmens AJ. Bone grafting in total hip replacement for acetabular protrusion. Acta Orthop Scand. 1984;55(6):593-6.

[2] Hastings DE，Parker SM. Protrusio acetabuli in rheumatoid arthritis. Clin Orthop Relat Res. 1975;108:76-83.

[3] McCollum DE，Nunley JA，Harrelson JM. Bone-grafting in total hip replacement for acetabular protrusion. J Bone Joint Surg Am. 1980;62(7):1065-73.

[4] Jones LC，Hungerford DS. Cement disease. Clin Orthop Relat Res. 1987;225:192-206.

[5] Bolder SB，Schreurs BW，Verdonschot N，van Unen JM，Gardeniers JW，Slooff TJ. Particle size of bone graft and method of impaction affect initial stability of cemented cups: human cadaveric and synthetic pelvic specimen studies. Acta Orthop Scand. 2003;74(6):652-7. https://doi.org/10.1080/00016470310018144.

[6] Dunlop DG，Brewster NT，Madabhushi SP，Usmani AS，Pankaj P，Howie CR. Techniques to improve the shear strength of impacted bone graft: the effect of particle size and washing of the graft. J Bone Joint Surg Am. 2003;85-A(4):639-46.

[7] Arts JJ，Verdonschot N，Buma P，Schreurs BW. Larger bone graft size and washing of bone grafts prior to impaction enhances the initial stability of cemented cups: experiments using a synthetic acetabular model. Acta Orthop. 2006;77(2):227-33. https://doi.org/10.1080/17453670610045957.

[8] van der Donk S，Weernink T，Buma P，Aspenberg P，Slooff TJ，Schreurs BW. Rinsing morselized allografts improves bone and tissue ingrowth. Clin Orthop Relat Res. 2003;408:302-10.

[9] Schimmel JW，Buma P，Versleyen D，Huiskes R，Slooff TJ. Acetabular reconstruction with impacted morselized cancellous allografts in cemented hip arthroplasty: a histological and biomechanical study on the goat. J Arthroplast. 1998;13(4):438-48.

[10] van der Donk S，Buma P，Slooff TJ，Gardeniers JW，Schreurs BW. Incorporation of morselized bone grafts: a study of 24 acetabular biopsy specimens. Clin Orthop Relat Res. 2002;396:131-41.

[11] Heekin RD，Engh CA，Vinh T. Morselized allograft in acetabular reconstruction. A postmortem retrieval analysis. Clin Orthop Relat Res. 1995;319:184-90.

[12] Ibrahim MS，Raja S，Haddad FS. Acetabular impaction bone grafting in total hip replacement. Bone Joint J. 2013;95-B(11 Suppl A):98-102. https://doi.org/10.1302/0301-620X.95B11.32834.

[13] Schreurs BW，Slooff TJ，Buma P，Gardeniers JW，Huiskes R. Acetabular reconstruction with impacted morsellised cancellous bone graft and cement. A 10-to 15-year follow-up of 60 revision arthroplasties. J Bone Joint Surg (Br). 1998;80(3):391-5.

[14] Te Stroet MA，Keurentjes JC，Rijnen WH，Gardeniers JW，Verdonschot N，Slooff TJ，Schreurs BW. Acetabular revision with impaction bone grafting and a cemented polyethylene acetabular component: comparison of the Kaplan-Meier analysis to the competing risk analysis in 62 revisions with 25 to 30 years follow-up. Bone Joint J. 2015;97-B(10):1338-44. https://doi.org/10.1302/0301-620X.97B10.34984.

[15] Schreurs BW，Luttjeboer J，Thien TM，de Waal Malefijt MC，Buma P，Veth RP，Slooff TJ. Acetabular revision with impacted morselized cancellous bone graft and a cemented cup in patients with rheumatoid arthritis. A concise follow-up, at eight to nineteen years, of a previous report. J Bone Joint Surg Am. 2009;91(3):646-51. https://

doi. org/10. 2106/JBJS. G. 01701.

[16] Mont MA，Domb B，Rajadhyaksha AD，Padden DA，Jones LC，Hungerford DS. The fate of revised uncemented acetabular components in patients with rheumatoid arthritis. Clin Orthop Relat Res. 2002;400:140 - 8.

[17] Te Stroet MA，Rijnen WH，Gardeniers JW，van Kampen A，Schreurs BW. Satisfying outcomes scores and survivorship achieved with impaction grafting for revision THA in young patients. Clin Orthop Relat Res. 2015;473(12): 3867 - 75. https://doi. org/10. 1007/s11999 - 015 - 4293 - y.

[18] Lee PT，Lakstein DL，Lozano B，Safir O，Backstein J，Gross AE. Mid-to long-term results of revision total hip replacement in patients aged 50 years or younger. Bone Joint J. 2014;96 - B(8):1047 - 51. https://doi. org/10. 1302/ 0301 - 620X. 96B8. 31587.

[19] Comba F，Buttaro M，Pusso R，Piccaluga F. Acetabular reconstruction with impacted bone allografts and cemented acetabular components: a 2-to 13-year follow-up study of 142 aseptic revisions. J Bone Joint Surg (Br). 2006;88(7): 865 - 9. https://doi. org/10. 1302/0301 - 620X. 88B7. 17227.

[20] Cimbrelo G，et al. The survival and fate of acetabular reconstruction with impaction grafting for large defect. CORR. 2010;468:3304 - 3 - 13.

[21] Fadulelmola A，Drampalos E，Hodgkinson J，Hemmady M. Survivorship analysis of eighty revised hip arthroplasties with the impaction grafting technique using whole femoral head allografts with the articular cartilage. J Arthroplast. 2017;32(6):1970 - 5. https://doi. org/10. 1016/j. arth. 2017. 01. 021.

[22] Gilbody J，Taylor C，Bartlett GE，Whitehouse SL，Hubble MJ，Timperley AJ，Howell JR，Wilson MJ. Clinical and radiographic outcomes of acetabular impaction grafting without cage reinforcement for revision hip replacement: a minimum ten-year follow-up study. Bone Joint J. 2014;96 - B(2):188 - 94. https://doi. org/10. 1302/0301 - 620X. 96B2. 32121.

[23] Buttaro MA，Comba F，Pusso R，Piccaluga F. Acetabular revision with metal mesh，impaction bone grafting，and a cemented cup. Clin Orthop Relat Res. 2008;466(10):2482 - 90. https://doi. org/10. 1007/s11999 - 008 - 0442 - x.

[24] Garcia-Rey E，Madero R，Garcia-Cimbrelo E. THA revisions using impaction allografting with mesh is durable for medial but not lateral acetabular defects. Clin Orthop Relat Res. 2015;473(12):3882 - 91. https://doi. org/10. 1007/s11999 - 015 - 4483 - 7.

[25] van Haaren EH，Heyligers IC，Alexander FG，Wuisman PI. High rate of failure of impaction grafting in large acetabular defects. J Bone Joint Surg (Br). 2007;89(3):296 - 300. https://doi. org/10. 1302/0301 - 620X. 89B3. 18080.

[26] Iwase T，Ito T，Morita D. Massive bone defect compromises postoperative cup survivorship of acetabular revision hip arthroplasty with impaction bone grafting. J Arthroplast. 2014;29(12):2424 - 9. https://doi. org/10. 1016/j. arth. 2014. 04. 001.

[27] Kostensalo I，Seppanen M，Virolainen P，Mokka J，Koivisto M，Makela KT. Acetabular reconstruction with impaction bone grafting and cemented polyethylene socket in total hip revision arthroplasty. Scand J Surg. 2015;104(4): 267 - 72. https://doi. org/10. 1177/1457496914568408.

[28] Waddell BS，Boettner F，Gonzalez Della Valle A. Favorable early results of impaction bone grafting with reinforcement mesh for the treatment of paprosky 3B acetabular defects. J Arthroplast. 2017;32(3):919 - 23. https://doi. org/10. 1016/j. arth. 2016. 09. 037.

[29] Borland WS，Bhattacharya R，Holland JP，Brewster NT. Use of porous trabecular metal augments with impaction bone grafting in management of acetabular bone loss. Acta Orthop. 2012;83(4):347 - 52. https://doi. org/10. 3109/17453674. 2012. 718518.

[30] Gill K，Wilson MJ，Whitehouse SL，Timperley AJ. Results using Trabecular Metal augments in combination with acetabular impaction bone grafting in deficient acetabula. Hip Int. 2013;23(6):522 - 8. https://doi. org/10. 5301/ hipint. 5000053.

[31] Stigbrand H，Gustafsson O，Ullmark G. A 2-to 16-year clinical follow-up of revision total hip arthroplasty using a new acetabular implant combined with impacted bone allografts and a cemented cup. J Arthroplast. 2018;33(3): 815 - 22. https://doi. org/10. 1016/j. arth. 2017. 10. 006.

［32］ Mohaddes M，Herberts P，Malchau H，Johanson PE，Karrholm J. High proximal migration in cemented acetabular revisions operated with bone impaction grafting：47 revision cups followed with RSA for 17 years. Hip Int. 2017；27 （3）：251 - 8. https：//doi. org/10. 5301/hipint. 5000452.

［33］ Palm L，Jacobsson SA，Kvist J，Lindholm A，Ojersjo A，Ivarsson I. Acetabular revision with extensive allograft impaction and uncemented hydroxyapatite-coated implants. Results after 9（7 - 11）years follow-up. J Arthroplast. 2007；22（8）：1083 - 91. https：//doi. org/10. 1016/j. arth. 2006. 11. 021.

［34］ Schreurs BW，Hannink G. Total joint arthroplasty in younger patients：heading for trouble? Lancet. 2017；389 （10077）：1374 - 5. https：//doi. org/10. 1016/S0140 - 6736（17）30190 - 3.

第六章　髋臼骨缺损的生物学修复　全髋置换打压植骨术后的臼杯移位

引　言

臼杯松动会导致臼杯移位和髋臼骨缺损，而为了获得一个稳定的臼杯，髋臼内壁必须有足够的骨量，同时还有完整的髋臼环。在重建臼杯的同时，也需要恢复髋关节的解剖旋转中心。

我们可以应用多种手术技术以及假体来处理翻修中遇到的髋臼骨缺损，目前有很多医生会选择使用大杯和金属垫块，其远期结果存在差异[1]。在处理更大的骨缺损时，使用非骨水泥 jumbo 杯以使假体和宿主骨的接触最大化。Van Roth 等人报道 20 年内因任何原因进行再次翻修的存活率为 83%，同期以无菌性松动为终点的存活率为 88%[2]。如果骨缺损没有得到生物学修复，可以预见到由于骨量的缺失会影响后期的翻修手术。如果仅仅用大杯处理骨缺损，而没有恢复骨量，当患者没有足够的骨让我们正确的重建髋臼时会带来一系列的问题，尤其是在处理年轻病人的时候[1]。

打压植骨的结果

在处理髋臼缺损的时候，我们需要在使用更多金属还是生物重建技术这两种方法之间进行选择，而后者可以获得更可靠的结果、更好的远期生存率[1]（图 6 - 1）。很多研究评估了在生物型髋关节置换术中打压植骨技术的应用效果，Lie 等人报道的短期随访结果：在生物型全髋翻修中，应用打压植骨相对于其他翻修技术的预后差。

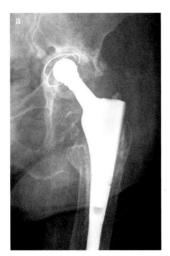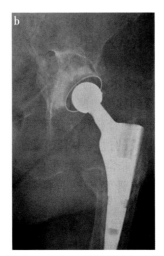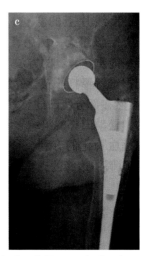

图 6 - 1　a. 髋关节正位片显示臼杯松动。b. 打压植骨骨水泥臼杯翻修术后 3 个月。c. 术后 3 年

与此相反，在过去的几年中，随着多孔涂层技术的进步，生物型臼杯和打压植骨共同使用的结果也有所提高[4-6]。而 Nijmegen 等人多次报道了使用骨水泥臼杯和打压植骨技术良好的远期随访结果[7,8]。

我们可以在不同的研究中看到很多髋臼翻修术后一年之内就出现的机械性失败[9-11]。臼杯的早期移位可能是应用打压植骨技术的一个风险，因为宿主骨、骨水泥和移植骨之间需要时间来连接锁定形成稳定的结构（图6-2）。Schreurs等人报道大范围使用打压植骨的患者，术后部分负重非常重要[9]。而Ornstein等人则发现术后即刻的全负重和部分负重在臼杯松动的发生率上没有显著性差别[12]，不过在他们的研究中，只有一例患者的髋臼缺损较为严重，总的说来，最佳的术后康复方案还没有定论。组织学研究表明，在术后早期的几周和几个月内，植骨-骨水泥界面在发生重塑和一系列的变化[13]。尤其是应用了钛网的巨大骨缺损病例，可以想象得到术后即刻的全负重将增加失败的风险，和没有打压植骨的骨水泥全髋不同，这类患者在术后早期不允许全负重，并被要求使用拐杖[1]。在术后前3个月这个阶段，植骨会通过纤维连接和骨化逐渐变得稳定[14]。

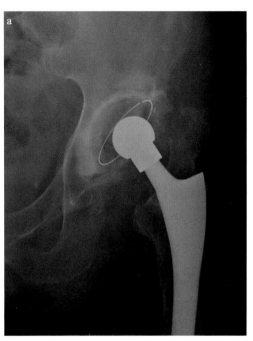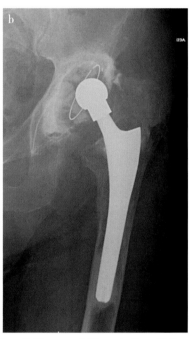

图6-2　a. 打压植骨骨水泥臼杯翻修术后的X线片。b. 术后10年的X线片，可以看到臼杯倾斜但临床结果很好

　　Waddell等人报道了21例Paprosky ⅢB型髋臼缺损患者平均47个月随访结果，1例患者在术后10年出现X线片上的移位，但没有症状，影像学评估显示臼杯向上移位2.29 mm，向内移位1.57 mm[15]。该组无一例患者翻修，作者认为打压植骨是治疗Paprosky ⅢB型髋臼缺损可靠的技术，并且是唯一能重建骨量的方法。

　　我们很难解释打压植骨骨水泥臼杯翻修术后的一些影像学改变，但臼杯和移植骨重塑无疑都是稳定的[16]．虽然在部分髋臼的负重区域能看到移植骨吸收，大多数髋关节的宿主骨和移植骨的放射强度还是一致的。松动臼杯的组织学研究能观察到骨替代，但和动物模型相比进程较慢[13,17]。移植松质骨的多孔结构是血管化的有利条件，新骨形成的过程中骨吸收和骨替代同步发生，并不会出现机械性松动[18]。髋臼假体边缘的透亮带是臼杯松动非常重要的影像学表现，而在大多数的研究中，透亮带均非常少见[7,16,19]。当臼杯和血管化很好的植骨紧密贴合的时候，它的稳定性和初次置换的臼杯是相当的[13]。

　　很多因素可能和臼杯松动有关，一项关于内陷髋的有限元分析表明，内壁缺损导致的臼杯偏内放置会直接改变臼杯的应力[20]。很多学者认为将缺损的髋臼重建至解剖位置，对于获得好的远期效果很重要[16,18,19]。理论上来说，髋关节旋转中心的位置影响到关节的负荷，向上和向内偏移的旋转中心会使关节承担更多的负荷。在这些研究中，Paprosky各型缺损患者的旋转中心，术后所有的评估参数都有所改善。但Paprosky ⅢB型患者术后髋关节理想旋转中心和股骨头假体中心的距离比其他型的患者要大[21]，而手术前两者间的距离更大[16]（图6-3）。Waddell等人报道应用打压植骨处理大的节段性骨缺损的时候，臼杯移位和移植骨吸收更容易出现[15]，尤其是在臼顶有大的节段性骨缺损的时候，钛网不能完全避免股骨头向近端移位[22]。

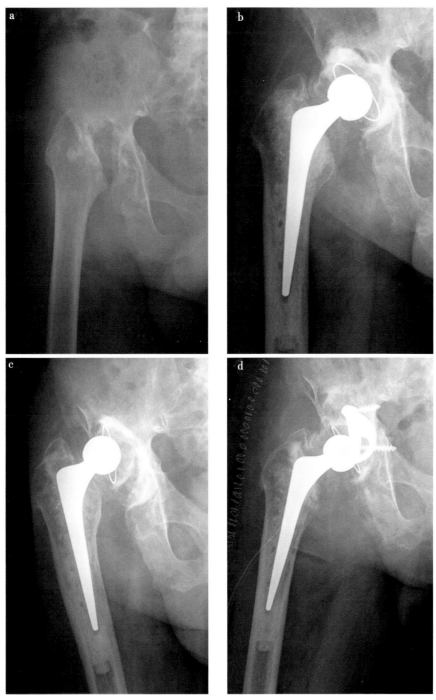

图 6-3　a. 术前 X 线片：全髋术后感染假体取出。b. 翻修时在髋臼和股骨两侧均应用打压植骨。c. 术后 10 年 X 线片可见症状性臼杯移位。d. 再次翻修时应用打压植骨联合钽金属垫块

我们分析了在我们医院连续应用打压植骨骨水泥臼杯翻修的 330 例患者，这些患者的髋臼侧均有较大的骨缺损（Paprosky ⅢA 和 ⅢB 型），术中将新鲜冻干股骨头手工制成颗粒骨用于打压植骨。再次翻修后的平均随访时间为 15 年（5～26 年）。影像学分析发现 40 例有臼杯移位，平均发现时间为术后 4.3 年（1～25 年）。27 例（67.5％）臼杯移位加重并且出现疼痛需要翻修，臼杯移位再翻修术中会更多地

在外缘使用钛网。所有的臼杯移位都能观察到臼杯倾斜以及向近端移位，其中有 78.3%（95% CI，68.7%～87.9%）的患者最终因为无菌性松动接受再次翻修，所有的再次翻修病例都能看到骨小梁联结，且没有透亮带。此研究中移植骨吸收和臼杯移位并不常见，而其中 1/3 的病例也没有继续进展。臼杯移位更容易在顶部有节段性骨缺损，外缘使用钛网的病例中出现。

移位的程度与应用的植骨技术有关，可能的因素包括移植骨的质量、骨粒的大小以及打压技术。首先，临床上存在不同型号的碎骨机，而骨粒大小尺寸的重要性在大部分发表的文献中没有说明。骨缺损的真实大小和位置，植骨的质量和数量以及最终存活的接触假体或骨水泥的骨的数量，都可能或多或少地影响到臼杯的固定。Ornstein 等人回顾性研究也证实了应用打压植骨技术中期随访的临床结果良好，尽管研究也观察到了较高的臼杯移位率[12]。Mohaddes 等人同样采用回顾性研究发现应用植骨骨水泥固定翻修髋臼会有较多的近端移位[6]。较大的植骨颗粒和更好的打压技术可能会提高骨水泥固定的结果。骨水泥固定的时候和植骨结合，将会影响骨重塑的方式，可能是臼杯近端移位增多的原因，这一观点尚有争议，这些假设应当在将进行重点研究[6]。García-Rey 等人研究了针对不同的骨缺损使用钛网情况对远期随访的影响[22]：随访 15 年，没有使用钛网的患者假体生存率为 89.1%±14%，仅使用内侧钛网的患者假体生存率为 84.9%±12%，仅使用外侧钛网的患者假体生存率为 79.6%±12%，两侧都使用钛网的患者假体生存率为 53.9%±22%。还有一些因素需要在未来的研究进一步明确：性别的影响，包括性别相关的骨质量不同以及活动能力，之前手术（次数和术式）的影响，植骨颗粒的大小。进一步的研究也应该足够大规模，根据所治疗的骨缺损类型和严重程度来得出结论。

我们需要对打压植骨术后失败的病例特别关注，针对这些病例可以联合使用打压植骨技术和多孔金属小梁垫块[23-25]。钽金属和打压植骨联合的生物学固定能为骨水泥臼杯提供足够的顶部支撑（图 6-4）。打压植骨和这些金属植入物之间的比较可能是未来研究的一个很好的课题。我们需要确定金属垫块是否能改善 3B/外侧/节段性缺损的远期疗效，这

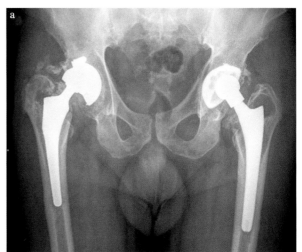
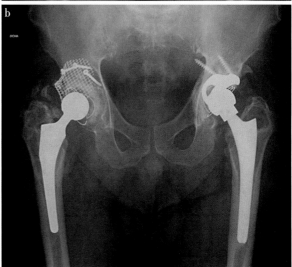

图 6-4　a. 术前 X 线片：双侧生物型臼杯松动。b. 右髋翻修：打压植骨骨水泥臼杯；左髋翻修：打压植骨联合钽金属垫块

种缺损处理起来是很困难的。我们也可以考虑评价多孔金属垫块与打压植骨结合的疗效。最后，我们需要进行更多的前瞻性随机研究，来对比使用打压植骨和金属垫块的结果，以及打压植骨联合或者不联合使用金属垫块的结果。为了评估潜在的固定失效，更长时间的随访也是必要的。

打压植骨有利于将来髋臼再次翻修

长期随访研究表明，打压植骨可对髋臼骨缺损进行确切的生物学修复，从而有利于未来的翻修[8]。Schmitz 等人报道随访 30 年没有发现骨溶解，表明在翻修重建中使用这种技术可以使重建的骨持续 30

年以上[8]。这项技术的另一个优点是，在重建失败的情况下，可以再次使用骨水泥臼杯和打压植骨进行重新翻修（图 6 - 3）。从技术上讲，这是可以做到的，因为剩余的骨量仍然可以用来进行新的重建。如果进入到骨中的骨水泥随着时间的推移而失效，那么新的植骨可能会有利于再次翻修（图 6 - 5）。

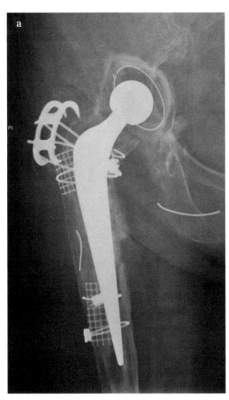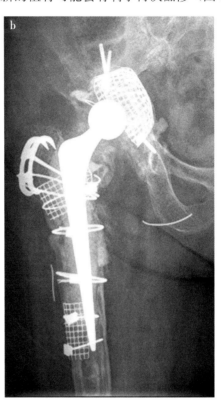

图 6 - 5　a. 术前 X 线片示在初次翻修术中使用打压植骨失败。b. 应用钛网和重新打压植骨对髋关节进行了再次翻修，取得了良好的临床效果

　　很少有研究随访了使用打压植骨术和骨水泥臼杯再次翻修 5～15 年临床和影像学结果[26]。因此，我们决定对本研究机构内使用打压植骨和骨水泥臼杯再次翻修的 34 例髋关节重新研究。我们定义影像学失败为臼杯在任何方向上移位超过 5 mm 或在所有三个区域中均有进展性的透亮带。我们通过多个参数来评估臼杯周围透亮带的进展和变化，如臼杯外展角、前倾角、水平距离、垂直距离和股骨头假体中心距髋关节解剖旋转中心的距离等[27]。在这 34 例髋关节中，我们发现有 11 例臼杯发生了移位，其中5 例在术后 1 年内出现移位，5 例在术后 1～5 年出现移位，只有 1 例在术后 6 年出现移位。第一次翻修虽然失败，但术中骨缺损得到了改善。在第一次翻修时，有 14 例 Paprosky ⅢA 型骨缺损，20 例 Paprosky ⅢB 型骨缺损。在第二次翻修时，有 5 例 Paprosky ⅡB 型骨缺损，21 例 Paprosky ⅢA 型骨缺损，8 例现 Paprosky ⅢB 型骨缺损。出现臼杯移位的平均时间为 25 个月（3～72 个月）。有 3 例患者，臼杯移位是进展性的并伴有疼痛，需要再次翻修。所有移位的髋臼均出现了臼杯倾斜，有 1 例发生脱位使用了打压植骨和骨水泥双动杯翻修，1 例感染行关节成形术。无菌性松动后再次翻修的存活率为80.7%（95%CI，57.4%～100%）。在所有成功的再次翻修患者中，可以观察到骨小梁愈合，且没有透亮带。

　　这一结果似乎证实了打压植骨和骨水泥技术可以恢复丢失的骨量和正常的生物力学，从而允许未来可能需要的翻修。在所有患者中，该技术均可以重复，不需要特殊的植入物，因此可以使用相对便宜的标准臼杯[26]。该研究的主要限制是患者的数量较少，但我们相信我们的发现是非常重要的，与其他打压植骨的研究一致[26]，我们认为这项技术有利于未来的再次翻修。髋臼翻修打压植骨研究的一个不足之处是大量患者失去了随访[28]，因为这些患者的平均年龄相对较高，回顾发现许多患者因不同原因死亡。

　　Schreurs 等人认为翻修手术的关键是使用生物重建技术修复骨缺损[26]，我们表示赞同。一些研究已经报道了使用同种异体骨的高失败率[29,30]，而打压植骨将是修复骨缺损的合适的生物重建技术。在处理更大的骨缺损病例时，使用打压植骨技术的结果不太理想：Buttoo 等人[10] 研究表明，钛网、打压植骨和骨水泥臼杯对中等程度的髋臼缺损有良好的治疗效果，但对更广泛的复杂缺损的治疗效果较差。在这些更难处理的病例中，术后治疗方案尤为重要。我们对有广泛髋臼骨缺损的病例使用了非常保守的术后方案，包括 3 周的卧床期，这个组的患者在术后 10 年随访时，发现打压植骨有极好的生存率，但这些大范围的重建在技术上要求很高[31]。在重建髋臼时，使用 8～12 mm 的大骨粒是非常重要的[32]。经验表明，即使是多次髋臼重建均使用打压植骨和骨水泥臼杯也是可能的，并能获得 6 年满意的生存期。打压植骨似乎特别适合年轻患者，因为他们的预期寿命很长，可能比他们的翻修植入物还要长[26]。打压植骨技术是我们进行髋臼重建的标准方法。

参考文献

[1]　Colo E，Rijnen WH-C，Schreurs BW. The biological approach in acetabular revision surgery：impaction bone grafting and a cemented cup. Hip Int. 2015;25(4):361 - 7.

[2]　von Roth P，Abdel MP，Harmsen WS，Berry DJ. Uncemented jumbo cups for revision total hip arthroplasty：a concise followup，at a mean of twenty years，of a previous report. J Bone Joint Surg Am. 2015;97(4):284 - 7.

[3]　Lie SA，Havelin LI，Furnes ON，Engesaeter LB，Vollset SE. Failure rates for 4762 revision total hip arthroplasties in the Norwegian arthroplasty register. J Bone Joint Surg Br. 2004;86(4):504 - 9.

[4]　Lee JM，Nam HT. Acetabular revision total hip arthroplasty using an impacted morselized allograft and a cementless cup：minimum 10-year follow-up. J Arthroplasty. 2011;26(7):1057 - 60.

[5]　Palm L，Jacobsson SA，Kvist J，Lindholm A，Ojersjö A，Ivarsson I. Acetabular revision with extensive allograft impaction and uncemented hydroxyapatite-coated implants. Results after 9 (7 - 11) years follow-up. J Arthroplasty. 2007;22(8):1083 - 91.

[6]　Mohaddes M，Herberts P，Malchau H，Johanson P-E，Kärrholm J. High proximal migration in cemented acetabular revisions operated with bone impaction grafting：47 revision cups followed with RSA for 17 years. Hip Int. 2017;27(3):251 - 8.

[7]　Schreurs BW，Keurentjes JC，Gardeniers JW，Verdonschot N，Slooff TJ，Veth RP. Acetabular revision with impacted morsellised cancellous bone grafting and a cemented acetabular component：a 20-to 25-year follow-up. J Bone Joint Surg Br. 2009;91(9):1148 - 53.

[8]　Schmitz MWJL，Hannink G，Gardeniers JWM，Verdonschot N，Slooff TJJH，Schreurs BW. Acetabular reconstruction with impaction bone-greafting and a cemented cup in patients younger than 50 years of age. A concise follo-up，at 27 to 35 years，of a previous report. J Bone Joint Surg Am. 2017;99(19):1440 - 6.

[9]　Schreurs BW，Luttjeboer J，Thien TM，de Waal Malefijt MC，Buma P，Veth RPH，Slooff TJJH. Acetabular revision with impacted morselized cancellous bone graft and a cemented cup in patients with rheumatoid arthritis. A concise followup，at eight to nineteen years，of a previous report. J Bone Joint Surg Am. 2009;91(3):646 - 51.

[10]　Buttaro MA，Comba F，Pusso R，Piccaluga F. Acetabular revision with metal mesh，impaction bone grafting，and a cemented cup. Clin Orthop Relat Res. 2008;466(10):2482 - 90.

[11]　Van Haaren EH，Heyligers IC，Alexander FGM，Wuisman PIJM. High rate of failure of impaction grafting in large acetabular defects. J Bone Joint Surg Br. 2007;89:296 - 300.

[12]　Ornstein E，Franzén H，Johnsson R，Stefánsdóttir A，Sundberg M，Tägil M. Five-year followup of socket movements and loosening after revision with impacted morselized allograft bone and cement. A radiostereometric and radiographic analysis. J Arthroplasty. 2006;21:975 - 84.

[13]　Buma P，Lamerigts N，Schreurs BW，Gardeniers J，Verslayen D，Slooff TJJH. Impacted graft incorporation after

cemented acetabular revision. Histological evaluation in 8 patients. Acta Orthop Scand. 1996;67:536 - 40.

［14］ Tägil M, Aspenberg P. Fibrous tissue armoring increases the mechanical strength of an impacted bone graft. Acta Orthop Scand. 2001;72(1):78 - 82.

［15］ Waddell BS, Boettner F, Gonzalez Della Valle A. Favorable early results of impaction bone grafting with reinforcement mesh for the treatment of Paprosky 3B acetabular defects. J Arthroplasty. 2017;32:919 - 23.

［16］ Garcia-Cimbrelo E, Cruz-Pardos A, Garcia-Rey E, Ortega-Chamarro J. The survival and fate of acetabular reconstruction with impaction grafting for large defects. Clin Orthop Relat Res. 2010;468:3304 - 13.

［17］ Schimmel JW, Buma P, Versleyen D, Huiskes R, Slooff TJJH. Acetabular reconstruction with impacted morcellized cancellous allografts in cemented hip arthroplasty: A histologic and biomechanical study on the goat. J Arthroplasty. 1998;13:438 - 48.

［18］ Slooff TJ, Schimmel JW, Buma P. Cemented fixation with bone grafts. Orthop Clin North Am. 1993;24:667 - 77.

［19］ Comba F, Buttaro M, Pusso R, Piccaluga F. Acetabular reconstruction with impacted bone allografts and cemented acetabular components: a 2-to 13-year followup study of 142 aseptic revisions. J Bone Joint Surg Br. 2006;88:865 - 9.

［20］ Crowninshield RD, Brand RA, Pedersen DR. A stress analysis of acetabular reconstruction in protrusion acetabuli. J Bone Joint Surg Am. 1983;65:495 - 9.

［21］ Paprosky WG, Perona PG, Lawrence JM. Acetabular defect classification and surgical reconstruction in revision arthroplasty: a 6-year follow-up evaluation. J Arthroplasty. 1994;9:33 - 44.

［22］ Garcia-Rey E, Madero R, García-Cimbrelo E. THA revisions using impaction allografting with mesh is durfor medial but not lateral acetabular defects. Clin Orthop Relat Res. 2015;473:3882 - 91.

［23］ Borland WS, Bhattacharya R, Holland JP, Brewster NT. Use of porous trabecular metal augments with impaction bone grafting in management of acetabular bone loss. Early to mediumtrem results. Acta Orthop. 2012;83(4):347 - 52.

［24］ Gehrke T, Bangert Y, Schwantes B, Gebauer M, Kendoff D. Acetabular revision in THA using tantalum augments combined with impaction bone grafting. Hip Int. 2013;23:359 - 65.

［25］ Gill K, Wilson MJ, Whitehouse SL, Timperley AJ. Results using trabecular metal augments in combination with acetabular impaction bone grafting in deficient acetabula. Hip Int. 2013;23(6):522 - 8.

［26］ Schreurs BW, te Stroet MAJ, Rijnen WHC, Gardeniers JWM. Acetabular re-revision with impaction bone grafting and a cemented polyethylene cup: a biological option for successive reconstructions. Hip Int. 2015;25(1):44 - 9.

［27］ Ranawat CS, Dorr LD, Inglis AE. Total hip arthroplasty in protrusio acetabuli of rheumatoid arthritis. J Bone Joint Surg Am. 1980;62:1059 - 65.

［28］ Schreurs BW, Slooff THHJ, Gardeniers JWM, Buma P. Acetabular reconsruction with bone impaction grafting and a cemented cup. 20 years' of experience. Clin Orthop Relat Res. 2001;393:202 - 15.

［29］ Hooten JP Jr, Engh CA Jr, Engh CA. Failure of structural acetabular allografts in cementless revision hip arthroplasty. J Bone Joint Surg Br. 1994;76(3):419 - 22.

［30］ Shinar AA, Harris WH. Bulk structural autogenous grafts and allografts for reconstruction of the acetabulum in total hip arthroplasty. Sixteen-year-average follow-up. J Bone Joint Surg Am. 1997;79(2):159 - 68.

［31］ van Egmond N, De Kam DC, Gardeniers JW, Schreurs BW. Revisions of extensive acetabular defects with impaction grafting and a cement cup. Clin Orthop Relat Res. 2011;469(2):562 - 73.

［32］ Bolder SB, Schreurs BW, Verdonschot N, van Unen JM, Gardeniers JW, Slooff TJ. Particle size of bone graft and method of impaction affect initial stability of cemented cups: human cadaveric and synthetic pelvic specimen studies. Acta Orthop Scand. 2003;74(6):652 - 7.

第七章　陶瓷组件碎裂后的翻修手术

引　言

　　全髋关节置换术（THA）采用"陶瓷对陶瓷（CoC）"摩擦界面是为了减少聚乙烯相关磨损，降低骨溶解，延长年轻、活跃的患者假体使用时间。1970 年，法国的 Pierre Boutin 首次尝试使用水泥型陶瓷杯和陶瓷头假体；1974 年，德国的 Heinz Mittelmeier 首次尝试使用生物型全陶瓷螺纹杯和陶瓷头。第一代氧化铝力学性能较差（颗粒尺寸的限制导致较低的强度抵抗）；并且存在材料和设计缺陷（陶瓷与骨直接接触，而氧化铝没有骨整合能力；且假体头容易产生撞击）。从而导致这两种假体较高的失败率[1-3]。此后，新一代氧化铝引入了几种新化合物（颗粒更小、更均匀），取得了良好的效果。目前最常用的陶瓷是氧化铝复合材料（AMC）。

　　我们先简要介绍医用陶瓷的特点，有助于读者更好地了解陶瓷使用的相关问题。陶瓷在材料学中被定义为一种非金属固体材料，主要由以离子键和共价键形式存在的金属、非金属和非金属原子的无机化合物组成。由于铝的化学惰性和生物相容性，一直以来医用陶瓷就是由氧化铝（Al_2O_3）组成，氧化铝是铝的氧化物，与红宝石、蓝宝石的晶体结构相同。由于铝的高氧化状态，其在体内不会被进一步氧化，因此它的颗粒不会产生氧化应激和炎症反应。由于其晶体结构，铝陶瓷有一个非常"光滑"的表面，其摩擦系数和磨损率都是非常低的。就力学性质而言，铝作为共价键连接的晶体结构，具有"坚硬"材料高抗压强度（＞4 500 MPa）和高弹性模量（400 GPa）的特性；另一方面，它具有较低的抗弯强度（约 600 MPa）和较低的变形能力[4]。因此，在这种材料中，碎裂往往发生在任何塑性变形发生之前。材料的固有孔隙度在碎裂的延伸中起着一定的作用。孔隙作为应力集中点，降低了拉应力，促进了裂缝的产生。机械脆性显然是该界面的弱点，因此人们试图采用不同的技术方案来解决该问题。为了进一步提高材料的硬度和强度，在烧结过程中，在铝基质中加入氧化锆（ZrO）、氧化锶（SrO）和氧化铬（CrO）（氧化铝复合材料，AMC）。其中，氧化锆（ZrO）颗粒对减小碎裂的延伸起着重要作用。这些粒子密度较小，在铝基质中分布均匀；当碎裂出现时，它向密度较低的氧化锆区域传播，这些区域通过改变空间相（从四方向单环）对碎裂做出反应。这种变化与区域密度的增加有关，而密度的增加反过来又产生压缩力，最终限制了碎裂的延伸。因此，AMC 陶瓷的抗弯强度（和硬度）几乎是铝陶瓷的两倍，同时保持了相同的弹性模量和抗压强度[5]。虽然这些技术的进步提高了陶瓷对陶瓷（CoC）摩擦界面的机械性能，大大降低了碎裂率；但陶瓷碎裂产生的碎片将引起第三方磨损，可能导致翻修手术灾难性的失败和产生严重的并发症，仍然是一个令人关注的问题[6,7]。

陶瓷碎裂的流行病学、危险因素及原因

　　根据澳大利亚登记系统数据，全髋关节置换术中 99.8％的陶瓷是氧化铝和氧化锆复合陶瓷材料（Biolox）[8]。但该数据不能准确反映其他国家（如法国或西班牙）的情况。厂商的登记数据可以帮助了解陶瓷碎裂的发生率。根据报道，Delta 陶瓷头的碎裂率为 1/100 000（0.001％），而内衬的碎裂率为 22/100 000（0.022％）。老式 Forte 陶瓷的碎裂率更高，头部为 21/100 000（0.021％），内衬为 46/100 000（0.046％）（CeramTech，未发表数据，2017）；虽然老式 Forte 陶瓷已经不再用于新的全髋关节置换

术，了解这种材料的碎裂风险还是很重要的，因为直到几年前这种材料还在被广泛使用。最近对英格兰、威尔士、北爱尔兰和马恩岛的人工关节登记系统的数据显示陶瓷碎裂率比公司报告的略高：79 442个 Biolox Delta 头中有 7 个（0.009%），31 982 个 Biolox Forte 头中有 38 个（0.119%），80 170 个 Biolox Delta 内衬中有 101 个（0.126%），31 258 个 Biolox Forte 内衬中有 35 个（0.112%）发生了碎裂。有趣的是，回归分析显示，碎裂的两个最重要的危险因素是假体头较小（尤其是 28 mm 的 Forte 假体头）和高体重指数（BMI）的患者[9]。其他大多数已发表的数据报道了类似的碎裂率[10]，唯一有出入的是一个单中心的研究结果[11,12]，报道 Delta 陶瓷的内衬碎裂率为 0.9%～1.1%。然而，由于在这些研究中使用的都是同一种髋臼杯，因此较高的碎裂率可能更多地归因于金属外杯安装技术问题，而不是陶瓷材料本身[6]。目前，假体头碎裂的发生率低于内衬。直接撞击导致头部碎裂是非常罕见的，更常见的机制是锥度失配引起的疲劳碎裂，以及锥度-头-锥度第三方摩擦。正如人工关节登记系统和系统回顾证实的那样，在大型临床研究中，导致假体头碎裂唯一确定的危险因素是 28 mm 直径的短颈头[13]。

内衬碎裂几乎与创伤无关，其取决于两个主要原因：其一是由于髋臼杯的位置导致的边缘负荷和撞击；其二是在金属外杯插入内衬时对位不佳或者金属外杯发生损坏[14]。当髋关节接触力的矢量沿内衬边缘移动时，或当应力集中在有限区域时，就会发生边缘负荷；当这种情况发生时，内衬和假体头表面的应力增加会增加碎裂的风险。较陡的髋臼杯可以减少各头臼之间的接触面积，从而增加边缘传递力。引起边缘负荷增加的另一种机制是颈部撞击，这导致假体头在内衬边缘上发生半脱位（图 7－1）。定位不良或边缘设计不良，会在内衬的另一侧造成颈部撞击和半脱位，造成假体头与边缘极小的接触，最终导致晶粒脱落、第三体磨损和裂纹的扩展[14]。Train 等人的临床观察证实了这种碎裂模式，发现过度前倾的髋臼杯碎裂风险较高，从而证实了前人的研究[16] 和有限元分析[17]。因此，组件的精准定位是基础[18]。当髋臼内衬没有正确地固定在金属外杯时，就会发生特殊的边缘负荷情况。这可能是由于金属外杯边缘的损坏，甚至是在植入过程中形变造成的。钛金属杯在撞击过程中会发生 0.6 mm 的形变，导致内衬的两点支撑[19]。造成这种情况的另一个原因很简单，就是外科医生在植入陶瓷内衬时操作不当放置在了错误的位置上。因此，在使用陶瓷内衬时，需要仔细准备髋臼并进行预植入。同样，在假体最终复位之前，必须重新检查每个组件，包括是否正确地将内衬置入金属外杯和正确将假体头置于假体柄的锥部上[20]。另外同陶瓷内衬的错误安装一样，金属外杯突出的螺钉也是导致内衬碎裂的危险因素[21]。

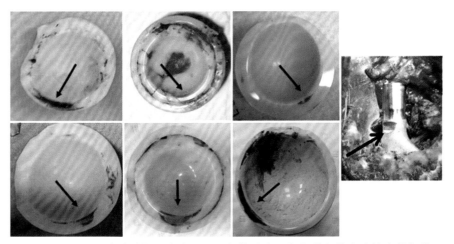

图 7－1　回收的破损陶瓷内衬。黑色箭头表示与股骨假体发生撞击的部位，与内衬破损处相对。右图蓝色箭头表示股骨假体与内衬发生撞击的部位

最后，内衬的碎裂将会导致人工股骨头的继发损坏。在任何情况下，内衬的破裂都将极大地损坏人工股骨头。

临床特点及诊断

陶瓷头碎裂的临床表现非常明显。碎裂通常突然发生，伴有异响并且毁损完全，患者往往能立刻察觉。X 线检查是必要的，破碎的人工股骨头通常清晰可见，容易辨认。而陶瓷内衬碎裂的临床表现可能不明显并且容易被忽视，因此需要临床医生高度重视才能做出正确的诊断。应仔细收集病史，特别注意疼痛、不适和异响。对于有陶瓷碎裂危险因素的患者，如髋臼杯位置不正，建议严格进行每年一次 X 线随访，如果出现新增加的异响，应怀疑是陶瓷碎裂[22]。症状的出现并非每次都是明确的，因此患者和医生都可能低估症状。X 线是首要检查，即使它们的诊断准确性可能相当低。在 X 线下可以看到内衬里的碎片，这些不透明的区域可能容易与异位骨化相混淆。一旦怀疑诊断为陶瓷碎裂，应进一步检查来确认。CT 在这种情况下是有帮助的，碎片通常在软组织中可见，内衬可以显示边缘的裂纹或缺口。有研究表明，滑膜液的扫描电镜（SEM）显微分析结合陶瓷颗粒的评价可用于诊断陶瓷碎裂[23,24]。然而，这种检查在大多数医院并不容易进行。

翻修手术

时　　机

一旦诊断为陶瓷碎裂，外科医生应该立即采取治疗。尽早翻修主要有两个原因：第一，随着时间的推移，陶瓷碎片向周围软组织扩散，彻底清除变得越来越困难；由于三体磨损，在组织中残留的陶瓷碎片可能会影响翻修假体的效果。其次，金属组件，尤其是人工股骨头碎裂时假体柄的锥部，会因磨损而迅速损坏，导致需要对固定良好的假体柄（甚至是髋臼杯）进行翻修，使得患者的翻修手术变得更加复杂（图 7 - 2）。

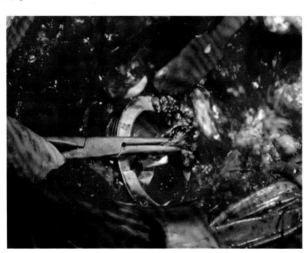
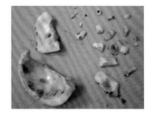
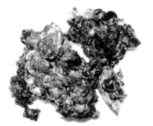

图 7 - 2　内衬断裂后软组织中陶瓷碎片上的陶瓷。左图：去除带有小陶瓷碎片的软组织以及由于氧化铝/陶瓷造成的钛损伤而导致的金属离子沉积。右上：取出的陶瓷内衬碎片；右下：切除的含有金属沉积的软组织瘢痕

计　　划

尽管陶瓷碎裂的情况相对紧急，但术前仍应仔细计划。应获得有关假体制造商、假体类型和尺寸的信息。碎裂的时间也很重要，因为碎裂的时间越久，软组织中碎片越多。术前应使用 X 线评估假体的

位置，尤其是髋臼杯的位置。如果发现髋臼杯位置不佳可能是导致失败的原因，应做好翻修臼杯的准备；如果在手术前怀疑有骨溶解区或有髋臼杯/假体柄的不稳定，应计划对不稳定的组件进行翻修。同时，外科医生应该熟悉髋关节翻修的技术和拟采用的入路[25]。

手术技术

手术技术是非常重要的。翻修手术的目标是植入一个能长期生存且稳定的假体，没有任何早期或晚期的摩擦界面问题。因此，手术的第一步是积极的软组织清创和滑膜切除，最终目的是清除所有或尽可能多的陶瓷碎片（图 7-2）。为了达到这个目的，一些作者提出了双手术入路用于清创[26]。

第二步是去除损坏的人工股骨头和/或内衬，然后评估金属外杯和柄的稳定性、位置和碎裂情况。如果金属外杯位置良好、稳定且没有损坏，可以在原位置入新的聚乙烯内衬。如前所述，由于陶瓷对即使是很小的金属外杯损坏也异常敏感，因此即使金属外杯固定良好，定位正确，没有损坏，在旧的金属外杯中放置新的陶瓷内衬也是不可接受的。即使仅仅是陶瓷内衬碎裂，一定要更换陶瓷头，因为内衬碎裂一定伴随陶瓷头损伤。如果股骨柄锥部没有损坏，建议换头不换柄。无论如何，应根据患者年龄、一般情况、预期寿命和活动情况，在进行翻修（移除固定良好、轻微受损的部件）和保留这些假体之间做出决定。如果保留假体柄且继续使用陶瓷头的话，必须植入专门用于翻修手术的股骨头。这种类型的股骨头（带钛套的 Delta 陶瓷）提供了不同直径和颈长以供选择，并可根据不同的假体的不同锥度进行安装。一旦锥部或金属外杯损伤严重，为了保证假体的长期生存，必须对这些组件进行翻修。

何种摩擦界面？

很少有研究评价各种摩擦界面在陶瓷碎裂后的翻修手术效果[7, 26-30]。有数个陶瓷碎裂后金属头大量磨损的报道，其中一些患者存在严重的钴和铬中毒[7, 26, 29-33]。金属在陶瓷碎屑存在时更容易磨损已经在实验室的磨损实验中得到了证实。将直径达 5 mm 的陶瓷颗粒置于三种不同摩擦界面的假体头和内衬之间：陶瓷/聚乙烯、陶瓷/交联聚乙烯、金属/交联聚乙烯；前两种陶瓷界面的磨损量分别为 0.56 和 0.31 mg/100 万次，而金属/交联聚乙烯摩擦界面的磨损量为 316 mg/100 万次，比前者高几个量级[34]。Traina 等人对 30 例陶瓷碎裂后应用陶瓷/陶瓷界面进行了评估，随访 3.3 年，生存率为 93.3%[28]。虽然使用陶瓷/陶瓷摩擦界面是针对陶瓷碎裂后的一种有效选择，也可能是防止三体磨损的最常用的方式，但陶瓷/聚乙烯摩擦界面是作者的首选方案。翻修回收的假体显示了陶瓷碎屑对聚乙烯内衬的影响（图 7-3），如果陶瓷碎屑残留于在两个硬质陶瓷界面之间，磨损可能相对较少。对患者来说，已经失败的摩擦界面可能不是最有利的选择。在 12 例应用陶瓷/交联聚乙烯摩擦界面治疗陶瓷碎裂的患者中，平均随访 6 年，只有 1 例患者因聚乙烯磨损再次翻修，总生存率为 93.7%（图 7-4）。有趣的是，该研究中

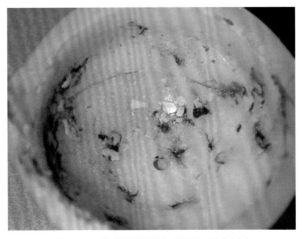

图 7-3　陶瓷碎屑嵌入到聚乙烯内衬中

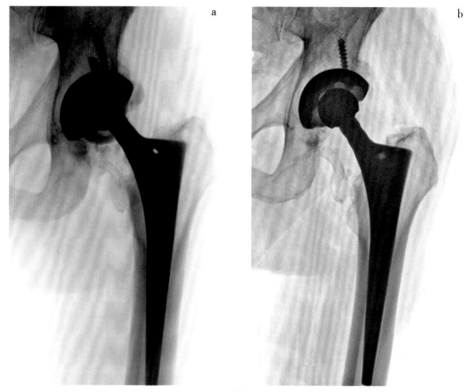

图 7-4　a. 男性，74 岁，陶瓷交联聚乙烯界面碎裂。b. 同一患者，带有
陶瓷聚乙烯轴承，10 年随访。没有发现磨损或骨质溶解的迹象

早期脱位率非常高（达 33.3%），这可能是由于严重的软组织损伤所致。因此在手术过程中应注意评估关节稳定性，建议使用一个直径更大的长颈股骨头。在极端不稳定的情况下，应用双动杯联合陶瓷内衬，而非金属（由组配的陶瓷内衬-可动聚乙烯-陶瓷头），可以减少脱位的风险[27]。术后必须指导正确的肌肉锻炼康复。

结　论

　　由于良好的耐磨性和高生物相容性，"陶瓷对陶瓷"摩擦界面对于年轻和活动量大的患者来说是一个不错的选择。与软摩擦界面相比，陶瓷/陶瓷摩擦界面对组件的处理和假体的位置更为敏感。虽然罕见，但陶瓷碎裂是一个灾难性并发症，同时翻修手术并发症的发生率高。在陶瓷碎裂的情况下，广泛的碎屑清理和滑膜切除，破损组件的更换，假体不良位置和撞击的纠正是关键。目前还没有明确的证据表明对陶瓷碎裂进行翻修时应选择何种摩擦界面，但金属摩擦界面是必须避免的。在聚乙烯内衬或陶瓷内衬上使用陶瓷头，在保留假体柄的情况下使用钛套进行修正，可以取得良好的效果。

参考文献

［1］　Kang BJ，Ha YC，Ham DW，Hwang SC，Lee YK，Koo KH. Third-generation aluminaon-alumina total hip arthro-plasty：14 to 16-year follow-up study. J Arthroplast. 2015;30(3):411-5.

［2］　Petsatodis GE，Papadopoulos PP，Papavasiliou KA，Hatzokos IG，Agathangelidis FG，Christodoulou AG. Primary cementless total hip arthroplasty with an alumina ceramic-onceramic bearing：results after a minimum of twenty years of follow-up. J Bone Joint Surg Am. 2010;92(3):639-44.

［3］ Sedel L，Walter WL，Pitto RP. Clinical faceoff：ceramic-on-ceramic THA：do the advantages outweigh the limitations? Clin Orthop Relat Res. 2014；472(10)：2927 - 31.

［4］ Macdonald N，Bankes M. Ceramic on ceramic hip prostheses：a review of past and modern materials. Arch Orthop Trauma Surg. 2014；134(9)：1325 - 33.

［5］ Hannouche D，Zingg M，Miozzari H，Nizard R，Lubbeke A. Third-generation pure alumina and alumina matrix composites in total hip arthroplasty：what is the evidence? EFORT Open Rev. 2018；3(1)：7 - 14.

［6］ Zagra L. CORR insights((R))：do the reasons for ceramic-on-ceramic revisions differ from other bearings in total hip arthroplasty? Clin Orthop Relat Res. 2016；474(10)：2200 - 1.

［7］ Koo KH，Ha YC，Kim SY，Yoon KS，Min BW，Kim SR. Revision of ceramic head fracture after third generation ceramic-on-ceramic total hip arthroplasty. J Arthroplast. 2014；29(1)：214 - 8.

［8］ Association AO. Australian arthroplasty register 2016. Available from：https://aoanjrr. sahmri. com/annual-reports-2016.

［9］ Howard DP，Wall PDH，Fernandez MA，Parsons H，Howard PW. Ceramic-on-ceramic bearing fractures in total hip arthroplasty：an analysis of data from the National Joint Registry. Bone Joint J. 2017；99 - B(8)：1012 - 9.

［10］ D'Antonio JA，Sutton K. Ceramic materials as bearing surfaces for total hip arthroplasty. J Am Acad Orthop Surg. 2009；17(2)：63 - 8.

［11］ Hamilton WG，McAuley JP，Dennis DA，Murphy JA，Blumenfeld TJ，Politi J. THA with delta ceramic on ceramic：results of a multicenter investigational device exemption trial. Clin Orthop Relat Res. 2010；468(2)：358 - 66.

［12］ Hamilton WG，McAuley JP，Blumenfeld TJ，Lesko JP，Himden SE，Dennis DA. Midterm results of delta ceramic-on-ceramic total hip arthroplasty. J Arthroplast. 2015；30(9 Suppl)：110 - 5.

［13］ Traina F，De Fine M，Di Martino A，Faldini C. Fracture of ceramic bearing surfaces following total hip replacement：a systematic review. Biomed Res Int. 2013；2013：157247.

［14］ Dalla Pria P，Zagra L，Esopi P，Masoni D. Breakage and noises in ceramic on ceramic couplings. Eur Orthop Traumatol. 2010；1(2)：53 - 9.

［15］ Traina F，De Fine M，Bordini B，Toni A. Risk factors for ceramic liner fracture after total hip arthroplasty. Hip Int. 2012；22(6)：607 - 14.

［16］ Johansson HR，Johnson AJ，Zywiel MG，Naughton M，Mont MA，Bonutti PM. Does acetabular inclination angle affect survivorship of alumina-ceramic articulations? Clin Orthop Relat Res. 2011；469(6)：1560 - 6.

［17］ Elkins JM，Pedersen DR，Callaghan JJ，Brown TD. Fracture propagation propensity of ceramic liners during impingement-subluxation：a finite element exploration. J Arthroplast. 2012；27(4)：520 - 6.

［18］ Jeffers JR，Walter WL. Ceramic-on-ceramic bearings in hip arthroplasty：state of the art and the future. J Bone Joint Surg Br. 2012；94(6)：735 - 45.

［19］ Squire M，Griffin WL，Mason JB，Peindl RD，Odum S. Acetabular component deformation with press-fit fixation. J Arthroplast. 2006；21(6 Suppl 2)：72 - 7.

［20］ Zagra L，Gallazzi E. Bearing surfaces in primary total hip arthroplasty. EFORT Open Rev. 2018；3(5)：217 - 24.

［21］ Lee SC，Jung KA，Nam CH，Kim TH，Ahn NK，Hwang SH. Acetabular screw head-induced ceramic acetabular liner fracture in cementless ceramic-on-ceramic total hip arthroplasty. Orthopedics. 2010；33(5)

［22］ Parvizi J，Adeli B，Wong JC，Restrepo C，Rothman RH. A squeaky reputation：the problem may be design-dependent. Clin Orthop Relat Res. 2011；469(6)：1598 - 605.

［23］ Toni A，Traina F，Stea S，Sudanese A，Visentin M，Bordini B，et al. Early diagnosis of ceramic liner fracture. Guidelines based on a twelve-year clinical experience. J Bone Joint Surg Am. 2006；88(Suppl 4)：55 - 63.

［24］ Stea S，Traina F，Beraudi A，Montesi M，Bordini B，Squarzoni S，et al. Synovial fluid microanalysis allows early diagnosis of ceramic hip prosthesis damage. J Orthop Res. 2012；30(8)：1312 - 20.

［25］ Zagra L，Maccario C，Mondini A，Bianchi L. Treatment of failures related to articulation material in THA. A comprehensive algorithm of surgical options and open questions. Hip Int. 2014；24(Suppl 10)：S48 - 57.

［26］ Sharma V，Ranawat AS，Rasquinha VJ，Weiskopf J，Howard H，Ranawat CS. Revision total hip arthroplasty for ceramic head fracture：a long-term follow-up. J Arthroplast. 2010；25(3)：342 - 7.

［27］ Zagra L，Bianchi L，Giacometti Ceroni R. Revision of ceramic fracture with ceramicon-polyethylene in total hip arthroplasty：medium-term results. Injury. 2016;47(Suppl 4):S116 - s20.

［28］ Traina F，Tassinari E，De Fine M，Bordini B，Toni A. Revision of ceramic hip replacements for fracture of a ceramic component：AAOS exhibit selection. J Bone Joint Surg Am. 2011;93(24):e147.

［29］ Gozzini PA，Schmid C，Dalla PP. Massive wear in a CoCrMo head following the fracture of an alumina head. Hip Int. 2002;12(1):37 - 42.

［30］ Allain J，Roudot-Thoraval F，Delecrin J，Anract P，Migaud H，Goutallier D. Revision total hip arthroplasty performed after fracture of a ceramic femoral head. A multicenter survivorship study. J Bone Joint Surg Am. 2003;85 - a(5):825 - 30.

［31］ Sharma OP，Lochab J，Berkovich Y，Safir OA，Gross AE. Severe metallosis leading to femoral head perforation. Orthopedics. 2013;36(2):e241 - 3.

［32］ Ikeda T，Takahashi K，Kabata T，Sakagoshi D，Tomita K，Yamada M. Polyneuropathy caused by cobalt-chromium metallosis after total hip replacement. Muscle Nerve. 2010;42(1):140 - 3.

［33］ Zywiel MG，Brandt JM，Overgaard CB，Cheung AC，Turgeon TR，Syed KA. Fatal cardiomyopathy after revision total hip replacement for fracture of a ceramic liner. Bone Joint J. 2013;95-b(1):31 - 7.

［34］ Hintner M，Kaddick C，Usbeck S，Scheuber L，Streicher RM. What an orthopedic surgeon should know：selection of a bearing couple in case of revision after a fractured ceramic component. Semin Arthroplast. 2012;23(4):241 - 7.

第八章　防内突笼架在髋臼翻修中的应用

引　言

骨缺损程度决定了髋臼翻修手术的手术技术。多项研究指出恢复髋臼解剖结构和髋关节解剖旋转中心是获得假体稳定的必要条件，特别是在处理骨量不足的翻修病例时[1]。髋臼骨量的丢失也使得在理想位置安装新的稳定假体变得困难[2]。生物型臼杯在髋臼翻修中的应用有一定的局限性，尤其是当骨缺损范围超过 50% 的负重面时；在这种情况下，如果不采用同种异体骨植骨，便无法获得假体的初始稳定性。既往的研究报道了修复髋臼骨缺损的多种技术，包括骨水泥型[3,4]或生物型臼杯[5]联合植骨，Müller 金属加强环[6]和钽金属加强块[7-11]。当骨缺损的程度和范围不适用生物型多孔臼杯时，可考虑使用防内突笼架（cage）。目前可供使用的 cage 有许多种，其中 Burch-Schneider Cage 使用最广，相关的临床数据也最多（图 8-1）。其他的髋臼加强工具还有 Ganz 杯、Link age、Contour Cage（施乐辉）和 Cap Cage（史赛克）。

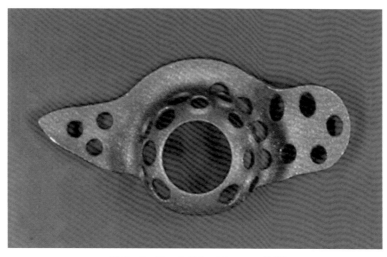

图 8-1　Burch-Schneider cage 外观

瑞士的 Burch 和 Schneider 医生研发出了一种比 Müller 髋臼加强环更大的 cage[12]。Burch 医生在参与治疗一名陈旧性髋臼骨折不愈合患者后设计出该 cage。1974 年，针对这名患者定制的第一个 cage 由 Burch 医生本人在瑞士弗里堡州立医院置入。随后，Schneider 医生提出髋臼缺陷桥接的想法并改进了该 cage，强调近端于骶髂关节螺钉固定的必要性，以及远端与坐骨的压配。该 cage 最初的原材料是钢。自 1987 年以来，钛逐渐取代钢成为原材料。cage 的初始稳定性是通过螺钉将近端翼缘固定到髂骨，然后远端翼缘插入坐骨实现。为了将髋关节旋转中心恢复到理想水平，cage 一般应放置在髋臼底部（大多数情况下完整）。必要时，髋臼顶部的缺损可通过植骨进行修复（结构性或颗粒性骨移植），然后经翼缘锚定孔以水平或略低的角度螺钉固定。最后，不受 cage 位置影响，将聚乙烯臼杯用骨水泥在外展 40°，前倾 10°~15°的最佳位置固定。

自 80 年代初期 cage 用于不同类型骨缺损的髋臼翻修手术以来，其应用并不太普遍[13]。在北美，该cage技术被归类为一种骨水泥重建技术，而令人失望的骨水泥翻修中期随访结果让其应用进一步受到限制[14]。

与此同时，欧洲的研究报道了在显著骨缺损的情况下使用cage能获得较好的中期效果[15,16]。这使得cage成为一种有效地加强工具。cage的优点在于可避免移植骨承受过高应力，有效分散负荷，帮助恢复髋关节旋转中心并支持骨水泥固定聚乙烯臼杯[17,18]。随着经验的积累，我们对cage的局限性也有了更多了解。相较于半球形臼杯，cage更难放置。置入cage需要更宽的入路，而且有发生严重神经血管并发症的风险[19]。鉴于大多数cage的设计没有生物骨长入的潜力，随着时间推移可能会面临失败，特别是对于年轻患者。

技术资料

1996—2004年间，在我们医院有96名髋臼翻修患者使用了BSAC（53名女性和38名男性）。翻修的原因包括无菌性松动（62例），感染（14例），严重的骨溶解（10例），髋臼位置不良（6例）及其他（4例）。手术时患者的平均年龄是67.3岁（范围，35～85岁）。纳入标准为在髋臼骨缺损时使用了BSAC的髋臼翻修手术（图8-2）。11名患者因与手术无关的原因死亡，还有17名患者失访。在剩余的68例髋关节中，3例移除了BSAC：2例因为深部感染，1例因为无菌性松动。因此，完整的队列包含65例髋（61名患者），平均8.1年（范围，5～13年）的临床和放射学评估数据。其中右髋手术42例，左髋手术54例。36%的翻修病例使用的骨水泥型髋臼假体，其余的54%使用的生物型髋臼假体。48%的病例同时进行了股骨假体翻修。术前骨缺损的Paprosky分型[20]如下：ⅡA型（9例髋）；ⅡB型（31例髋）；ⅡC型（20例髋）；ⅢA型（25例髋）；ⅢB型（11例髋）。

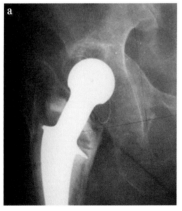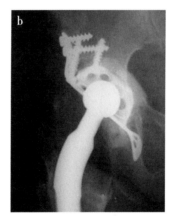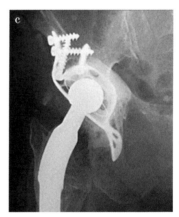

图8-2 a. 69岁风湿性关节炎女性患者髋臼及股骨假体均发生无菌性松动。b. BSAC髋臼翻修（未植骨）及Wagner柄股骨翻修术后。c. 术后12年影像学表现

所有病例都采用标准的手术技术。绝大多数患者的手术由主要作者（A.C.-M.）完成，而且绝大多数患者（86%）采用前外侧入路。后外侧入路及股骨延长截骨术只在股骨假体需要翻修时采用（14%）。髋臼准备好后，对38例患者（39.5%；29例同种异体骨移植，7例自体骨移植，2例自异体骨移植）进行了植骨。植骨填充髋臼缺损后，调整BSAC位置以适应髋臼缺损和周围骨质。所有病例的cage放置都是将其下部翼缘推入下方髋臼以使其埋入坐骨。这个操作并不简单。在我们所有的患者中，下部翼缘最终置于坐骨外的超过35%。上部翼缘则用3～6颗皮质螺钉固定在髂骨外侧。cage的型号如下：44号（38例髋），50号（51例髋），56号（3例髋），最大的62号（4例髋）。笼架放置完成后，用骨水泥固定聚乙烯臼杯（直径28 mm和32 mm的低剖面UHMW聚乙烯杯；瑞士巴尔苏尔寿骨科）（图8-3）。根据患者的骨质质量，术后3～7天内开始活动，3个月内拄拐。术后预防性抗生素（1 g头孢唑啉 q・6・h）使用 48 小时。血栓的常规预防按照我们医院血液科的方案执行。

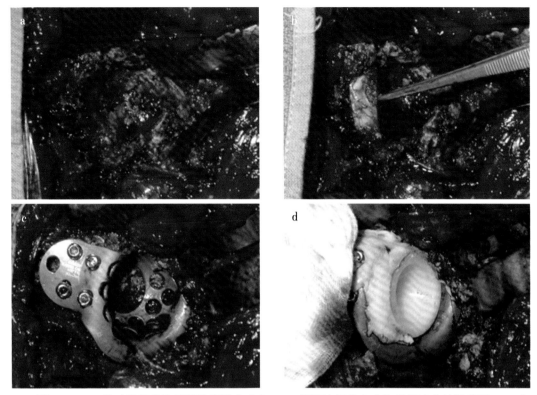

图 8-3　a. 松动臼杯移除后的髋臼骨床准备。b. 根据缺损的大小和形状决定植骨类型。c. 安放 cage。d. 骨水泥固定聚乙烯内衬。内衬安放的角度可以不与 cage 一致

患者的临床结果效果通过 Merle d'Aubigné-Postel 评分评估[21]。依据 Johnston 等人研究[22]，患者对手术效果的主观意见也被纳入。临床失败的定义为再次翻修或移除臼杯、疼痛（4 级或更差），或两者兼有。大腿部疼痛不作为临床失败的证据，而腹股沟区和臀部疼痛被记录为髋臼松动所致临床失败的表现[23]。影像学上，臼杯周围的透亮线采用 DeLee-Charnley 三区法进行评估[24]。

在 68 例接受 cage 置入的患者中，有 3 例 cage 被移除：2 例由于深部感染，另 1 例是因为 7 年后的无菌性松动，并使用 BSAC 进行了再次翻修。患者的 Merle D'Aubigné 平均得分从术前的 8.8 分上升至最后随访的 15.1 分。Wilcoxon 配对样本检验术前与术后的总体 Merle D'Aubigné 得分以及疼痛、髋关节活动和行走能力有高度显著性（$P < 0.001$）。所有病例中效果很好或好的患者占 69%，较好的占 22%，一般的占 9%。此外，46 名患者表示对手术效果非常满意，13 人表示满意，6 人表示不满意。总体而言，约 71% 的患者对手术效果满意。影像学分析显示 cage 置入后的平均外展角为 47.3°（范围，27°～72°），随访过程中平均外展角为 46.9°。cage 的近端和内侧平均位移分别为 0.8 mm 和 0.9 mm。使用 Nunn 技术[25]测定的髋关节的旋转中心在翻修手术后平均下降 4.3 mm，平均外移 1.3 mm。在最严重的病例（Paprosky ⅡC 型，ⅢA 型和ⅢB 型）中，髋关节旋转中心的调整分别为 7.8 mm 和 0.8 mm。2 例患者术后出现螺钉断裂，1 例患者 cage 下翼缘发生骨折。虽然上述两者都是明确的松动标准，但是 cage 并没有移位，患者也没有出现疼痛。根据 Gill 制定的标准，术后 3 例 cage 发生了松动[26]，整个队列在随访结束时的力学失败率为 6.1%。虽然按 Gerbert 的标准[27]，cage 植骨后的重塑难以评估，但是 76.3% 的移植骨似乎已经融合，21.6% 似乎没有变化，2.1% 出现骨吸收。通过 Kaplan-Meier 生存分析[28]，以影像学松动和力学失败需再次翻修作为终点，术后 13 年 cage 的生存率为 92.4%（95% CI，85.1%～99.8%）。

所有病例中共出现 6 例急性感染（6.2%），采用清创术和抗生素治疗后 4 例患者痊愈，其余 2 例则进行了二期翻修。术后共有 11 例脱位患者（11.4%），其中前 3 个月内脱位 6 例，3 个月后脱位 5 例。9

名患者采用闭合方法成功复位，2 例患者予行切开复位。对一名反复脱位患者，我们更换了限制型骨水泥臼杯。还有一名患者在术后 1 年因为聚乙烯臼杯无菌性松动接受了骨水泥型臼杯翻修手术。所有患者中有 6 例坐骨神经麻痹，其中 3 例为一过性损害，另外 3 例为永久性损害。

讨　　论

骨缺损的程度决定了髋臼翻修的手术技术。生物型臼杯翻修手术已经被广泛应用于这一类患者，并且都获得了良好的效果[29-32]。但是，有研究报道超过 50％的巨大骨缺损翻修术后效果较差（Paprosky ⅢB 型）[33,34-36]。针对大范围髋臼骨缺损的处理已有多种技术被提出，包括放置大号的生物型髋臼假体[37]，放置臼杯于较高的髋关节旋转中心[38]，使用椭圆形或双叶形臼杯[39-41]，打压植骨和骨水泥填充[3,4]。cage 作为处理髋臼骨缺损的工具之一，已经被应用了很长一段时间，特别是在欧洲。即使目前因为患者群体、治疗设备和骨质丢失程度的差异，比较不同研究 cage 的效果比较困难，但是长期使用积累的经验可以为探索其疗效提供充足的数据并且制定适应证。

Berry 和 Müller[2] 报道 cage 置入后 5 年失败率为 24％，但是这些早期的病例没有进行植骨。Gill 等人[26,42] 报道了使用髋臼加强装置的效果。他们最近的研究包括了 37 例髋（35 名患者），其中 30 例髋采用大块结构性植骨联合 BSAC，其余 7 例髋采用大块结构性植骨联合 Müller 加强环。该研究的平均随访时间为 7.1 年。患者满意度为优秀和良好的占 91.9％，但臼杯的生存率没有提供。BSAC 可以与颗粒或大块移植骨合用，保护移植骨不承受过高的应力从而避免失败。既往所有的病例报道都指出金属加强环与植骨联合应用获得的效果最好[2,16,42-44]。移植骨最常见情况是完全愈合或基本融合，不伴有明显的骨吸收[17,15]。Van der Linde[46] 最近的一项研究报道了使用加强环或 cage 的效果，该系列包括 40 名患者的 42 例髋。采用与我们相似的标准，作者对所有髋臼骨缺损的病例使用加强装置进行了翻修，包括Ⅰ型和Ⅱ型（AAOS）缺损。所有病例中一共有 4 例失败：3 例是由于感染，1 例是由于无菌性松动。平均随访 10 年后假体的生存率为 90.5％。Winter 等人[47] 在 38 例平均随访 7.3 年的患者中没有发现 cage 松动或移位情况，同种异体松质骨移植物与宿主骨融合良好。他们认为骨移植物和髋臼之间的紧密压配以及力学稳定是取得满意疗效的关键。最近，Regis 等人[48] 报道了严重 Paprosky ⅢA 型和ⅢB 型患者较好的长期随访结果。在随访 18.9 年后，以任何原因移除或 X 线发现臼杯移位为终点的累积生存率为 80.0％，以无菌性或影像学松动为终点的累积生存率为 84.6％。

假体翻修术后假体不稳更常见，达到 23％。双动头技术已经在预防脱位方面表现出较好的效果。Schneider 等人[49] 率先提出在髋臼翻修中联合使用 cage 和骨水泥双动头臼杯。在他们的患者中，术后脱位率为 10.4％。对于特定的患者，学者建议使用限制型骨水泥臼杯[29,50]。

我们的患者使用 Nunn 技术[25] 测定的髋关节旋转中心术后平均下降 4.3 mm 并外移 1.3mm。总的来说，在最严重的病例（Paprosky ⅡC 型、ⅢA 型和ⅢB 型缺损）相应的矫正为 7.8 mm 和 0.8mm。虽然我们没有尝试在髋关节解剖旋转中心水平放置假体，但是髋关节垂直旋转中心得到了改善。在 Schneider 等人的病例中[49]，通过不同的重建设备获得了更好的旋转中心矫正。与术前相比，髋关节旋转中心平均降低 15.6mm，外移 9.4 mm。我们的研究结果也得到了其他研究的支持，并使得一些学者开始使用 BSAC 治疗骨盆连续性中断[2,17]。骨盆连续性中断一直是翻修手术中较难处理的问题。在当前的病例研究中，有 4 例骨盆连续性中断。我们通过预先测量髋臼骨缺陷的大小，从而选择可以覆盖髂骨到坐骨的 cage，并采用同种异体颗粒骨填充缺损区域（图 8-4）。大块同种异体骨填充和 Burch-Schneider cage 在处理 18 例骨盆连续性中断伴有假体周围骨缺损的患者中取得了较好的效果，术后 16.6 年累积存活率为 72.2％[51]。所有患者在研究结束都恢复良好。

除 Burch-Schneider cage 之外，还有一些其他的 cage 设计。近期，Vigdorchik 等人[52] 报道了 42 例 Contour cage 术后 42.5 个月的随访结果。Contour cage 的临床结果与 BSAC 相近，两者在并发症发生率、松动和失败率上没有明显差别[53]。对回收的 cage（APC）进行生物力学分析结合影像学和临床数据

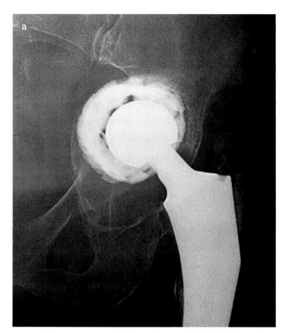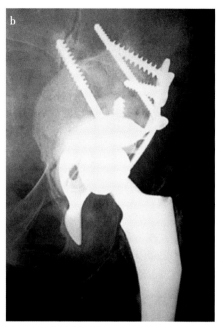

图 8-4　a. 术后 12 年，72 岁男性患者正位 X 线示 THA 失败伴有骨盆不连续。b. BSAC 翻修联合颗粒植骨术后 5 年

可以明确影响或预测 APC 失败的因素。Hosny 等人[54]报道使用 GAP Ⅱ cage 和打压植骨技术的患者在 49 个月的随访时间内没有一例需再次翻修。

cage 最重要的问题在于它们不是由允许骨整合的材料制备而成。因此，由于螺钉断裂或坐骨翼移位导致的失败率很高[50,55]。新的材料，例如钽金属，因其有利于骨长入的特性，可获得比传统 cage 更长久的稳定性[8-11]。虽然这种材料的早期和中期随访结果令人鼓舞，但是目前还缺乏长期的随访结果[56,57]。

现今，我们很难提出这些新植入物的适应证，但我们认为：对于采用多孔涂层非骨水泥臼杯不能获得初始或后期稳定性、骨盆连续性中断、需要保护同种异体移植骨、辐照过的宿主骨或老年患者等情况，cage 是一个很好的选择。

基于我们的长期随访结果，我们认为 BSAC 的应用为髋臼翻修手术中不同类型的骨缺损重建提供了一种可行的治疗选择，包括骨盆连续性中断，BSAC 具有良好的临床疗效和中长期生存率。虽然 cage 是髋关节翻修手术中处理严重髋臼骨缺损并获得中长期稳定的重要工具，但是使用时要始终遵循以下 3 个基本原则：初始力学稳定性，恢复髋关节旋转中心和髋臼骨缺损植骨。

资金支持　与本文主题直接相关的商业机构未提供/将来也不会提供任何形式的经费。这项研究未受到任何资金资助。

参考文献

［1］　Pagnano MW，Hanssen AD，Lewallen DG，Shaughnessy WJ. The effect of superior placement of the acetabular component on the rate of loosening after total hip arthroplasty：long-term results in patients who have Crowe type-Ⅱ congenital dysplasia of the hip. J Bone Joint Surg Am. 1996；78A：1004-14.

［2］　Berry DJ，Müller ME. Revision arthroplasty using an atiprotusio cage for masive acetabular bone deficiency. J Bone Joint Surg Br. 1992；74B：711-5.

［3］ Slooff TJJH，Huiskes R，Van Horn J，Lemmens AJ. Bone grafting in total hip replacement for acetabular protrusion. Acta Orthop Scand. 1984;55:593 - 66.

［4］ Slooff TJJH，Schimmel JW，Buma P. Cemented fixation with bone grafts. Orthop Clin North Am. 1993;24:667 - 77.

［5］ Hungerford DS，Jones LC. The rationale of cementless revision of cemented arthroplasty failures. Clin Orthop Relat Res. 1988;235:12 - 24.

［6］ Müller ME. Acetabular revision. In: The hip. Proc 9th meeting of the hip society. St Louis: CV Mosby; 1981. p. 45 - 56.

［7］ Hanssen AD，Lewallen DG. Modular acetabular augments: composite void fillers. Orthopedics. 2005;28:971 - 2.

［8］ Nehme A，Lewallen DG，Hanssen AD. Modular porous metal augments for treatment of severe acetabular bone loss during revision hip arthroplasty. Clin Orthop Relat Res. 2004;429:201 - 8.

［9］ Weeden SH，Schmidt RH. The use of tantalum porous implants for Paprosky 3A and 3B defects. J Arthroplast. 2007;22:151 - 5.

［10］ Flecher A，Sporer S，Paprosky W. Management of severe bone loss in acetabular revision using a trabecular metal shell. J Arthroplast. 2008;23:949 - 55.

［11］ Lakstein D，Backstein D，Safir O，Kosashvili Y，Gross AE. Trabecular metal™ cups for acetabular defects with 50% or loss host bone cement. Clin Orthop Relat Res. 2009;467:2318 - 24.

［12］ Schneider R. Total prosthetic replacement of the hip: a biomechanical concept and its consequences. Toronto: Hans Huber; 1989.

［13］ Berry DJ. Antiprotusio cages for acetabular revision. Clin Orthop Relat Res. 2004;420:106 - 12.

［14］ Possai KW，Dorr LD，McPherson EJ. Metal ring supports for deficient acetabular bone in total hip replacement. In: Pritchard DJ，editor. Instr course lect，vol. 45. Rosemont: AAOS; 1996. p. 161 - 9.

［15］ Peters CL，Curtain M，Samuelson KM. Acetabular revision with the Burch-Schneider antiprotusio cage and cancellous allograft bone. J Arthroplast. 1995;10:307 - 12.

［16］ Rosson J，Schatzker J. The use of reinforcement rings to reconstruct deficient acetabula. J Bone Joint Surg Br. 1992; 74B:270 - 5.

［17］ Berry DJ. Acetabular anti-protusio rings in revision total hip arthroplasty. Sem Arthroplasty. 1995;6:68 - 75.

［18］ Gross AE，Wong P，Saleh KJ. Don't throw away the ring: Indications and use. J Arthroplast. 2002;17(4 Suppl 1): 162 - 6.

［19］ Lavernia CJ，Cook CC，Hernandez RA，Sierra RJ，Rossi MD. Neurovascular injuries in acetabular reconstruction cage surgery: an anatomical study. J Arthroplast. 2007 Jan;22(1):124 - 32.

［20］ Paprosky WG，Perona PG，Lawrence JM. Acetabular defect classification and surgical reconstruction in revision arthroplasty. A 6-year follow-up evaluation. J Arthroplast. 1994;9:33 - 44.

［21］ Merle d'Aubigné R，Postel M. Functional results of hip arthroplasty with acrylic prosthesis. J Bone Joint Surg Am. 1954;36A:451 - 75.

［22］ Johnston RC，Fitzgerald RH Jr，Harris WH，Poss R，Muller ME，Sledge CB. Clinical and radiographic evaluation of total hip replacement: a standard system of terminology for reporting results. J Bone Joint Surg Am. 1990;72A: 161 - 8.

［23］ Pupparo F，Engh CA. Comparison of porous-threaded and smooth-threaded acetabular components of identical design. Two-to four-year results. Clin Orthop Relat Res. 1991;271:201 - 6.

［24］ DeLee JG，Charnley J. Radiological demarcation of cemented sockets in total hip replacement. Clin Orthop Relat Res. 1976;121:20 - 32.

［25］ Nunn D，Freeman MAR，Hill PF，Evans SJW. The measurement of migration of the acetabular component of hip prosthesis. J Bone Joint Surg Br. 1989;71B:629 - 31.

［26］ Gill TJ，Sledge JB，Muller ME. The Burch-Schneider anti-protrusio cage in revision total hip arthroplasty: indications, principles and long-term results. J Bone Joint Surg Br. 1998;80B:946 - 53.

［27］ Gerber SD，Harris WH. Femoral head autografting to augment acetabular deficiency in patients requiring total hip replacement: a minimum five-year and an average seven-year follow-up study. J Bone Joint Surg. 1986;68A: 1241 - 8.

[28] Kaplan EL, Meier P. Nonparametric estimation from incomplete observation. J Am Stat Assoc. 1958;53;457 - 81.

[29] Udomkiat P, Dorr LD, Won YY, Longjohn D, Wan Z. Technical factors for success with metal ring acetabular reconstruction. J Arthroplast. 2001;16;961 - 9.

[30] Padgett DE, Kull L, Rosenberg A, Sumner DR, Galante JO. Revision of the acetabular component without cement after total hiparthroplasty. Three to six-year follow-up. J Bone Joint Surg Am. 1993;75A;663 - 73.

[31] Tanzer M, Drucker D, Jasty M, McDonald M, Harris WH. Revision of the acetabular component with an uncemented Harris-Galante porous-coated prosthesis. J Bone Joint Surg Am. 1992;74A;987 - 94.

[32] Paprosky WG, Magnus RE. Principles of bone grafting in revision total hip arthroplasty: acetabular technique. Clin Orthop Relat Res. 1994;298;147 - 55.

[33] Kwong LM, Jasty M, Harris WH. High failure rate of bulk femoral head allografts in total hip acetabular reconstructions at 10 years. J Arthroplast. 1993;8;341 - 6.

[34] Hooten JP Jr, Engh CA Jr, Engh CA. Failure of structural acetabular allografts in cementless revision hip arthroplasty. J Bone Joint Surg Br. 1994;76B;419 - 22.

[35] Garbuz D, Morsi E, Gross A. Revision of the acetabular component of a total hip arthroplasty with a massive structural allograft. Study with a minimum five-year follow-up. J Bone Joint Surg Am. 1996;78A;693 - 7.

[36] Garcia-Cimbrelo E. Porous-coated cementless acetabular cups in revision surgery. A 6-to 11-year follow-up study. J Arthroplast. 1999;14;397 - 406.

[37] Brooks PJ. The jumbo cup: the 95% solution. Orthopedics. 2008;31;971 - 2.

[38] Hendricks KJ, Harris WH. High placement of noncemented acetabular components in revision total hip arthroplasty. A concise follow-up, at a minimum of fifteen years, of a previous report. J Bone Joint Surg Am. 2006;88A: 2231 - 6.

[39] Berry DJ, Sutherland CJ, Trousdale RT, Colwell CW Jr, Chandler HP, Ayres D, et al. Bilobed oblong porous coated acetabular components in revision total hip arthroplasty. Clin Orthop Relat Res. 2000;371;154 - 60.

[40] Chen WM, Engh CA Jr, Hooper RH Jr, McAuley JP, Engh CA. Acetabular revisión with use of a bilobed component inserted without cement in patients who have acetabular bone-stock deficiency. J Bone Joint Surg Am. 2000; 82A;197 - 206.

[41] Moskal JT, Shen FH. The use of bilobed porous-coated acetabular components without structural bone graft for type Ⅲ acetabular defects in revision total hip arthroplasty. J Arthroplast. 2004;19;867 - 73.

[42] Gill TJ, Sledge JB, Muller ME. The management of sever acetabular bone loos using structural allograft and acetabular reinforcement devices. J Arthroplast. 2000;15;1 - 7.

[43] Zehntner MK, Ganz R. Midterm results (5. 5 - 10 years) of acetabular allograft reconstruction with the acetabular reinforcement ring during total hip revision. J Arthroplast. 1994;9;469 - 79.

[44] Watchtl SW, Jung M, Jakob RP, et al. The Burch-Schneider anti-protusio cage in acetabular revisión surgery: a mean follow-up of 12 years. J Arthroplast. 2000;15;959 - 63.

[45] Pieringer H, Auersperg V, Böhler N. Reconstruction of severe acetabular bone-deficiency: the Burch-Schneider anti-protrusio cage in primary and revision total hip arthroplasty. J Arthroplast. 2006;21(4);489 - 96.

[46] van der Linde M, Tonino A. Acetabular revisión with impacted grafting and a reinforcement ring: 42 patients followed for a mean of 10 years. Acta Orthop Scand. 2001;72;221 - 7.

[47] Winter E, Piert M, Volkmann R, Maurer F, Eingartner C, Weise K, et al. Allogeneic cancellous bone graft and a Burch-Schneider ring for acetabular reconstruction in revision hip arthroplasty. J Bone Joint Surg Am. 2001;83 - A: 862 - 7.

[48] Regis D, Sandri A, Ingrid Bonetti I. Acetabular reconstruction with the Burch-Schneider antiprotrusio cage and bulk allografts: minimum 10-year follow-up results. Biomed Res Int. 2014;2014;194076.

[49] Schneider L, Philippot R, Boyer B, Farizon F. Revision total hip arthroplasty using a reconstruction cage device and a cemented dual mobility cup. Orthop Traumatol Surg Res. 2011;97;807 - 13.

［50］ Goodman S，Saastamoinen H，Shasha N，Gross A． Complicationsof ilioischial reconstruction rings in revision total hiparthroplasty． J Arthroplast． 2004；19：436 － 46．

［51］ Regis D，Sandri A，Bonetti I，Bortolami O，Bartolozzi P． A minimum of 10-year follow-up of the Burch-Schneider cage and bulk allografts for the revision of pelvic discontinuity． J Arthroplast． 2012；27（6）：1057 － 63．

［52］ Vigdorchik JM，Yoon RS，Gilbert SL，Lipman JD，Bostrom MP． Retrieval and radiographic analysis of the Contour antiprotusio cage． Hip Int． 2017；27（4）：378 － 81．

［53］ Bostrom MP，Lehman AP，Buly RL，Lyman S，Nestor BJ． Acetabular revision with the Contour antiprotrusio cage：2-to 5-year follow up． Clin Orthop Relat Res． 2006；453：188 － 94．

［54］ Hosny HAH，El-Bakoury A，Fekry H，Keenan J． Mid-term results of graft augmentation prosthesis Ⅱ cage and impacted allograft bone in revision hip arthroplasty． J Arthroplasty． 2017． pii：S0883 － 5403（17）31065 － 3．

［55］ Gross AE，Goodman S． The current role of structural grafts and cages in revision arthroplasty of the hip． Clin Orthop Relat Res． 2004；429：193 － 200．

［56］ Beckmann NA，Weiss S，Klotz MC，Gondan M，Jaeger S，Bitsch RG． Loosening after acetabular revision：comparison of trabecular metal and reinforcement rings． Asystematic review． J Arthroplasty． 2014；29（1）：229 － 35．

［57］ Mäkinen T，Kuzyk P，Safir O，Backstein D，Gross AE． Role of cages in revision arthroplasty of the acetabulum． J Bone Joint Surg Am． 2016；98：233 － 42．

第九章　最先进的技术：结构性植骨联合笼架技术处理髋臼侧翻修

引　言

现在，需行下肢关节置换的病人正以一个飞快的速度增长，过去的研究[1,2] 和大数据[3,4] 表明：在美国，接下来25年，全髋关节置换术后翻修的数量将会增加137％，英国和澳大利亚的研究[5,6] 也可见同样的趋势。Bozic等人的研究[7] 表明：在髋关节各部件的翻修率中，髋臼侧假体翻修率以12.7％的概率排第三，仅次于全关节翻修（41.1％）和股骨头翻修（13.2％）。近年来，一些新的摩擦界面的面世算得上在假体改进方面取得的重大突破。陶瓷和第一、第二代高交联聚乙烯的组合，因其较低的磨损和骨质溶解，现在仍广泛用于初次人工关节置换[8-11]。尽管骨溶解明显减轻，但其仍造成了11％髋关节翻修[7,12]。Delee和Charnely创造了三分区法，将髋臼分为三个不同的区域，以此来定位髋臼侧的骨溶解[13]，这个方法现在仍在使用：首先以股骨头假体的中点为中心，做一条垂线和水平线，外上区域为Ⅰ区，中下区域为Ⅲ区，两者之间为Ⅱ区。Chiang等人的研究[14] 表明，骨水泥型和非骨水泥型髋臼假体骨溶解的方式不一样，骨水泥型假体的骨溶解主要发生在DeLee分区的Ⅲ区和Ⅰ区，而非骨水泥型假体则多见于Ⅱ区和Ⅲ区。

迄今为止，很多大师提出使用不同的分类方法来判断髋臼骨溶解的严重程度。Engh分类法主要通过髋臼边缘和髋臼骨床的完整性来分类[15]，Gustilo和Pastenak分类法则是基于髋臼壁的完整性来分类[16]；而D'Antonio等人[17] 则通过测量髋臼节段性或腔隙性骨缺损的范围、根据特殊类型的骨缺损（如骨盆不连续性或关节融合性骨缺损）来判断髋臼侧骨溶解的程度，这一分类方法现已成为美国骨科医师学会（AAOS）的官方分类法[18]。Gross分型[19] 根据髋臼骨缺损的百分比，将骨缺损分为包容性或非包容性骨缺损。Saleh分型[20] 通过取出髋臼假体后的缺损范围来分类。而Paprosky分型[21] 则依据髋臼有没有出现关键性的支撑结构骨缺损来分类。本书第二章详细地介绍了上述分类方法。

一般而言，我们会通过骨缺损的范围来选择不同的髋臼重建技术。有研究表明，当髋臼假体能与血运良好的髋臼有50％以上的覆盖，并且能够提供良好的初始稳定性的话，那样就可望得到可靠的骨结合[22-26]。但是，如果覆盖不到50％的话，最好加用一个髋臼加强环[27-29]。

在这一章里，我们回顾了许多用于髋关节置换术后严重髋臼骨缺损（Paprosky Ⅲ型）的重建技术。第一部分，我们将讨论仅使用结构性植骨的应用。第二部分，我们将探讨结构性植骨联合近端固定型髋臼加强环的应用。最后，我们将探讨结构性植骨联合近端和远端双固定型髋臼加强环的应用。

仅使用结构性植骨方案

20世纪90年代，就有报道在髋关节翻修中单用结构性植骨来进行髋臼侧的重建，但是由于骨丢失的严重程度不一，得到的结论也有所差别。结构性植骨可能因骨吸收和塌陷而造成内置物松动，进而造成翻修的失败引起了广泛关注，当其用于髋臼侧骨缺损较少（包括缺损少于50％）的患者时，最终的效果引起了一些争议，Morsi等人[30] 报道86％的患者髋臼生存率能超过平均生存时间（7.1年），

Woodgate 等人[31] 报道 80.6％的患者髋臼生存率为 10 年左右，Lee 等人[32] 报道 61％的患者髋臼生存率为 15 年、而 55％的患者髋臼生存率为 20 年。

对于髋臼骨缺损较大（缺损超过 50％）的患者，结构性植骨是很有必要的。植骨材料可来源于骨库，也可来源于患者股骨头[33,34] 或者股骨远端截骨[35]。在早期，Harris 和他的同事警告说可能会遇见灾难性的失败。Jasty 和 Harris[36] 报道 6 年假体失败率（平均失败时间为 5.4 年）为 32％，除一例患者为别的原因外，所有患者失败的原因均为明显的骨吸收，而且，有意思的是，髋臼植骨范围的大小，与髋臼内植物的松动正相关，并且骨吸收越严重，假体越易松动。类似地，在一篇最低时间为 2 年的随访研究中[37]，28.6％的患者有假体移位，而 30％的患者有明显的假体松动。更多的研究表明确实可能出现早期灾难性的手术失败，如 Paprosky 等人[40] 研究表明，在 Paprosky ⅢB 型髋臼缺损使用结构性植骨的翻修患者中，高达 70％的患者会在 5.1 年（假体的平均生存时间）时出现假体失效。Garbuz 等人报道 38 例患者使用结构性植骨辅以髋臼加强环行髋臼骨缺损翻修，得到了较好的结果（平均使用时间 7.5 年），而大部分未使用者均出现假体失效，因此他们提倡使用结构性植骨联合髋臼加强环来治疗髋臼骨缺损。不过，最新的研究显示，对于仅使用结构性植骨治疗 Paprosky ⅢA 型髋臼骨缺损中，74％的患者假体平均使用时间超过 10 年，甚至有 72％的患者假体平均使用时间能达 21 年。

臼杯-笼架技术

2005 年，Hanssen 和 Lewallen 首先研制出臼杯-笼架技术，它包括一个金属骨小梁外杯和一个跨髂骨及坐骨的抗内突 cage，cage 完全跨过整个臼杯（cup-cage 技术）（图 9-1），后来这个方法有所改进，从 full cup-cage 重建变为半臼杯-笼架重建，后者与前者刚好相反：它先将 cage 置入髋臼内，然后再用骨水泥把内衬固定。cage 无法诱导骨长入，而先置入金属骨小梁臼杯可允许甚至促进骨长入，重建技术的合理性就是基于这个事实。Kosashvili 等人[45] 报道 26 例患者使用此方法翻修髋臼，其中 24 例有骨盆不连续和严重髋臼骨缺损（血运良好的髋臼接触面积平均值为 15.8％），使用小骨块植骨后，再将臼杯-笼架重建在合适的位置，然后用骨水泥将聚乙烯内衬固定，平均随访 3.7 年后，有 3 例患者假体移位（11.5％），随后，他们将上述患者随访时间延长，对比另一组使用普通 cage 结构[46] 重建骨盆不连续的髋臼骨缺损患者，cup-cage 组平均随访时间为 6.8 年，普通 cage 组随访时间为 5.75 年，假体生存率相差较大：前者生存率为 87.2％，而后者仅为 49.9％。前者中有 4 例出现假体移位，其中 3 例进行了再翻修。Amenabar 团队也得出类似结论：使用 cup-cage 重建技术处理 Gross Ⅳ 型（髋臼非包容性骨缺损＞50％并影响到双柱）和 Gross Ⅳ 型（骨盆不连续）髋臼骨缺损，10 年以上的生存率为 85％。如之前所述，full cup-cage 技术通过移除笼架下半凸面部分可转变为 half cup-cage 技术，Sculco 提出的

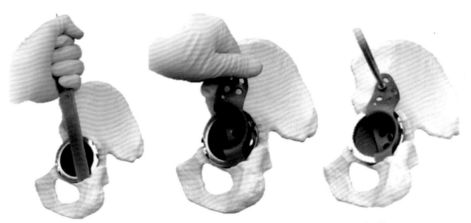

图 9-1 cup-cage 重建技术（图片由 Zimmer-Biomet 公司提供）

这个改良方法，他给了如下理由：①cage 插入坐骨的部分可导致骨盆不连续；②坐骨可能会骨折；③暴露游离坐骨时存在损伤坐骨神经危险。为研究 half cup-cage 半臼杯-笼架技术的优劣，Sculco 使用此技术行 27 例髋关节翻修，对比使用 full cup-cage 技术行 30 例髋关节翻修，所选病例均为 Paprosky ⅡB～ⅢB 型（包括缺损 60% 以上的骨盆不连续患者），两组之间结果无明显差异。而 full cup-cage 技术组有 2 例坐骨神经损伤发生，而 half cup-cage 技术组则无神经损伤，在平均 4.6 年的随访时间里，前者的假体生存率为 83%，而后者为 96%。虽然 cup-cage 重建术是相对较新的技术，但是对于重建大量骨缺损的髋臼翻修，却不失为一个切实可行和值得信赖的方法。

近端固定型加强环

穆勒环

20 世纪 80 年代，穆勒环面世，一直到现在仍有人使用，它能用于初次全髋置换、也能用于髋关节翻修中。它的主体为髋臼杯形状，后 2/3 区域有向外侧突出的凸缘，通常，需要在其上方加用 3～5 枚全螺纹松质骨螺钉来固定。为使固定更加牢固，其需要从后柱、内壁和髋臼上缘[49]加强固定，所以大部分情况下都需要植骨来达到坚强固定，因此，使用穆勒环进行严重骨缺损的髋关节翻修的研究鲜有报道。早期的研究[49,50]结果非常好，但是随访时间仅有 3～4 年，而且还缺乏对骨缺损范围的精确描述，因此很难从这些研究得到确切的结论。后来，Zehntner 和 Ganz[51]通过结构性植骨（植骨材料来源于新鲜冷冻股骨头）和穆勒环重建 AAOS Ⅲ 型（空洞性缺损合并节段性缺损）髋臼骨缺损，平均随访时间 7.2 年，45% 出现假体移位和失败，因此他们认为在 AAOS Ⅲ 型骨缺损病例中，有必要使用额外的内固定来加强固定。此后，Korovesis 等人[52]通过穆勒环和同种异体骨植骨治疗髋关节翻修，平均随访时间 9 年，无失败病例，但他们病例数较少且只有 8 个病例骨缺损达到 AAOS Ⅲ 型；van de Linde 和 Tonino[53]也得到类似的结论，他们的病例也仅有 13 例骨缺损达到 AAOS Ⅲ 型，而且他们随机采用穆勒环或布奇·施耐德 cage 来重建髋臼。Schlegel 等人为 164 例患者使用同种异体骨移植（来源于新鲜冻干股骨头）和穆勒环重建髋臼，其中 56% 的患者骨缺损达到 AAOS Ⅲ 型、5% 的达到 AAOS Ⅳ 型（有骨盆不连续），假体的五年生存率为 98%，但不同程度骨缺损的生存率无差异。Massin 等人使用穆勒环联合结构性植骨治疗节段性骨缺损或严重的空洞型臼顶缺损，随访时间以假体无菌性松动为止点，55% 的假体生存率为 11 年，他们认为力学上失败可能和结构性植骨后骨吸收有关。

在治疗髋臼明显骨缺损时，穆勒环并未作为一个广泛使用的手段来研究，从少量的文献报道来看，其似乎并不适合用于髋臼严重骨缺损的翻修。

近端和远端双固定型加强环

冈茨环

冈茨环的设计和穆勒环类似，但其比穆勒环多一个用于钩住髋臼下缘的钩，这个钩可以作为恢复髋关节解剖中心的方法（图 9-2）。冈茨环最初在发育性髋关节脱位患者的初次髋关节置换术中使用[56]，后来，德国的 Siebenrock 团队（包括冈茨医生本人）首次报道将其用于髋关节翻修[57]，他们用冈茨环为 57 个患者行髋关节翻修，其中 36 名患者有足够完整的随访数据，19 例患者合并有髋臼节段性和空洞型骨缺损、3 例患者有骨盆不连续，平均随访时间为 11.4 年，最后 8% 的患者进行了再次翻修，其中 2 例患者因假体无菌性松动、1 例患者因感染性松动。后来，Gerber 等人[58]报道将其用于 50 例髋关节 AAOS Ⅱ、Ⅲ、Ⅳ 型髋臼骨缺损患者中，骨缺损处都使用小块同种异体骨植骨处理，最后结果显示假体 10 年生存率为 81%，其中 7 例患者由于假体无菌性松动导致手术失败。后来，他们进一步的研究显

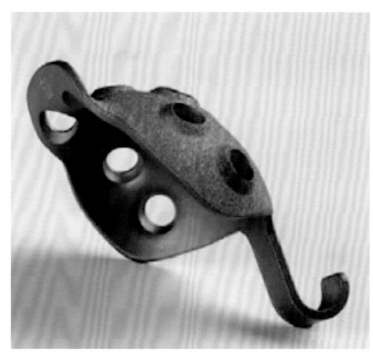

图 9-2 冈茨环（图片由 Zimmer-Biomet 公司提供）

示，冈茨环失败的唯一有意义的预测方法就是它在翻修时有不合适的固定，他们同时还得到结论，冈茨环可能不适合用于 AAOS Ⅳ型骨缺损或内壁受损的节段性骨缺损患者。一日本团队报道使用甘茨环联合同种异体骨植骨治疗 30 例髋关节翻修，得到类似结论，不过他们使用了他们自己的髋臼骨缺损分类方法，这使得他们的研究很难和别人做比较，而且，他们处理大面积骨缺损时使用了一个特殊的技术：先用 2~3 枚松质骨螺钉（"支撑螺钉"）固定同种异体骨植骨，再安装冈茨环。80.2％的患者假体生存率为 10 年（随访时间以假体无菌性松动为止点），30 例患者中有 5 例出现无菌性松动，但是都不需要行再翻修。Gerber 团队和日本团队都强调，75％的假体失败都是由于冈茨环没有放在正确的位置（特别是钩的位置不正确）、进而影响假体初始稳定性造成的。后来，Hourscht 等人[60] 报道使用冈茨环联合结构性植骨对 AAOS Ⅲ型和Ⅳ型髋臼骨缺损患者进行翻修，另外，他们对 AAOS Ⅳ患者加用了一块钢板加固，得出结论：通过多变量 Cox 回归分析，髋臼骨缺损的 AAOS 分型是导致失败的唯一独立危险因素；AAOS Ⅳ型失败率非常高，AAOS Ⅲ型 5 年以上生存率为 86％，而Ⅳ型仅 57％，因此，作者强调，当有骨盆不连续时，最好使用其他重建方式。

总之，这些数据显示冈茨环用在髋臼缺损小的患者时非常可靠，但不应用于 AAOS Ⅳ型髋臼缺损或内壁受损的节段性骨缺损的翻修。

科布尔髋臼加强假体及其改良

20 世纪 70 年代早期，在作者所在的医院，我们将金属-金属假体用于骨盆不连续合并髋臼大量骨缺损患者的全髋关节置换。为了一期同时固定骨折和植入假体，1974 年，Marcel Kerboull 构想出一个特别的髋臼金属骨架，交叉半球状，4 个臂，下方带固定钩，上方带固定钢板。起初是为了固定骨折或植入假体，后来，这个假体几乎用于所有髋臼重建，在术中充当导向器或者加强装置，联合大块冰冻股骨头植骨治疗髋臼骨缺损。在初次髋关节置换中，如果骨质条件差或者由于髋臼骨折或骨盆截骨造成解剖结构异常时，也常常会使用 Kerboull 装置来处理。大部分使用初代 Kerboull 假体重建的研究都来自法国，而 Chiaki Tanaka 根据日本人的特点改良了 Kerboull 假体，并取得了良好的结果。应该重视的是，大部分假体失败都和不合适的手术技术有关。表 9-1 可见不同团队使用 Kerboull 假体用于大范围髋臼缺损翻修后的随访数据比较。

表 9 - 1　　　　　　　　　　　　　　　Kerboull 假体用于大范围髋臼缺损翻修后的随访数据比较

研究 （作者）	年份	AAOS 缺损类型 （关节数量）	平均随访时间 （年）	研究中使用的假体	生存率/终点事件
Kim et al.[62]	2015	$n = 40$	12.8	KT + 大块植骨 + HA	94.9%/翻修因松动（type Ⅲ）
		Ⅲ（37）；Ⅱ（3）			
Hori et al.[63]	2011	$n = 32$	7.5	KT+ 大块或颗粒植骨	92.3%/翻修因松动或影像学松动
		Ⅳ（3）；Ⅲ（29）			
Akiyama et al.[64]	2011	$n = 40$	6.7	KT+ 大块或颗粒植骨	87%/翻修因松动或影像学松动
		Ⅲ（23）；Ⅱ（17）			
Okano et al.[65]	2010	$n = 31$	6.3	KT+ 大块或颗粒植骨	NA
		Ⅲ（29）；Ⅱ（2）			
Kawanabe et al.[66]	2007	$n = 42$	8.7	KT+ 大块或颗粒植骨	53%/髋臼假体失败（颗粒植骨）
		Ⅳ（1）；Ⅲ（28）			
		Ⅱ（13）			82%/髋臼假体失败（大块植骨）
Tanaka et al.[61]	2003	$n = 21$	5.3	KT + HA± 颗粒植骨	NA
		Ⅲ（16）；Ⅱ（5）			
Kerboull et al.[67]	2000	$n = 60$	8	Kerboull cage（original）+ 大块植骨	92.1%/髋臼假体松动
		Ⅳ（12）；Ⅲ（48）			

注：[a] Survival = 平均随访时间的生存率。NA = 无数据，KT = Kerboull 假体，HA = 羟基磷灰石，rx = 放射学。

力学原理

Kerboull 髋臼加强假体（KARD）是一个半球形、坚固、开放的结构，并可在假体与骨组织结合的初期通过破骨细胞的吸收，来预防过度植骨。同时，由于它特殊的设计，当放置在正确位置时，可非常准确地重建髋臼缺损，并与髋臼骨质匹配良好，为达到上述效果，挑选合适尺寸的 KARD 非常重要，不改变它的形状也同样重要，因为形状的改变会引起力学特性的改变。

KARD 的改良

初代 KARD（图 9 - 3）是一个由 316 L 不锈钢制成的四臂、交叉半球的结构。两条垂直相交的半球形钢板构成了它的外观。垂直的半球形钢板的远端为钩形，钩形的臂必须插在泪滴的下方的骨组织里，近端的臂为一个 4 孔圆形钢板，可用髂骨螺钉将假体固定在髋臼上方。水平的半球形钢板的两臂则是不对称结构：前臂比后臂短决定了其开口面有一个 10°的前倾。KARD 假体从小到大有 6 个型号，其髋臼内部分的外径从 37～54 mm 不等，借由骨水泥固定在髋臼内（图 9 - 4）。两个半球形钢板交叉处有一个孔，水平半球形钢板的两边各有一个孔，这三个孔可以用 3.5 mm 螺钉将同种异体骨骨块直接固定在假体上。

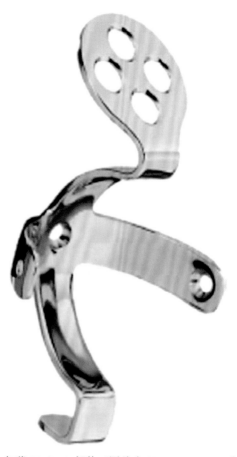

图 9 - 3　初代 Kerboull 假体（图片由 Zimmer-Biomet 公司提供）

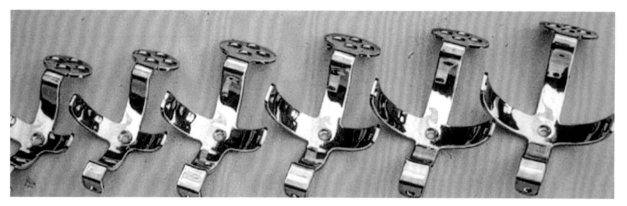

图 9 - 4　初代 KARD 的 6 个型号

　　在一些 Paprosky Ⅲ型累及泪滴的髋臼骨缺损的重建中，我们把假体放置在正常解剖位置上，观察到 KARD 假体近端和内侧移位的风险非常大。KARD 的初始稳定性确实对其远期生存率影响非常大，因此，我们最近改良了 KARD（又称 Kerboull Cage，瑞士圣彼得罗地区 Medacta 国际股份公司生产）。如（图 9 - 5）所示外观和型号数量没有改变，基于 Tanaka 等人[61] 的研究结果，为了加强其疲劳抗性，同时保证同样的刚性，Kerboull Cage 由 4 级钛合金（ASTM F67 医用钛）生产得来，并将其厚度由 2 mm 增至 2.5 mm、移除了水平臂两边的钉孔和垂直交叉处的钉孔。通过特定成分分析，我们发现 Kerboull Cage 的整体刚性并没有改变，体外实验显示其疲劳抗性较初代 KARD 更强（图 9 - 6）。初代 KARD 在 800 N 负荷、通过 570 000 个循环测试下出现碎裂，而 Kerboull Cage 在 1 500 N 负荷、通过 8 000 000 个循环测试下并未出现明显的碎裂（表 9 - 2）。

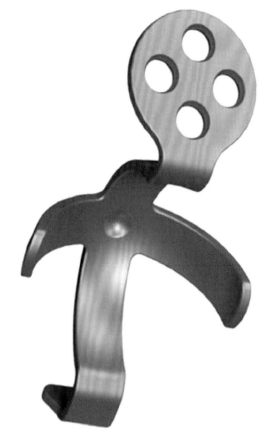

图 9 - 5　改进的 Kerboull 假体（图片由 Medacta 公司提供）

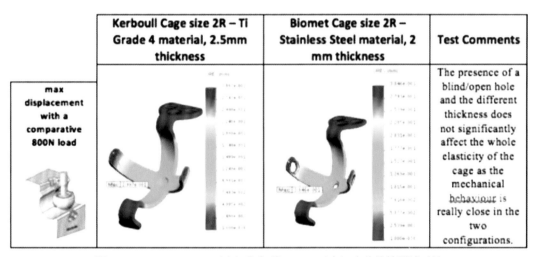

图 9 - 6　Kerboull Cage（左）和初代 KARD（右）疲劳抗性测试对比

表 9 - 2　　初代 KARD（Biomet）和改良 KARD（Medacta）的疲劳抗性结果（图片来源于 Medacta 公司）

Medacta Kerboull cage				Biomet CMK reinforcement cage			
样本	负荷/N	TOT 循环	结果	样本	负荷/N	TOT 循环	结果
1.1	3 400	5 140	断裂	1.1（步骤 1）	3 400	574	变形
1.2（步骤 1）	3 400	3 478	断裂	1.2（步骤 3）	800	1.58 百万	断裂
1.3（步骤 2）	2 300	21 406	断裂	1.3（步骤 3）	800	0.52 百万	断裂

续表

Medacta Kerboull cage				Biomet CMK reinforcement cage			
1.4（步骤3）+ 罗卡提（Locati）测定	800	5 百万	未失效	1.4（步骤3）	800	0.57 百万	断裂
	900	5.5 百万					
	1 000	6 百万					
	1 100	6.5 百万					
	1 200	7 百万					
	1 300	7.5 百万					
	1 400	8 百万					
	1 500	8 百万	断裂				
1.5（步骤3）+ 罗卡提（Locati）测定	800	5 百万	未失效	1.5（步骤3）	800	0.63 百万	断裂
	900	5.5 百万					
	1 000	6 百万					
	1 100	6.5 百万					
	1 200	7 百万					
	1 300	7.5 百万					
	1 400	8 百万					
	1 500	8 百万	断裂				
1.6（步骤3）+ 罗卡提（Locati）测定	800	5 百万	未失效				
	900	5.5 百万					
	1 000	6 百万					
	1 100	6.5 百万					
	1 200	7 百万					
	1 300	7.3 百万	断裂				

　　而且，为提高假体与患者骨组织的牢固程度，Kerboull Cage 凸起部分的表面有喷砂样表面处理。

　　最后，为了提高 Kerboull Cage 的初始稳定性，我们把假体远端的固定钩设计得更长，以适应髋臼远端出现部分毁损等特殊情况。

手术技术

　　在这一部分，我们不讨论如何做一个完美的切口来达到预期手术目的，而是觉得有必要尽可能多地暴露髋臼窝，以利于我们完整取出松动的假体和骨水泥碎片。完整切除依附在原假体上的纤维滑膜和骨缺损处的炎性肉芽组织是非常重要的，同时，也应该完整切除髋臼下缘残留的骨赘和纤维组织以便清楚的暴露髋臼的范围。随后，使用脉压冲洗泵彻底清洗髋臼窝。由于骨量丢失导致髋臼壁非常脆弱，应尽量避免使用髋臼锉。

　　当对侧髋关节未手术时，我们应根据术前放射学检查的预测假体型号，同时，术中则应根据髋臼下部分解剖上骨质间的宽度挑选假体型号（图 9-7）。

　　假体远端固定钩必须放置在泪滴远端偏后的区域，靠近坐骨（图 9-8）。髋臼假体放置在外展 40°～45°位置（图 9-9）。

一旦将假体放置在正确的位置，我们就可以用假体评估骨缺损的范围和区域、以及所需植骨材料的形状。假体上的 4 个臂不能因为适应骨缺损而被打开或者弯曲。通常从恢复髋臼顶的骨量开始重建骨缺损。无论何时，都要重建髋臼上面部分的骨缺损，可以使用新鲜冷冻股骨头的同种异体骨骨块（图 9 - 10）。可使用合适大小的股骨头骨片重建髋臼内壁，再将近端圆形臂通过 5 mm 螺钉固定在髂骨上（图

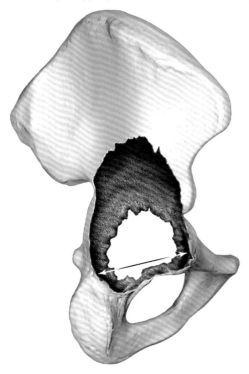

图 9 - 7　评估髋臼下部分解剖上骨质间的宽度

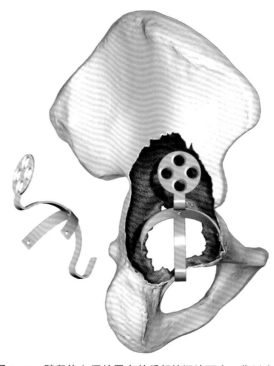

图 9 - 8　髋臼钩必须放置在其后部的泪滴下方，靠近坐骨

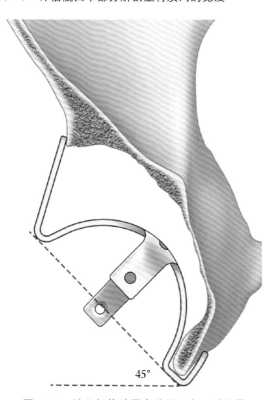

图 9 - 9　髋臼假体放置在外展 40°～45°位置

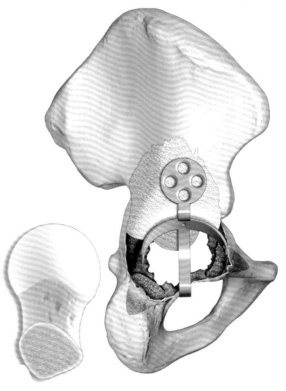

图 9 - 10　用新鲜冷冻股骨头的同种异体骨骨块重建髋臼上面部分的骨缺损

9–11），为了获得良好稳定性，至少需要拧入 2 枚螺钉（通常先从下方螺钉开始固定）。然后，所有螺钉都放置好了后，需再次拧紧固定。前壁和后壁的缺损可以使用楔形同种异体骨小骨块、从水平臂和前后壁之间的缝隙放入进行重建（图 9–12）。最后，用松质骨骨粒填满耻骨和坐骨里的空洞性缺损和不同骨块之间的间隙，防止骨水泥从缝隙里渗漏。

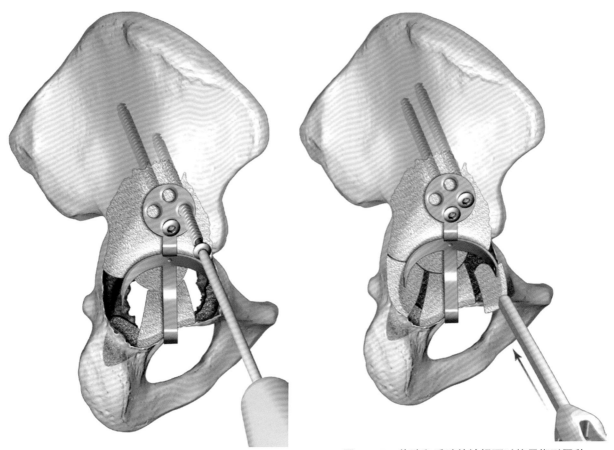

图 9–11　将近端圆形臂通过 5 mm 螺钉固定在髂骨上，为了获得良好稳定性，至少需要拧入 2 枚螺钉（通常先从下方螺钉开始固定）

图 9–12　前壁和后壁的缺损可以使用楔形同种异体骨小骨块、从水平臂和前后壁之间的缝隙放入进行重建

GAP 环：植骨增强型 cage

关于 GAP 环（植骨增强型 cage）的研究比较少，它的设计比较特殊，下方带钩，可固定于泪滴下方，上方有两个板条，可使用螺钉把假体固定在骨盆（图 9–13），外表面为喷涂了羟基磷灰石的钛合金。Duffy 等人[68] 报道为 17 例患者使用 GAP 环行髋关节翻修，其中 11 例为 AAOS Ⅲ 型髋臼骨缺损，6 例患者使用了股骨头骨块植骨，平均随访时间为 6.5 年。最新的随访情况，12 例患者例里，有 7 例患者假体仍然可用，5 例患者因 GAP 环疲劳性断裂行再翻修，其中有 4 例患者为骨—板条结合处断裂。因此，该作者得出结论：除非患者骨质能给予假体非常合适的支撑，否则最好别用这个假体。Buttaro 等人也发现早期严重的失败率，在他们的研究里，24 例患者为 AAOS Ⅲ 型或Ⅳ型髋臼骨缺损，通过 GAP 环和同种异体骨植骨重建，随访 34 个月，假体生存率为 67%。最后随访时有 9 例患者假体失败，其中 5 例患者因板条—臼杯结合处断裂导致假体失败。最终，他放弃在严重髋臼骨缺损、特别是 AAOS Ⅳ 型骨缺损患者中使用 GAP 环。

布奇·施耐德笼架及其改良

布奇·施耐德笼架之前在第九章讨论过。

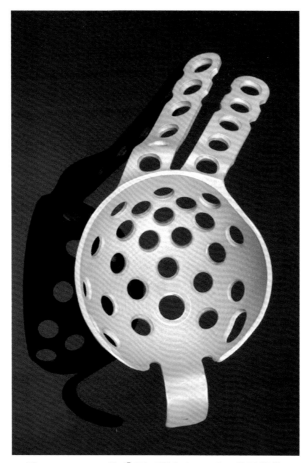

图 9‑13　GAP Ⅱ ® 环（图片由 Stryker 公司提供）

结　论

　　大面积髋臼骨缺损的重建是一个充满挑战的手术，现在，有许多的髋臼加强假体和重建技术（无论是否植骨）可以使用。髋臼重建最重要的是将髋关节的旋转中心恢复至正常解剖位置，并尽量确保假体的长期生存率。只有通过参考大量文献、总结经验和方法，依靠手术医生丰富的经验，才能很好地处理这些复杂的病例。

参考文献

［1］　Kurtz SM，Ong KL，Schmier J，Zhao K，Mowat F，Lau E. Primary and revision arthroplasty surgery caseloads in the United States from 1990 to 2004. J Arthroplast. 2009；24（2）：195‑203.

［2］　Kurtz S，Mowat F，Ong K，Chan N，Lau E，Halpern M. Prevalence of primary and revision total hip and knee arthroplasty in the United States from 1990 through 2002. J Bone Joint Surg Am. 2005；87（7）：1487‑97.

［3］　Kurtz SM，Ong KL，Lau E，Bozic KJ. Impact of the economic downturn on total joint replacement demand in the United States：updated projections to 2021. J Bone Joint Surg Am. 2014；96（8）：624‑30.

［4］　Kurtz S，Ong K，Lau E，Mowat F，Halpern M. Projections of primary and revision hip and knee arthroplasty in the United States from 2005 to 2030. J Bone Joint Surg Am. 2007；89（4）：780‑5.

［5］　Inacio MCS，Graves SE，Pratt NL，Roughead EE，Nemes S. Increase in total joint arthroplasty projected from 2014 to 2046 in Australia: a conservative local model with international implications. Clin Orthop Relat Res. 2017;475(8): 2130 - 7.

[6] Patel A, Pavlou G, Mújica-Mota RE, Toms AD. The epidemiology of revision total knee and hip arthroplasty in England and Wales: a comparative analysis with projections for the United States. A study using the National Joint Registry dataset. Bone Joint J. 2015;97 - B(8):1076 - 81.

[7] Bozic KJ, Kurtz SM, Lau E, Ong K, Vail TP, Berry DJ. The epidemiology of revision total hip arthroplasty in the United States. J Bone Joint Surg Am. 2009;91(1):128 - 33.

[8] Hanna SA, Somerville L, McCalden RW, Naudie DD, MacDonald SJ. Highly cross-linked polyethylene decreases the rate of revision of total hip arthroplasty compared with conventional polyethylene at 13 years' follow-up. Bone Joint J. 2016;98 - B(1):28 - 32.

[9] Shen C, Tang ZH, Hu JZ, Zou GY, Xiao RC, Yan DX. Does cross-linked polyethylene decrease the revision rate of total hip arthroplasty compared with conventional polyethylene? A metaanalysis. Orthop Traumatol Surg Res. 2014; 100(7):745 - 50.

[10] Bitsch RG, Loidolt T, Heisel C, Ball S, Schmalzried TP. Reduction of osteolysis with use of Marathon cross-linked polyethylene. A concise follow-up, at a minimum of five years, of a previous report. J Bone Joint Surg Am. 2008;90 (7):1487 - 91.

[11] Epinette J-A, Jolles-Haeberli BM. Comparative results from a National Joint Registry hip data set of a new cross-linked annealed polyethylene vs both conventional polyethylene and ceramic bearings. J Arthroplast. 2016;31(7): 1483 - 91.

[12] Delaunay C, Hamadouche M, Girard J, Duhamel A, So FG. What are the causes for failures of primary hip arthroplasties in France? Clin Orthop Relat Res. 2013;471(12):3863 - 9.

[13] DeLee JG, Charnley J. Radiological demarcation of cemented sockets in total hip replacement. Clin Orthop Relat Res. 1976;121:20 - 32.

[14] Chiang PP, Burke DW, Freiberg AA, Rubash HE. Osteolysis of the pelvis: evaluation and treatment. Clin Orthop Relat Res. 2003;417:164 - 74.

[15] Engh CA, Glassman AH, Griffin WL, Mayer JG. Results of cementless revision for failed cemented total hip arthroplasty. Clin Orthop Relat Res. 1988;235:91 - 110.

[16] Gustilo RB, Pasternak HS. Revision total hip arthroplasty with titanium ingrowth prosthesis and bone grafting for failed cemented femoral component loosening. Clin Orthop Relat Res. 1988;235:111 - 9.

[17] D'Antonio JA, Capello WN, Borden LS, Bargar WL, Bierbaum BF, Boettcher WG, et al. Classification and management of acetabular abnormalities in total hip arthroplasty. Clin Orthop Relat Res. 1989;243:126 - 37.

[18] Sheth NP, Nelson CL, Springer BD, Fehring TK, Paprosky WG. Acetabular bone loss in revision total hip arthroplasty: evaluation and management. J Am Acad Orthop Surg. 2013;21(3):128 - 39.

[19] Gross AE, Allan DG, Catre M, Garbuz DS, Stockley I. Bone grafts in hip replacement surgery. The pelvic side. Orthop Clin North Am. 1993;24(4):679 - 95.

[20] Saleh KJ, Holtzman J, Gafni Asaleh L, Jaroszynski G, Wong P, Woodgate I, et al. Development, test reliability and validation of a classification for revision hip arthroplasty. J Orthop Res. 2001;19(1):50 - 6.

[21] Paprosky WG, Perona PG, Lawrence JM. Acetabular defect classification and surgical reconstruction in revision arthroplasty. A 6-year follow-up evaluation. J Arthroplast. 1994;9(1):33 - 44.

[22] Della Valle CJ, Berger RA, Rosenberg AG, Galante JO. Cementless acetabular reconstruction in revision total hip arthroplasty. Clin Orthop Relat Res. 2004;420:96 - 100.

[23] Hallstrom BR, Golladay GJ, Vittetoe DA, Harris WH. Cementless acetabular revision with the Harris-Galante porous prosthesis. Results after a minimum of ten years of follow-up. J Bone Joint Surg Am. 2004;86 - A(5):1007 - 11.

[24] Park DK, Della Valle CJ, Quigley L, Moric M, Rosenberg AG, Galante JO. Revision of the acetabular component without cement. A concise follow-up, at twenty to twenty-four years, of a previous report. J Bone Joint Surg Am. 2009;91(2):350 - 5.

［25］ Templeton JE，Callaghan JJ，Goetz DD，Sullivan PM，Johnston RC. Revision of a cemented acetabular component to a cementless acetabular component. A ten to fourteen-year follow-up study. J Bone Joint Surg Am. 2001 2001/11//；83-A(11)：1706 - 11.

［26］ Trumm BN，Callaghan JJ，Liu SS，Goetz DD，Johnston RC. Revision with cementless acetabular components：a concise follow-up，at a minimum of twenty years，of previous reports. J Bone Joint Surg Am. 2012；94(21)：2001 - 4.

［27］ Boscainos PJ，Kellett CF，Maury AC，Backstein D，Gross AE. Management of periacetabular bone loss in revision hip arthroplasty. Clin Orthop Relat Res. 2007；465：159 - 65.

［28］ Garcia-Cimbrelo E. Porous-coated cementless acetabular cups in revision surgery：a 6-to 11-year follow-up study. J Arthroplast. 1999；14(4)：397 - 406.

［29］ Goodman S，Saastamoinen H，Shasha N，Gross A. Complications of ilioischial reconstruction rings in revision total hip arthroplasty. J Arthroplast. 2004；19(4)：436 - 46.

［30］ Morsi E，Garbuz D，Gross AE. Revision total hip arthroplasty with shelf bulk allografts. A long-term follow-up study. J Arthroplast. 1996；11(1)：86 - 90.

［31］ Woodgate IG，Saleh KJ，Jaroszynski G，Agnidis Z，Woodgate MM，Gross AE. Minor column structural acetabular allografts in revision hip arthroplasty. Clin Orthop Relat Res. 2000；371：75 - 85.

［32］ Lee PTH，Raz G，Safir OA，Backstein DJ，Gross AE. Long-term results for minor column allografts in revision hip arthroplasty. Clin Orthop Relat Res. 2010；468(12)：3295 - 303.

［33］ Harris WH. Allografting in total hip arthroplasty：in adults with severe acetabular deficiency including a surgical technique for bolting the graft to the ilium. Clin Orthop Relat Res. 1982；162：150 - 64.

［34］ Harris WH，Crothers O，Oh I. Total hip replacement and femoral-head bone-grafting for severe acetabular deficiency in adults. J Bone Joint Surg Am. 1977；59(6)：752 - 9.

［35］ Sporer SM，O'Rourke M，Chong P，Paprosky WG. The use of structural distal femoral allografts for acetabular reconstruction. Surgical technique. J Bone Joint Surg Am. 2006；88(Suppl 1 Pt 1)：92 - 9.

［36］ Jasty M，Harris WH. Salvage total hip reconstruction in patients with major acetabular bone deficiency using structural femoral head allografts. J Bone Joint Surg Br. 1990；72(1)：63 - 7.

［37］ Pollock FH，Whiteside LA. The fate of massive allografts in total hip acetabular revision surgery. J Arthroplast. 1992；7(3)：271 - 6.

［38］ Hooten JP，Engh CA，Engh CA. Failure of structural acetabular allografts in cementless revision hip arthroplasty. J Bone Joint Surg Br. 1994；76(3)：419 - 22.

［39］ Kwong LM，Jasty M，Harris WH. High failure rate of bulk femoral head allografts in total hip acetabular reconstructions at 10 years. J Arthroplast. 1993；8(4)：341 - 6.

［40］ Paprosky WG，Magnus RE. Principles of bone grafting in revision total hip arthroplasty. Acetabular technique. Clin Orthop Relat Res. 1994；298：147 - 55.

［41］ Garbuz D，Morsi E，Gross AE. Revision of the acetabular component of a total hip arthroplasty with a massive structural allograft. Study with a minimum five-year follow-up. J Bone Joint Surg Am. 1996；78(5)：693 - 7.

［42］ Brown NM，Morrison J，Sporer SM，Paprosky WG. The use of structural distal femoral allograft for acetabular reconstruction of paprosky type ⅢA defects at a mean 21 years of follow-up. J Arthroplast. 2016；31(3)：680 - 3.

［43］ Sporer SM，O'Rourke M，Chong P，Paprosky WG. The use of structural distal femoral allografts for acetabular reconstruction. Average ten-year follow-up. J Bone Joint Surg Am. 2005；87(4)：760 - 5.

［44］ Hanssen AD，Lewallen DG. Modular acetabular augments：composite void fillers. Orthopedics. 2005；28(9)：971 - 2.

［45］ Kosashvili Y，Backstein D，Safir O，Lakstein D，Gross AE. Acetabular revision using an antiprotrusion (ilio-ischial) cage and trabecular metal acetabular component for severe acetabular bone loss associated with pelvic discontinuity. J Bone Joint Surg Br. 2009；91(7)：870 - 6.

［46］ Abolghasemian M，Tangsaraporn S，Drexler M，Barbuto R，Backstein D，Safir O，et al. The challenge of pelvic discontinuity：cup-cage reconstruction does better than conventional cages in mid-term. Bone Joint J. 2014；96 - B(2)：

195 - 200.

[47] Amenabar T, Rahman WA, Hetaimish BM, Kuzyk PR, Safir OA, Gross AE. Promising midterm results with a cup-cage construct for large acetabular defects and pelvic discontinuity. Clin Orthop Relat Res. 2016;474(2):408 - 14.

[48] Sculco PK, Ledford CK, Hanssen AD, Abdel MP, Lewallen DG. The evolution of the cup-cage technique for major acetabular defects: full and half cup-cage reconstruction. J Bone Joint Surg Am. 2017;99(13):1104 - 10.

[49] Haentjens P, Handelberg F, Casteleyn PP, Opdecam P. The Müller acetabular support ring. A preliminary review of indications and clinical results. Int Orthop. 1986;10(4):223 - 30.

[50] Schatzker J, Glynn MK, Ritter D. A preliminary review of the Müller acetabular and BurchSchneider antiprotrusio support rings. Arch Orthop Trauma Surg Arch Orthopadische UnfallChir. 1984;103(1):5 - 12.

[51] Zehntner MK, Ganz R. Midterm results (5. 5 - 10 years) of acetabular allograft reconstruction with the acetabular reinforcement ring during total hip revision. J Arthroplasty. 1994;9(5):469 - 79.

[52] Korovessis P, Stamatakis M, Baikousis A, Katonis P, Petsinis G. Mueller roof reinforcement rings. Medium-term results. Clin Orthop Relat Res. 1999;362:125 - 37.

[53] van der Linde M, Tonino A. Acetabular revision with impacted grafting and a reinforcement ring: 42 patients followed for a mean of 10 years. Acta Orthop Scand. 2001;72(3):221 - 7.

[54] Schlegel UJ, Bitsch RG, Pritsch M, Clauss M, Mau H, Breusch SJ. Mueller reinforcement rings in acetabular revision: outcome in 164 hips followed for 2 - 17 years. Acta Orthop. 2006;77(2):234 - 41.

[55] Massin P, Tanaka C, Huten D, Duparc J. Treatment of aseptic acetabular loosening by reconstruction combining bone graft and Müller ring. Actuarial analysis over 11 years. Rev Chir Orthop Reparatrice Appar Mot. 1998;84(1):51 - 60.

[56] Gill TJ, Siebenrock K, Oberholzer R, Ganz R. Acetabular reconstruction in developmental dysplasia of the hip: results of the acetabular reinforcement ring with hook. J Arthroplast. 1999;14(2):131 - 7.

[57] Siebenrock KA, Trochsler M, Sadri H, Ganz R. Hooked roof cup in revision of difficult loose hip prosthesis cups. Results after a minimum of 10 years. Orthopade. 2001;30(5):273 - 9.

[58] Gerber A, Pisan M, Zurakowski D, Isler B. Ganz reinforcement ring for reconstruction of acetabular defects in revision total hip arthroplasty. J Bone Joint Surg Am. 2003;85 - A(12):2358 - 64.

[59] Uchiyama K, Takahira N, Fukushima K, Yamamoto T, Moriya M, Itoman M. Radiological evaluation of allograft reconstruction in acetabulum with Ganz reinforcement ring in revision total hip replacement. J Orthop Sci. 2010;15(6):764 - 71. https://doi. org/10. 1007/s00776 - 010 - 1549 - y.

[60] Hourscht C, Abdelnasser MK, Ahmad SS, Kraler L, Keel MJ, Siebenrock KA, et al. Reconstruction of AAOS type Ⅲ and Ⅳ acetabular defects with the Ganz reinforcement ring: high failure in pelvic discontinuity. Arch Orthop Trauma Surg. 2017;137(8):1139 - 48.

[61] Tanaka C, Shikata J, Ikenaga M, Takahashi M. Acetabular reconstruction using a Kerboulltype acetabular reinforcement device and hydroxyapatite granules: a 3-to 8-year follow-up study. J Arthroplast. 2003;18(6):719 - 25.

[62] Kim Y, Tanaka C, Kanoe H. Long-term outcome of acetabular reconstruction using a Kerboulltype acetabular reinforcement device with hydroxyapetite granule and structural autograft for AAOS type Ⅱ and Ⅲ acetabular defects. J Arthroplasty. 2015;30(10):1810 - 4. https://doi. org/10. 1016/j. arth. 2015. 04. 034.

[63] Hori J, Yasunaga Y, Yamasaki T, Yoshida T, Oshima S, Yamasaki K, Matsuo T, Ochi M. Midterm results of acetabular reconstruction using a Kerboull-type acetabular reinforcement device. Int Orthop. 2012;36(1):23 - 6. https://doi. org/10. 1007/s00264 - 011 - 1248 - 0.

[64] Akiyama H, Yamamoto K, Tsukanaka M, Kawanabe K, Otsuka H, So K, Goto K, Nakamura T. Revision total hip arthroplasty using a Kerboull-type acetabular reinforcement device with bone allograft: minimum 4. 5-year follow-up results and mechanical analysis. J Bone Joint Surg Br. 2011;93(9):1194 - 200. https://doi. org/10. 1302/0301 - 620x. 93b9. 26598.

[65] Okano K, Miyata N, Enomoto H, Osaki M, Shindo H. Revision with impacted bone allografts and the Kerboull cross plate for massive bone defect of the acetabulum. J Arthroplasty. 2010;25(4):594 - 9. https://doi. org/10.

1016/j. arth. 2009. 04. 003.

［66］ Kawanabe K，Akiyama H，Onishi E，Nakamura T. Revision total hip replacement using the Kerboull acetabular reinforcement device with morsellised or bulk graft：results at a mean follow-up of 8. 7 years. J Bone Joint Surg Br. 2007;89(1):26 - 31. https://doi. org/10. 1302/0301 - 620x. 89b1. 18037.

［67］ Kerboull M，Hamadouche M，Kerboull L. The Kerboull acetabular reinforcement device in major acetabular reconstructions. Clin Orthop Relat Res. 2000;378;155 - 68.

［68］ Duffy GP，O'Connor MI，Brodersen MP. Fatigue failure of the GAP ring. J Arthroplast. 2007;22(5):711 - 4.

［69］ Buttaro MA，de la Rosa DM，Comba F，Piccaluga F. High failure rate with the GAP Ⅱ ring and impacted allograft bone in severe acetabular defects. Clin Orthop Relat Res. 2012;470(11):3148 - 55.

第十章　金属环联合水泥型双动杯在全髋置换翻修术中的应用

引　言

接受全髋置换术的患者数量持续在增加。这是一世界性的趋势，结果表明与以下因素相关，包括髋关节外科技术的进步，术后功能恢复良好，人口寿命延长，更高的运动要求，以及不管是对年轻患者或者老年患者来说，全髋置换术适应证在扩大。因此，全髋置换翻修的患者随着时间推移也在显著增长[4,8,19,32]。Kurtz 等人报道[18,19]，2009—2010 年间，美国初次置换手术量增长了 6%，而翻修术增长了 10.8%，至 2030 年，预计初次置换将增长 174%，而翻修术将在 2026 年翻一倍。同样，Bozic 等人报道[4]，在 2005—2010 年间，全髋翻修术将增长 23%。

然而，全髋翻修术仍然是骨科医生的挑战。相比初次置换，翻修术生存率较低，并发症也更加常见，主要为松动、不稳、感染和骨折。髋关节不稳是全髋翻修术后主要并发症之一，也是再次翻修最常见的原因之一[1,4,10,16,27]。脱位一般出现较早，术后 2～3 年。初次置换后，髋关节不稳发生率为 0.2%～7%，而在翻修术后，发生率升至 35%[1,10,16,25,27]。

在一项因髋关节不稳行全髋翻修术的 539 例髋的回顾性分析中发现，Jo 等人报道，15 年内再次脱位和再翻修的发病率分别为 34.5% 和 45.9%，且具有累积效应。

其中原因涉及多方面，比如髋关节撞击和或软组织功能障碍，与患者本身年龄、性别、初步诊断、基础疾病相关，也与手术入路、假体安放位置相关，同时，假体设计（包括头、颈、臼杯）以及术后康复也影响手术效果。

髋关节不稳的翻修手术仍然是具有挑战性的。术式有多种，包括软组织手术（内收肌群重建），增大髋关节程度和偏心距，使用限制型髋臼假体，使用大型号的股骨头假体来增大撞击前的活动范围，头颈比和跳跃距离。限制型假体会限制活动范围，导致高应力传导使衬垫受损，锁定机制障碍，脱位以及松动。大型号股骨头假体引起聚乙烯磨损及其厚度丢失，导致细聚乙烯衬垫裂开，头颈连接处扭转力加大致磨损溶解以及假体-髂腰肌撞击引起的腹股沟疼痛。最后，这些方法效果均不佳，文献表明这些方法结果都令人失望，尤其对于髋关节不稳高发生率的患者[1,10]。

双动杯

双动（double mobility）概念最早由法国人 Gilles Bousquet 于 20 世纪 70 年代提出。双动杯包括两组关联组件：一组是股骨头假体和活动性聚乙烯组件组成的小型枢纽，另外一组大型枢纽由活动性聚乙烯组件与金属内表面组成。该非限制性装置可充分利用头的大小以及头颈率，从而能在不撞击和不影响关节稳定性的情况下，改善假体活动度。双动指的是在该两组关联组件中都具备活动性，但主要在内层关联组件中，只有在活动到最大限度时，外层关联组件间才会活动。为了改善关节活动度同时消除撞击，以及避免髂腰肌肌腱与臼杯的撞击，最初非骨水泥型假体椭圆球型设计已进行很大程度上的优化和改良。通过在 Shell 的涂层上利用等离子喷涂技术加以羟基磷灰石和钛，又称作双涂层材料，或者带有微孔结构的金属涂层，从而改良假体涂层性能，促使骨长入，增强骨与假体的固定（图 10 - 1）。

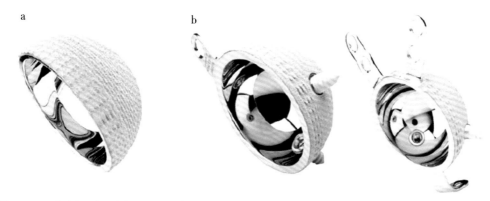

图 10 - 1　非水泥型双动杯（Novae ©，Serf-Dedienne，France）。a. 首次置换用。b. 翻修用

现代双动全髋关节假体在磨损、稳定性和寿命方面优于大直径股骨头假体和限制性内衬假体。临床报道表明，第一代假体 15 年存活率为 81%，20 年存活率为 75%[3,12]。设计改良后，6～8 年存活率高达 95% 以上，但如今，10 年以上存活率数据还没有资料报道[7,8,12]。

很多系列报道体现双动杯在预防初次置换和翻修术后脱位有效。在使用双动杯的初次全髋置换中，即便患者存在脱位风险，脱位发生率为 0%～4.6%，且不随时间而增加[12,14,26,30,31]。在易脱位的全髋置换术中，使用双动杯术后再脱位发生率为 0%～5.5%[15,16,20,24]。双动杯在翻修术中使用也有报道称脱位发生率低，为 0%～5%[7,8,25,26]。De Martino[8] 等人在一包含 17 908 例使用双动杯进行髋关节置换的系统性综述中发现，初次置换脱位平均发生率和假体间脱位（头与聚乙烯组件错位）平均发生率分别为 0.9% 和 0.7%，而翻修术后为 3% 和 1.3%。同样，Darrith 等人[7] 报道总数为 10 783 例双动杯初次置换患者中，无菌性松动，假体间脱位以及脱位发生率分别为 1.3%～1.1% 以及 0.46%；8.5 年假体存活率为 98%。在 3 008 例双动杯翻修术患者中，无菌性髋臼侧松动，假体间脱位和脱位发生率分别为 1.4%、0.3% 和 2.2%，5.4 年假体存活率为 96.6%。两组数据得出结论，双动杯对初次置换和全髋翻修均能降低不稳定发生的风险。

相较于传统的关联组件和组件间脱位，不断增加的磨损更令我们关切，而现有假体的设计已经基本解决这一问题。组件间脱位是一种特殊的术后脱位，在第一代内置物就存在，发生率为 2%～4%[3,12,23,30]。脱位机制为聚乙烯组件持续的边缘磨损，通过优化头颈连接处结构，新一代的内置物聚乙烯组件在持续的边缘区域的损伤降低，从而将组件间脱位 6 年和 10 年发生率分别降至 0% 和 0.28%[7,8,31]。内衬穿透损伤过去常常用来评估传统金属对聚乙烯假体容积性磨损，但不能有效反映双动杯磨损的情况，因为后者有两套关联组件。第一代双动杯内置物收回后经测试后发现磨损量少[3,12]。Boyer 等人报道，双动杯的两套关联组件不会引起过多的磨损。中位磨损量为 38 mm³/年，与水泥固定聚乙烯内衬类似，并且较非骨水泥型内衬磨损量低。同样，Gaudin 等人表明传统聚乙烯在体外磨损量与标准和双动杯相当，证明双动杯临床优势长期有效。

特定的 DM 髋臼杯已经被设计用于在骨量少、骨质差和翻修病例中，通过额外的插钉、臼上缘螺钉、钩和翼结构，确保了无水泥固定的可靠性，最近还使用了模块化的髋臼杯来固定螺钉和金属内衬（图 10 - 1）。然而，在严重骨量丢失的全髋关节翻修病例中，无骨水泥固定可能会受到影响，特别是如果髋臼植入物放置在其原始位置附近，而这已然是长期维持髋关节功能的手术要点。尽管已经提出了其他无水泥方案，有时需要接受高髋中心（双叶杯、三翼杯和巨型杯，具有金属小梁的重建杯），可能需要使用水泥。

在使用骨水泥的全髋关节翻修中，使用非支撑异体结构植骨行髋臼重建已被证明具有较高失效率。相比之下，当使用髋臼加强装置进行支撑时，报告的失效率很低[2,17,33,35]。直接将水泥型 DM 植入物固定在骨中而不使用加强装置存在争议。尽管 Haen 等人最近报道了仅 1.5% 的松动率和 98% 的 5 年生存率，但大多数病例系列报导了较高的松动率[5,15,29]。因此，将水泥型 DM 假体置于加强装置可能是一种有趣的方案。有许多金属加强装置可用（Muller 环，Bursch 环，Link 钛网，Kerboull 十字假体）。选择何种装置主要基于外科医生的习惯和髋臼病变的严重程度。Kerboull 十字假体（KC）是一种开放式装置，该足够的柔韧度符合髋臼骨的弹性，同时足够坚固以保持牢固固定。它由两个支架组成。垂直支架末端带有钩子，必须插入髋臼下缘下方，并带有一个圆形板用于髂骨螺钉固定。水平支架是不对称的，向前较短，可产生 10° 的前倾角。它有助于恢复髋关节旋转中心，在 THA 翻修术髋臼重建中获得了非常满意的长期效果[17]。

手术技术

翻修术为恢复髋关节解剖和功能提供了可能。手术包括恢复骨量，假体植入正确位置，与骨持久固定，获得关节稳定性。

手术入路使用后外侧切口或者外侧切口然后进行转子截骨。为了将初次植入的髋臼侧假体、骨水泥（如果存在的话）以及瘢痕组织去除，我们需要充分暴露。在此过程中，切忌扩大髋臼侧骨缺损。每次术中都要再次评估臼侧骨缺损的程度，是否和术前在 X 线和/或者 CT 上估计的一致。评估假体柄的位置和固定强度后决定取或保留。如果选择保留假体柄，需要准备相匹配的股骨头假体，同时能和新的双动杯聚乙烯插口相匹配。

手术第一步是确定 KC 组件正确的位置和型号（图 10‑4 和图 10‑5）。外直径不能太大，除非前后向不匹配，要与未损伤的髋臼大小接近，通常可以通过测量健侧得到。需要注意的是 KC 能容纳双动杯水泥外壳，意味着 KC 内径要比双动杯大 2 mm。将 KC 植入正确的位置是至关重要的。KC 下方钩状结构固定正确位置位于闭孔上缘，通过圆形板水平利用 3～4 颗螺钉固定于髂骨，45° 外展位垂直打入，意味着上方钛板不能弯也不能前后移动。钢板的螺钉于＞40° 向后 0°～10° 置入。实际操作中，模板对确定 KC 的位置和型号大小，以及是否需要进行髋臼侧重建提供帮助。通常我们需要同种异体骨植骨重建臼顶。我们使用打压植骨（使用骨条），或者进行同种异体骨结构性植骨，辅以骨水泥固定来治疗残存的髋臼侧骨缺损。

髋臼重建以及 KC 固定后需要通过术中摄片确认，之后再骨水泥固定双动杯。双动杯于前倾 10°～15°，外展 45° 置入 KC 骨水泥中。金属外杯表面有环形和纵形的沟槽改善水泥固定

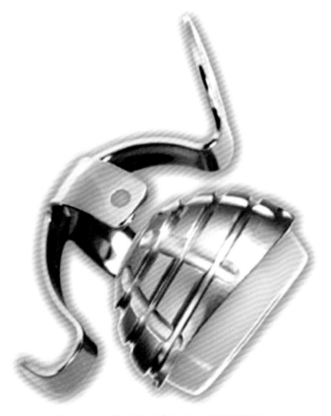

图 10‑2　在 KC 组件中的水泥型双动杯

（图 10‑2 和图 10‑3）。金属外杯直径比 KC 内径小 2 mm，使水泥支架能保留 2 mm 厚度。该骨水泥技术决定了固定质量以及内置物稳定性。推荐使用含有庆大霉素的中黏度骨水泥。

最后，我们将组配股骨头假体插入活动性聚乙烯插口中，通常使用 28 mm 直径股骨头。然后整体打入股骨柄，最后将髋关节复位。

术后常规预防性使用抗凝药物，妥善制动髋关节，6 周内早期挂双拐完全负重（图 10‑4 和图

10 - 5）。

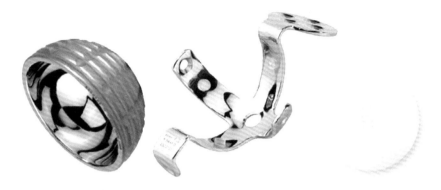

图 10 - 3　水泥型双动杯及对应的 Kerboull cross 组件和移动性聚乙烯内衬

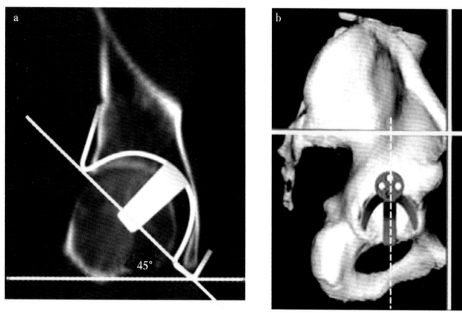

图 10 - 4　与髋臼直径相适应的 KC 型号。a. 适合型号 KC 组件的正确安放。b. KC 组件垂直轴必须与骨盆前平面平行

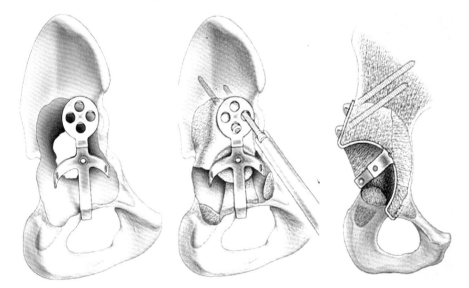

图 10 - 5　KC 板的安放及髋臼缺损结构植骨重建。KC 板下方勾结构应置于闭孔下缘下方，上方板应斜向 45°置于髂骨水平

结　果

　　2007 年 7 月至 2011 年 4 月间，我们进行了 38 名患者（女性 21 名，男性 17 名），40 例全髋翻修，均使用 KC 结合骨水泥双动杯技术（图片 10 - 6 和图 10 - 7）。平均年龄 74 岁（18～70 岁）。每位患者上一次全髋置换的次数为 1～6 次不等，平均 1.8。全髋翻修主要原因为无菌性松动，伴或不伴骨溶解（30 例髋），感染（2d 级）（4 例髋），持续性疼痛（2 例），复发性脱位（2 例），假体周围骨折（2 例）。所有患者均合并髋臼侧缺损（Ⅲ型或Ⅳ型，AAOS 和 Paprosky 分级）。有 6 例单极和 34 例双极翻修分别使用 22 例水泥柄和 12 例非水泥柄（图 10 - 7）。分别使用结构性股骨头异体骨（32 例）或水泥（8 例）

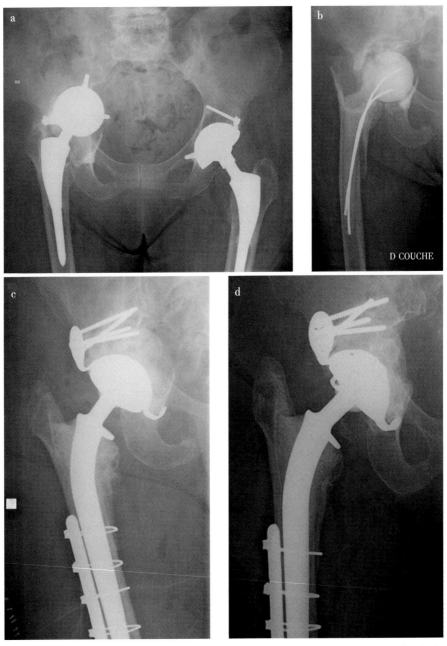

图 10 - 6　86 岁女性，患帕金森病，曾行双侧非水泥型全髋置换。**a.** 左髋深部感染伴髋臼假体移位。**b.** 二期全髋翻修术。丙烯酸间隔。**c.** 髋臼重建后使用 KC 板水泥固定双动杯全髋翻修。**d.** 术后 1.5 年效果优秀

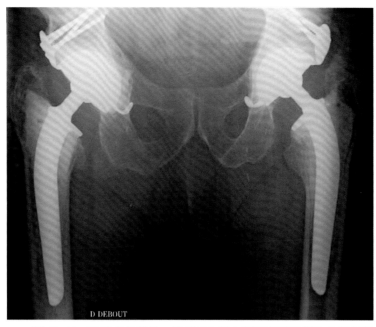

图 10 - 7　75 岁老年男性，使用 KC 板水泥固定双动杯和水泥柄进行双侧双极全髋翻修术。术后 2 年双侧手术效果优秀

进行髋臼重建。双动头平均直径为 49 mm（45～55 mm）。32 例股骨头为 28 mm（25 例金属头，7 例陶瓷头）以及 8 例直径为 22.2 mm 的金属头。

2 例患者术后失访，1 例患者非相关原因死亡。其余所有患者均进行临床和影像学测试总结如下。2 例患者出现术后部分神经性麻痹，1 例患者出现反复深部感染，假体松动。1 例患者术后 1 年更换为水泥柄，1 例患者因 KC 初始植入位置缺陷导致移动，术后 5 个月进行髋臼侧翻修。平均随访时间为 36 个月。最后随访 Merle d'Aubigne 髋关节平均评分为 16.6±1.1。1 例臼杯出现移动。所有患者术后髋关节均稳定。

我们的结论是使用 KC 结合骨水泥双动杯技术进行髋臼重建短期在固定和关节稳定方面效果令人满意（表 10 - 1）[6,21,22,28,30,34,36]。这些系列病例报道在患者特点、内置物设计以及手术技术方面都非常不同。这些系列病例报道包含 37～104 名患者，随访时间 1.3～6.4 年，354 名患者平均随访 3.5 年。脱位率 0%～10.4%，无菌性松动率 0%～6.4%，5～7 年存活率接近 95%。我们的系列报道结果相似，甚至更好，从功能评分、术后稳定性以及再翻修率方面。尽管双动杯设计和金属加强（外科医生习惯和髋臼侧病变严重程度而定）有所差异，所有系列报道均表明术后脱位风险大大降低（除了 Schneider 等人

表 10 - 1			金属加强固件水泥双动杯系列报道			
	例数	随访年限	脱位率/%	无菌性松动率/%	无菌性翻修/%	存活率/%
Langlais 等人[21]	82	3	1.1	2.2	8	5 年 94.6%
Schneider 等人[34]	96	3.4	10.4	1	4.2	8 年 95.6%
Philippot 等人[30]	104	5	3.6	1.2	6.7	7 年 96.1%
Civinini 等人[6]	33	2	0	0	0	5 年 97%
Pattyn et Audenaert[28]	37	1.3	5.4	0	0	—
Lebeau 等人[22]	62	6.4	1.6	6.4	8.1	8 年 91.9%
Wegrzyn 等人[36]	61	7.5	0	0	0	—
现有报道	40	3	0	2	2	—

的系列报道[34]）。证明双动杯（水泥型或非水泥型）在限制而不是消除全髋翻修术后脱位方面是有优势的。

　　然而，双动杯直接骨水泥固定于骨面而不使用加固装置引起了争论。尽管 Haen[13] 等人最近报道松动率仅为 1.5%，五年生存率为 98%，大多数系列病例报道恰恰相反，松动率为 20%～40%，他们得出结论在严重髋臼侧骨丢失的情况下，推荐植骨和加固[5,29]。双动杯骨水泥固定于加强组件术后 3 年无菌性松动率报道为 0%～2.2%[6,21,22,28,30,34,36]。然而，Lebeau 等人报道在更长的随访中，松动率高达 6.4%，考虑骨水泥质量是假体组件稳定的关键因素。体外实验中，Wegrzyn 等人报道加强骨水泥嵌套双动杯机械抗阻能力良好，且好于体内压力梯度实验，Ebramzadeh 等人发现加强部件和臼杯之间骨水泥壳厚度＜2 mm 相比＜4 mm 可能引起更大的松动风险。这或许可以解释不同文献报道水泥固定的双动杯松动情况不同的原因，表明选择合适型号大小和设计的水泥杯（如金属背面 2 mm 深的沟槽）以改善密封性，以及最小 2 mm 厚的骨水泥改善固定的质量（图 10-2 和图 10-3）。

结　　论

　　双动杯 KC 中的水泥固定技术填补了全髋翻修术的技术簿，在减少不稳定，骨固定方面至少中期效果良好。双动杯技术适用于骨质差，骨量少，不稳定风险大的患者（多次翻修，年龄大，基础情况不佳，外展肌力弱）。这项技术有以下有力优势，通过使用非限制性装置来保留髋关节活动度，增加跳跃距离同时能保留聚乙烯厚度，通过自动恢复髋关节解剖中心，允许骨量恢复同时保护移植骨免于过大应力。一项合适的技术是关键，即交叉定位技术（钩）以及水泥固定臼杯（最小化骨水泥架厚度）。该技术中期随访效果令人满意，在骨固定和稳定性方面，但长期固定效果仍需时间证明。

参考文献

[1] Berry DJ. Unstable total hip arthroplasty: detailed overview. Instr Course Lect. 2001;50:265-74.

[2] Bonnomet F, Clavert P, Gicquel P, Lefebre Y, Kempf JF. Reconstruction by graft and reinforcement device in severe aseptic acetabular loosening: 10 years survivorship analysis. Rev Chir Orthop. 2001;87(2):135-46.

[3] Boyer B, Neri T, Geringer J, Di Iorio A, Philippot R, Farizon F. Long term wear of dual mobility total hip replacement cups: explant study. Int Orthop. 2018;42(1):41-7.

[4] Bozic KJ, Kamath AF, Ong K, Lau E, Kurtz S, Chan V, Vail TP, Rubash H, Berry DJ. Comparative epidemiology of revision arthroplasty: failed THA poses greater clinical and economic burdens Than failed TKA. Clin Orthop Relat Res. 2015;473(6):2131.

[5] Chen FS, Di Cesare PE, Kale AA, Lee JF, Frnakel VH, Stuchin SA, et al. Results of cemented metal-backed acetabular components. A 10-year-average follow-up study. J Arthroplast. 1998;13:867-73.

[6] Civinini R, Carulli C, Matassi F, Nistri L, Innocenti M. A dual-mobility cup reduces risk of dislocation in isolated acetabular revisions. Clin Orthop Relat Res. 2012;470:3542-8.

[7] Darrith B, Courtney PM, Della Valle CJ. Outcomes of dual mobility components in total hip arthroplasty: a systematic review of the literature. Bone Joint J. 2018 Jan;100-B(1):11-9.

[8] De Martino I, D'Apolito R, Soranoglou VG, Poultsides LA, Sculco PK, Sculco TP. Dislocation following total hip arthroplasty using dual mobility acetabular components: a systematic review. Bone Joint J. 2017 Jan;99-B(ASuppl1):18-24.

[9] Ebramzadeh E, Beaulé PE, Culwell JL, Amstutz HC. Fixation strength of an all-metal acetabular component cemented into an acetabular shell: a biomechanical analysis. J Arthroplast. 2004;19:45-9.

[10] Fraser GA, Wroblewski BM. Revision of the Charnley low-friction arthroplasty for recurrent or irreducible disloca-

tion. J Bone Joint Surg（Br）. 1981;63B;552－5.

［11］ Gaudin G，Ferreira A，Gaillard R，Prudhon JL，Caton JH，Lustig S. Equivalent wear performance of dual mobility bearing compared with standard bearing in total hip arthroplasty; in vitro study. Int Orthop. 2017;41(3);521－7.

［12］ Guyen O，Pibarot V，Vaz G，Chevillotte C，Béjui-Hugues J. Use of a dual-mobility socket to manage total hip arthroplasty instability. Clin Orthop Relat Res. 2009;467;465－72.

［13］ Haen TX，Lonjon G，Vandenbussche E. Can cemented dual mobility cup be used without a reinforcement device in cases of mild acetabular bone stock alteration in total hip arthroplasty? Orthop Traumatol Surg Res. 2015;101; 923－7.

［14］ Hailer NP，Weiss RJ，Stark A，Kärrholm J. Dual-mobility cups for revision due to instability are associated with a low rate of re-revisions due to dislocation; 228 patients from the Swedish hip arthroplasty register. Acta Orthop. 2012 Dec;83(6);566－71.

［15］ Hamadouche M，Biau DJ，Huten D，Musset T，Gaucher F. The use of a cemented dual-mobility socket to treat recurrent dislocation. Clin Orthop Rel Res. 2010;468;3248－54.

［16］ Jo S，Jimenez Almonte JH，Sierra RJ. The Cumulative Risk of Re-dislocation After Revision THA Performed for Instability Increases Close to 35％ at 15 years. J Arthroplast. 2015 Jul;30(7);1177－82.

［17］ Kerboull M，Hamadouche M，Kerboull L. The Kerboull acetabular reinforcement device in major acetabular reconstructions. Clin Orthop Rel Res. 2000;378;155－68.

［18］ Kurtz S，Ong K，Lau E，Mowat F，Halpern M. Projections of primary and revision hip and knee arthroplasty in the United states from 2005 to 2030. J Bone Joint Surg Am. 2007;89(4);780－5.

［19］ Kurtz S，Ong KL，Lau E，Bozic KJ. Impact of the economic downturn on total joint replacement demand in the United States; updated projections to 2021. J Bone Joint Surg Am. 2014;96(8);624－30.

［20］ Lange JK，Spiro SK，Westrich GH. Utilizing dual mobility components for first-time revision total hip arthroplasty for instability. J Arthroplast. 2018 Feb;33(2);505－9.

［21］ Langlais F，Ropars M，Gaucher F，Musset T，Chaix O. Dual-mobility cemented cups have low dislocation rates in THA revisions. Clin Orthop Relat Res. 2008;466;389－95.

［22］ Lebeau N，Bayle M，Belhaouane R，Chelli M，Havet E，Brunschweiler B，Mertl P. Total hip arthroplasty revision by dual-mobility acetabular cup cemented in a metal reinforcement; A 62 case series at a minimum 5 years follow-up. Orthop Traumatol Surg Res. 2017;103(5);679－84.

［23］ Lecuire F，Benareau I，Rubini J，Basso M. Intra-prosthetic dislocation of the Bousquet dualmobility socket. Orthop Traumatol Surg Res. 2004;90;249－55.

［24］ Leiber-Wackenheim F，Brunschweiler B，Ehlinger M，Gabrion M，Mertl P. Treatment of recurrent THR dislocation using of a cementless dual-mobility cup; a 59 cases series with a mean 8 years' follow-up. Orthop Traumatol Surg Res. 2011;97;8－13.

［25］ Lübbeke RC，Barea C，Köhnlein W，Hoffmeyer P. Revision total hip arthroplasty in patients 80 years or older. J Arthroplast. 2012;27;1041－6.

［26］ Massin P，Besnier L. Acetabular revision using a press-fit dual-mobility cup. Orthop Traumatol Surg Res. 2010;96; 9－13.

［27］ Patel PD，Potts A，Froimson MI. The dislocating hip arthroplasty; prevention and treatment. J Arthroplast. 2007; 22(suppl 1);86－90.

［28］ Pattyn C，Audenaert E. Early complications after revision total hip arthroplasty with cemented dual-mobility socket and reinforcement ring. Acta Orthop Belg. 2012;78;357－61.

［29］ Peraldi P，Vandenbussche E，Augereau B. Bad clinical results of cemented cups with metalbacked acetabular components. 124 cases with 21 months follow-up. Rev Chir Orthop. 1997;83;561－5.

［30］ Philippot R，Adam P，Reckhaus M，Delangle F，Verdot FX，Curvale G，et al. Post-prosthetic dislocation prevention in total hip revision surgery using a dual-mobility design. Orthop Traumatol Surg Res. 2009;95;505－11.

［31］ Prudhon JL，Desmarchelier R，Hamadouche M，Delaunay C，Verdier R. SoFCOT; Causes for revision of dual-mobility and standard primary total hip arthroplasty; matched case-control study based on a prospective multicenter study of two thousand and forty-four implants. Int Orthop. 2017;41(3):455 - 9.

[32] Ravi B, Croxford R, Reichmann WM, Losina E, Katz JN, Hawker GA. The changing demographics of total joint arthroplasty recipients in the United States and Ontario from 2001 to 2007. Best Pract Res Clin Rheumatol. 2012;26 (5):637 - 47.

[33] Regis SA, Bonetti I, Bortolami O, Bartolozzi P. A minimum of 10-year follow-up of the Burch-Schneider cage and bulk allografts for the revision of pelvic discontinuity. J Arthroplast. 2012;27:1057 - 63.

[34] Schneider L, Philippot R, Boyer B, Farizon F. Revision total hip arthroplasty using a reconstruction cage device and a cemented dual-mobility. Orthop Traumatol Surg Res. 2011;97:807 - 13.

[35] Wachtl SW, Jung M, Jakob RP, Gautier E. The Burch-Schneider antiprotrusion cage in acetabular revision surgery: a mean follow-up of 12 years. J Arthroplast. 2000;15:959 - 63.

[36] Wegrzyn J, Pibarot V, Jacquel A, Carret JP, Béjui-Hugues J, Guyen O. Acetabular reconstruction using a Kerboull cross-plate, structural allograft and cemented dual-mobility cup in revision THA at a minimum 5-year follow-up. J Arthroplast. 2014;29:432 - 7.

[37] Wegrzyn J, Thoreson AR, Guyen O, Lewallen DG, An KN. Cementation of a dual-mobility acetabular component into a well-fixed metal shell during revision total hip arthroplasty. J Orthop Res. 2013;31(6):991 - 7.

第十一章　金属骨小梁假体在治疗严重髋臼缺损和骨盆不连续中的应用

引　言

髋臼翻修中，大面积骨缺损的处理对于关节外科医生来说是一个不小的挑战。众所周知，髋臼缺损的大小是翻修术后能否获得一个稳定髋臼假体的关键因素[1]。重建的第一步是我们必须对骨缺损情况有一个深刻的认识和分型，同时意识到实际术中所见骨缺损范围可能要比术前预估要大。目前髋臼和股骨侧骨缺损的分型方法很多，却没有一种被认为是"完美"的，没有一种可以囊括所有可能存在的缺损情况，或者仅仅因为观察角度不一样而出现不同的分型。文献中所用到的分型方法都是由在这方面颇有建树的专家通过各自的临床观察而总结产生的。一般情况下，我们不推荐由美国矫形外科学会总结的D'Antonio分型方法。很多分型方法也并没有认真考虑过它的可靠性和实用性，这也是它们并没有被矫形外科医生在临床实践中所广泛接受的原因。从20世纪90年代开始，虽然部分分型方法提出来了，却没有关于其可靠性和重复性的相应评价。正如Gozard等人[2]所提到的，Saleh分型是近几年来第一个，也是当时唯一一经过作者自己严格检测的分类方法，它表现了较好的可靠性（Kappa系数＞0.8）。Paprosky分型是在2013年提出的第一个有效性和可靠性研究[3]，证实其Kappa系数为0.79。有趣的是，这种分型方式还能通过影像学表现对其进行评分。但即便如此，由于重度缺损还是较为少见，我们仍然需要一部分高质量的研究来对该分型更加标准化。

本章节不列举最常用的一些分型方法，也不对它们的不足做过多的评价，但是我们必须对严重髋臼骨缺损做一个精确的定义。为此，我们结合Johanson等人[4]对髋臼骨缺损分型的相关研究结果，对髋臼严重骨缺损类型分类总结如下（表11-1）；基于此，本章节主要讨论巨大缺损（表11-1红色框）

表 11-1　　　不同髋臼分型方法中的重度缺损类型（红色方框内所示，Johanson等人[4]）

					MAJOR ACETABULAR DEFECTS		
Saleh	I		II		III	IV	V
Paprosky	1	2a	2b	2c	3a	3b	
D'Antonio			II		? | III		IV	V
Gross			Protrussio		Shelf	Acetabular	
Engh	Mild		Moderate			Severe	
Gustilo	I		II		III	IV	

1. Paprosky Ⅲ 型髋臼缺损

髋臼中心上移＞2cm，中重度骨溶解，合并有坐骨溶解。

Ⅲ A 型 Kohler 线完整，髋臼杯 30％～60％面积与移植骨接触（10～2 点方向）。

Ⅲ B 型 Kohler 线不完整，髋臼杯 60％以上面积与移植骨接触（9～5 点方向）。

均可合并骨盆不连续，尤其是在大部分的Ⅲ B 型中（超过 2/3 的病例合并有骨盆不连续）。

2. AAOS 分型中的Ⅲ型（Ⅰ型和Ⅱ型复合型缺损）和Ⅳ型（骨盆中断型）

3. Saleh 分型中的Ⅲ、Ⅳ、Ⅴ型

—Ⅲ型：＜50％节段性缺损的非包容性缺损，累及前后柱。

—Ⅳ型：＞50％节段性缺损的非包容性缺损，累及前后柱。

—Ⅴ型：髋臼非包容性骨缺损影响骨盆连续性。

4. Gross 分型

一个或一个以上髋臼柱的缺损，同时合并髋臼壁的缺损，缺损面积超过髋臼面积的50％。

5. Engh 分型中的重度缺损

明显的腔隙性缺损，伴有骨质硬化，穿孔，明显的髋臼缘缺损。

6. Gustilo Ⅲ型和Ⅳ型缺损

Gustilo Ⅲ型：髋臼壁缺损。

（a）髋臼前方；

（b）髋臼后方；

（c）髋臼上方；

（d）髋臼中心；

Gustilo Ⅳ型：一个或者多个髋臼柱的大块缺损或者球面的坍塌。

手术技术

髋关节翻修中处理髋臼侧时，有很多种重建手段和假体可用，其目的，就是恢复正常解剖，获得一个功能良好的髋关节。对于严重的髋臼骨缺损，有时候不得不选用椭圆形假体、定制三翼固定型假体、加强杯（环）或者金属骨小梁垫块等。虽然，有的文献把 Jumbo 杯推荐使用在较大髋臼缺损的病例中，但这种缺损还是属于中等大小，因此对于我们这里讨论的严重髋臼缺损翻，我们不考虑使用 Jumbo 杯。Volpin 等人[5] 在其综述中，对50篇证据等级Ⅳ级的研究成果进行分析，认为相比于其他假体，使用椭圆形假体的失败率更低；定制型假体也表现出较高的失败率。这也体现了严重髋臼骨缺损的治疗上的复杂性。

对于重度骨缺损，植骨，尤其是同种异体骨的使用，不论是节段性植骨还是颗粒型植骨，都已成为严重骨缺损常用治疗手段。这里我们先讨论植骨在治疗严重髋臼骨缺损中所起到的重要作用。

结构性同种异体骨移植治疗髋臼骨缺损的中短期随访显示出较为肯定的效果，报道显示5年的优良率达到67.1％～76％[6,7]，而且是近年来被推荐为标准方法[8]。然而，5年后由于不同程度的骨吸收的出现，造成固定强度下降；与此同时，使用金属骨小梁垫块能获得优良的短期疗效，从而使得使用同种异体骨移植方法的信心有所下降[9]。但是，随着同种异体骨移植手术技术的进步，特别是在年轻患者的翻修手术中使用结构性植骨，使得同种异体骨移植的优势得到很好的体现，同种异体骨移植的方法也得到进一步认识[10]。

为了让移植的同种异体骨尽早整合恢复髋臼的完整性和假体的稳定性，坚强的固定是必不可少的，至少50％的假体面积需要与宿主自体骨紧密接触才有可能固定可靠[11]。这时候还需要考虑假体材质和宿主骨的质量情况[12,13]。

Regis 等人对他们71例髋关节翻修病例中的56例进行分析显示[14]，其中32％病例是 Paprosky ⅢA 型，68％病例为 Paprosky ⅢB 型，使用大块的同种异体骨和防内突加强臼杯，平均随访11.7年，假体生存率为87.5％。相对于其他髋臼重建的翻修方法，Regis 所采用的大块异体骨植骨的方法表现出了较大的优越性。

需要指出的是，有文献认为这种利用大块异体骨植骨的方式不适合于感染性人工关节的翻修。但Lee 等人[15] 对27例髋关节置换感染性翻修病例做了回顾性分析，虽然其中5例患者术后出现了中重度的骨质吸收，但10年假体生存率还是达到了93％。基于以上数据，他们认为即使是感染性的髋关节翻修，大块异体骨移植也是一个可供选择的手术方式。

Brown 等人的研究结果也显示了异体骨移植治疗髋臼骨缺损的良好效果[16]。他们对 31 例平均年龄 61 岁的 Paprosky ⅢA 型髋臼缺损患者术后随访 21 年的效果进行了回顾性分析研究，这 31 例患者术中使用同种异体股骨远端填补髋臼骨缺损后，螺钉固定带涂层的多孔半球形髋臼假体。结果显示，术后随访 21 年的假体生存率为 72%。这显示出同种异体骨移植是治疗年轻患者 Paprosky ⅢA 型髋臼缺损的可靠方法，它能很好地恢复髋关节的旋转中心，并且保留髋臼骨量，为未来可能的治疗提供基础。

在术中用颗粒骨植骨的方式治疗髋臼骨缺损时，常常使用打压植骨的办法（impaction bone grafting，IBG）来恢复髋臼骨量。虽然植骨治疗炎性关节病髋臼内陷方法的历史悠久，但直到 1984 年 Sloof 等人才将植骨术改良后应用于关节翻修手术中[17]。2001 年他们发表了他们打压植骨病例随访超过 20 年的结果，结果显示了优良的中远期效果[18]。他们的报道显示，60 例髋关节置换术后翻修病例（37 例髋臼腔隙性缺损，23 例混合型缺损）通过打压植骨的治疗方式后，随访 12 年后 94% 的病例没有发生无菌性松动；随访 20～25 年后假体也表现出良好的生存率，即便少数效果较差的病例也没有接受再次翻修[19]。

然而，在美国外科医生中除了在小面积的髋臼缺损使用打压植骨技术之外，对于严重的骨缺损病例使用打压植骨技术存在一定争议。Van Haaren 等人[20] 分析了 71 例翻修病例平均随访 7.2 年的结果，41 例属于 AAOS Ⅲ 型和Ⅳ型。结果除了 1 例以外其他 AAOS Ⅳ 型病例以及 1/3 的 AAOS Ⅲ 型病例随访结果是失败的。因此他们认为打压植骨技术治疗严重髋臼缺损的效果是很差的。Gilbody 等人[21] 的研究也得出了类似的结果，他们对无菌性松动而翻修的 304 例患者进行了 10 年以上的随访，报道称 13.5 年随访的假体平均生存率为 85.9%，但是失败病例中半数以上都是 Paprosky ⅢA 和ⅢB 型。

对比之前类似的研究数据发现，打压植骨技术的效果跟髋臼缺损的部位有关。这一点在 García-Rey 等人的通过比较 Paprosky ⅢA 和ⅢB 型（后外侧和中间部位骨缺损）髋臼缺损翻修术后远期效果研究中得到了验证[22]。他们分别对 100 例 Paprosky ⅢA 型和 104 例 Paprosky ⅢB 型翻修病例平均随访 10 年，发现对于髋臼中间部位缺损的病例使用打压植骨技术的远期效果比后外侧缺损病例更好，因此建议对于髋臼后外侧骨缺损的病例采用打压植骨以外的其他重建方法。虽然也有最新的报道显示打压植骨技术治疗 Paprosky ⅢB 型缺损效果可靠，但是其平均随访时间仅仅 47 个月，其作者也坦言延长随访时间可能也会观察到植骨溶解而导致髋臼固定失败的情况[23]。

综上所述，我们认为对于年轻患者打压植骨技术是髋臼缺损翻修的首选方法，毕竟它可以恢复骨量和重建髋臼旋转中心，但是前提是我们必须对这项技术的细节有彻底的了解和掌握。打压植骨技术是首选方法，却并不是适用于所有的方法。Paprosky ⅢA 型髋臼后外侧部分骨缺损患者，使用打压植骨方法的中长期随访结果就不理想，对于这类患者使用结构性植骨、金属骨小梁垫块或者个体化定制的三翼型臼杯更为合适。

认识到打压植骨的不足后，学者提出了其他改良的方法，比如内置金属网片的使用[24]。文献报道使用金属网片的 14 例 Paprosky ⅢB 型患者中没有再次翻修的病例，但是随访时间仍然较短，最长随访时间也只有 36 个月。Hernigou 等人推荐辐射灭菌的同种异体骨联合间充质干细胞同时使用，认为这样效果更加理想[25]。他们比较了 30 例 Paprosky ⅢA 和 Paprosky ⅢB 型翻修病例，打压植骨的同时使用或者不使用间充质干细胞，发现合并使用了间充质干细胞的病例失败率更低。为了让大面积骨缺损植骨更好整合，有学者提出了植骨加金属骨小梁垫块一起使用的"混搭"技术。这最早是由来自英国纽卡斯尔和德国学者在 2012 年、2013 年、2014 年提出[26]。运用这种技术，5 年随访的再翻修率约为 4%[27]。这种"混搭"技术的最大优点是加强了植骨区的整体性的同时简化了手术操作，尤其是对于 Paprosky ⅢA 型缺损病例更为有效。

一些文献报道在打压植骨后使用生物型髋臼杯[28,29]，我们认为对于 Paprosky Ⅲ 型或者 AAOS Ⅲ 型和Ⅳ型骨缺损患者来说生物型臼杯并不是一个首选。另外，髋臼侧的巨大骨缺损在临床上也是相对少见的。

髋臼加强环

髋臼加强环联合节段性或者颗粒性植骨治疗髋臼缺损获得了优良的中期效果。大量文献报道了 Burch-Schneider 杯（Burch-Schneider cage，BSC）在翻修病例中的使用，其优势也被详细描述[30-32]。

BSC 是一个基于固定、保护同种异体植骨，保留骨量目的的桥接式设计。Robert Schneider 在这个理念基础上做了改变，将加强环的上翼朝向了骶髂关节方向[33]。最早的 BSC 是抛光的不锈钢材料，从 1986 年开始逐渐使用钛材料，到 1999 年开始采用粗喷钛材质。起初设计是想把它的下翼部分用螺钉固定在坐骨支上，所以当时的产品是带有螺孔的。2004 年改良 BSC 问世，改良后的 BSC 更符合解剖学形态要求，螺孔的位置做了改变，下翼不再有螺孔，而是可以通过嵌入的方式固定于坐骨上[34]。大部分学者认为这种加强环主要适用于 Paprosky ⅢA、ⅢB 和骨盆不连续等涉及髋臼壁和骨盆柱的节段性缺损[34]。

BSC 的长期随访报道最早是在 2009 年。Symeonides 等人对 57 例 BSC 使用患者进行了 5～21 年的随访，其中 AAOS Ⅲ型 5 例，AAOS Ⅳ型 43 例。结果显示由于无菌性松动或机械性因素导致失败的仅为 10.5％，其认为 BSC 治疗严重髋臼缺损效果可靠[35]。

Coscujuela 等人开展了类似的研究——96 例应用 BSC 髋臼翻修病例，其中 Paprosky ⅢA 型 25 例、ⅢB 型 11 例，平均随访 5～13 年[31]。术后髋臼旋转中心明显下降，假体生存率为 92.4％。可见在金属骨小梁垫块问世之前 BSC 联合结构性或颗粒性植骨已成为治疗严重髋臼骨缺损的金标准。

另一种常用的加强支架我们称之为 GAP 髋臼翻修支架（Graft Augmentation Prosthesis，GAP）。这种支架在 20 世纪 90 年代和 21 世纪初使用得比较多。它最初的设计是使用喷砂钛和羟基磷灰石涂层。它的上部有多个钉孔可供固定，并且有两条带孔的金属条，术中可以修剪成不同大小而固定在髂骨上。

相比于 BSC，关于 GAP 的文献报道较少。Duffy[36] 等人报道了 17 例（AAOS Ⅲ型 11 例）使用 GAP 翻修支架，平均随访 6.5 年后发现 GAP-1 支架发生机械性失败的比例很高，从而不得不使用其他更为牢固的固定方式。Hernandez-Vaquero[37] 等人对 7 例 Gross Ⅲ、Ⅳ型使用 GAP-1 支架病例随访 37 个月，没有病例出现再次翻修，他们认为这种翻修支架能够降低髋关节旋转中心、早期恢复骨量，具有并发症少的优势。

后期人们对这种支架进行了改进，顶部设计了多个螺孔供螺钉固定，后上方增加了 5 孔螺孔的翼带，这种改良后的支架被称为 GAP-2。我们有 22 例患者使用了 GAP-2 并平均随访了 42 个月。27％的 ⅡC 型和 18％的 Ⅲ型缺损术后存在缺陷，2 例患者因为并发症而再次手术，1 例患者出现机械性失败，但临床表现不明显（图 11 - 1）[38]。

Buttaro 等人在 2012 年的一项研究中报道了 GAP-2 较高的失败率[39]。他们对 24 例患者进行了 34 个月随访，其中 10 例为 AAOS Ⅲ型，14 例为 AAOS Ⅳ型。随访结果发现，37％的患者出现了"灾难性"的失败，尤其是 AAOS Ⅳ型患者。因此他们基本上放弃在髋臼缺损患者中使用 GAP-2。2018 年有学者报道了 GAP-2 使用的中期随访结果。26 例患者平均随访 49 个月，其中 12 例 Paprosky ⅢA 型、8 例 Paprosky ⅢB 型，随访结果显示了 100％的假体生存率，虽然其中 3 例患者影像学上有异常，但并没有临床症状[40]。GAP-2 机械性失败的原因主要与它本身较大的延展性有关，但是在其他较为坚硬的植入材料中也有类似的失败病例发生[41]。

总的来说，关于这一部分提到的 GAP 加强杯的研究要少于 BSC 的研究，但 GAP 能满足恢复髋臼旋转中心，保留骨量的目的。中长期随访出现的高失败率原因还是因为它缺少与移植骨的良好整合，而这种现象主要是由于缺少与坐骨的坚强固定，尤其是在 Paprosky Ⅲ型患者中。

Kerboull 髋臼重建加强装置设计于 1974 年。Kerboull 加强装置为不锈钢材质，远侧有金属钩钩在髋臼内下壁的泪滴处，近端有带 4 个或 6 个孔的金属翼固定在髋臼上缘的髂骨上。它能提供较大空间用于植骨，而且能使用传统的骨水泥杯。Kerboull 加强板、KT 加强板都是目前优秀的产品。虽然它也存

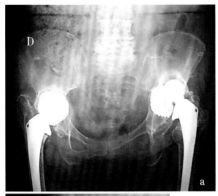
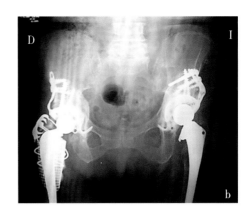
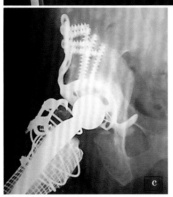

图 11 - 1　a. 双侧髋臼骨缺损。右侧为 Paprosky ⅡC 型，左侧为 Paprosky ⅢB 型。
b. 使用 GAP Ⅱ 联合结构性或颗粒型同种异体骨植骨术后。c. 右髋植骨重建术后

在一些不小的缺陷，但仍被推荐用于髋臼重建的患者。例如在 2008 年的报道中称，35 例患者（34 例 AAOS Ⅲ型 34 例，AAOS Ⅳ型 1 例）中出现了 11 例失败病例，但其中 3 例并没有明显的临床症状[42]。Baba 和 Shitoto 报道称使用 KT 加强板的 5 年假体生存率为 87.5%，但是其中只有 11 例 AAOS Ⅲ型患者和 1 例 AAOS Ⅳ型患者[43]。学者们强调了使用 KT 加强板的手术细节[44]，比如有学者通过对 29 例 Ⅲ型骨缺损患者随访 6.3 年后，建议在使用结构性植骨时，骨块的厚度应该＞20 mm[45]。如果能够使用同种异体股骨头作为植骨来源的话将更有益[46]。Kerboull 研究所最近报告称 Kerboull 加强装置的效果很好，Paprosky ⅢA 型和 Paprosky ⅢB 型缺损患者 15.2 年假体生存率高达 85.1%[47]。一些学者对 Kerboull 研究所这一结论表示赞同，但是也有学者发现在使用 Kerboull 髋臼加强装置，尤其是 Kerboull 交叉加强板治疗严重髋臼缺损时有很高的失败率，并对导致失败的原因进行了分析[48]。

Sembrano 和 Cheng 通过使用不同髋臼缺损加强装置分析了导致失败的相关因素[49]，他们随访 51 例 Paprosky Ⅲ型患者，生存率为 81.3%。Abolghasemian 等人分析了使用各种加强环和加强杯治疗再翻修率的情况，五年生存率为 75%，10 年生存率为 56%[10]。对于将来可能会接受再次翻修的年轻患者来说，髋臼加强装置治疗严重髋臼缺损甚至骨盆不连续还是很有优势的。

特殊设计髋臼杯

这里我们不考虑讨论 jumbo 杯、oblong 假体、bilobed 假体以及其他非对称假体。我们认为，不管骨盆环是否连续，这些假体治疗严重髋臼缺损都有他们的局限性。这一系列产品也确实存在一些设计上的缺陷[50-53]。相比于定制髋臼假体，使用这些假体获得的成功也许是因为他们并没有使用在真正严重骨缺损的患者上。

值得特别关注的应该是定制三翼固定型髋臼假体（CMT）。早在 2001 年，有相关文献对这种定制三翼固定型髋臼假体临床效果进行了报道。作者对 39 例骨盆不连续患者进行了 2～9 年的随访，结果是

有 7.8% 的患者术后因为脱位而接受再次手术[54]。DeBoer 等人报道 20 例称使用定制三翼固定型髋臼假体的骨盆不连续患者中有 18 例得到了骨水泥桥接固定达到稳定，其余 2 例也没有出现内固定物松动和螺钉断裂的现象，只是有 5 例患者术后出现了关节脱位的情况[55]。Taunton 等人对 57 例患者随访 2 年，术后关节稳定，骨盆不连续的治愈率为 81%[56]。这种定制型假体的价格与金属骨小梁垫块价格相似，在 11 000～12 000 美元之间。Berasi 等人对 28 例ⅢB 型髋臼缺损患者使用 CMT 后随访 57 个月，认为 CMT 是治疗严重髋臼缺损中值得推荐的可靠工具[57]。同时 CMT 的塑形和加工多种多样，它可以根据术前分析和术前模板设计来满足各种重建需求[58-61]。

CMT 倾向于将髋臼中心侧移大约 1 cm，但是有研究发现，当髋臼中心侧移 2 cm 左右时将导致失败[62]。近年来，CMT 5～10 年随访的结果还是很理想的[63]。Moore 等人随访了 37 例应用定制三翼型假体的患者，除了 2 例失访以外，35 例患者至少随访 10 年，91% 的患者没有再次手术，而且功能良好[64]。

虽然对 CMT 的并发症的研究还不多（最常见的并发症是脱位和感染），但是它的再翻修率还是比较低的[65]。我们认为 CMT 在例如ⅢB 型严重骨缺损和慢性骨盆不连续的治疗中还是很有优势的，它主要的缺点是定制的时间长，往往需要几个月的时间做术前准备[56]。Ries 认为对于其他重建方式无法满足的巨大缺损，使用 CMT 是一个可行的方式[66]。我们也认为在重建修复手术中，这一项技术的应用也会越来越广泛。

金属骨小梁垫块

最早关于使用钽金属髋臼假体治疗中重度髋臼缺损并获得良好效果的报道是在 2005 年[67,68]。相对于其他常见金属，钽金属跟松质骨之间的摩擦系数更大；同其他内固定材料相比，它与骨的整合力也更强。同时由于钽金属的硬度相对较小，它作为内植物材料能够为植骨的愈合提供更有利的力学环境[69]。

我们报道了我们应用金属骨小梁垫块和髋臼杯联合髋臼加强支架（cup-cage）技术的经验[70]。35 例髋臼缺损患者运用金属骨小梁翻修系统进行重建，对其中重度缺损的病例使用钽金属垫块或者金属骨小梁外杯的 cup-cage 技术。术后平均随访 26 个月（18～43 个月），患者平均年龄 63 岁，女性患者 12 人。按照 Paprosky 和 Saleh 分型方法，其中ⅢA 型 13 例，ⅢB 型 6 例，5 例术前或术中被确定有慢性的骨盆不连续（Saleh 5 型）。术后重建的股骨头中心位于泪滴外侧 3 cm，垂直距离 1.4 cm。影像学上均获得了一个稳定的臼杯，并没有出现机械性失败的病例（图 11 - 2 和图 11 - 3）。

近十年也有很多文献推荐使用金属骨小梁垫块。对于使用重建环翻修失败的病例，再次翻修时使用这种垫块和 cup-cage 技术的效果要比重新使用加强环的效果好[71]。手术操作、影像学和临床数据都支持这一点。学者对使用加强环翻修失败的 33 例患者分别用 3 种不同髋臼重建方法进行再次翻修，14 例患者使用金属骨小梁垫块，7 例使用 cup-cage 技术，12 例患者再次使用加强环。术后至少随访 24 个月（24～209 个月，平均 57 个月），结果显示金属骨小梁垫块的假体生存率要显著高于再次使用加强环。

Banerjee 等人通过 4 个数据检索库系统回顾了 25 篇相关研究[72]。它们其中较少的证据等级为Ⅰ级和Ⅱ级，只有 2 篇研究证据等级为Ⅲ级，其余大部分为Ⅳ级。除此之外，大部分研究样本量小，随访时间不长，平均随访时间 3.6 年（2～6 年）。系统分析后发现应用多孔金属垫块治疗髋关节置换术后翻修的短期效果十分满意，不管是缺损骨量多少，术后假体松动的概率都很低。Jain 等人重点关注了重度髋臼缺损患者的情况[73]。他们系统回顾了多个数据检索库 50 篇证据等级为Ⅳ级的文献，共 2 415 名患者（2 480 髋）。分别使用了加强装置、定制三翼固定假体、jumbo 杯以及钽金属骨小梁修复系统。术后所有患者髋关节功能评分均有提高。使用加强装置术后平均再翻修率为 8.8%，并发症发生率为 18.4%；骨小梁修复系统的再翻修率为 8.5%，并发症发生率为 18.5%；而定制型假体的再翻修率和并发症发生率要明显高于其他两种。

Beckman 等人系统分析若干文献，对使用骨小梁垫块或加强环重建髋臼术后随访 3～5 年，其中使

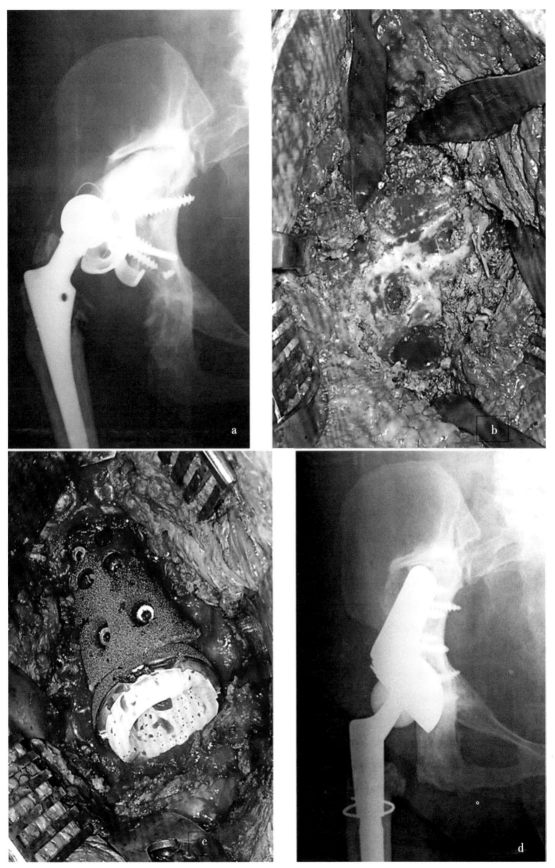

图 11－2　a．Paprosky ⅢA 型髋臼缺损。b．术中所见。c．髂骨缺损重建。d．术后 7 年影像学改变

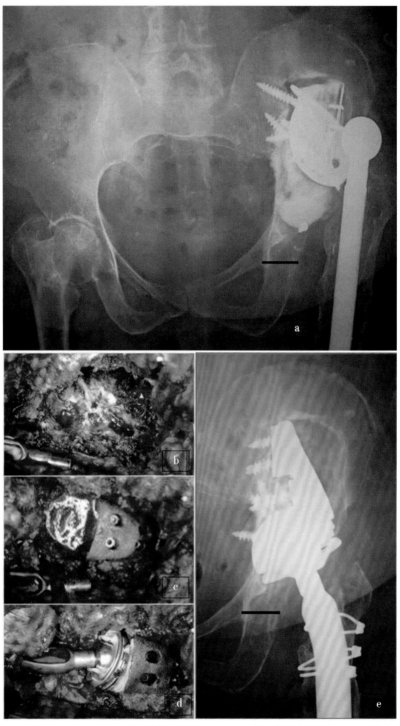

图 11.3 a. 未合并骨盆不连续的 Paprosky ⅢA 型髋臼缺损。b～d 术中所见。e. 术后影像学改变：金属骨小梁髂骨垫块固定良好

用加强环 1 541 例，金属骨小梁垫块 1 959 例。在他们的分析中发现，对于不同程度的骨缺损，使用金属骨小梁垫块能显著减少术后假体的松动发生，尤其是对于严重髋臼缺损，金属骨小梁垫块更有优势[74]。

    López-Torres 等人也研究证实，随访 5 年后使用金属骨小梁患者的临床症状和影像学表现均要优于使用加强环重建的患者[75]。他们比较了 94 例 AAOS Ⅱ、Ⅲ、Ⅳ型髋臼缺损病例，分别使用金属骨小梁垫块和 BSC，术后平均随访 4.77 年。相比较于防内突髋臼杯，金属骨小梁垫块表现出更好的临床效果和患者满意度。很多近期的文献也认为随访 5～7 年后金属骨小梁垫块治疗的重度骨缺损患者效果优

良，假体的生存率为 91.2%～94.7%[76-79]。

2017 年梅奥诊所报告了 58 例髋关节患者术后 5 年的随访结果[80]。58 例髋关节中 Paprosky ⅢA 型占 48%，Paprosky ⅢB 型占 38%，其中还包括 11 例骨盆不连续。术前梅奥髋关节功能评分 35.7，术后 3 个月改善为 61.9，随访 5 年后评分为 61.7。假体生存率满意度为 97%，但是 6 例骨盆不连续失败病例也说明对于骨盆不连续患者还需要使用其他内固定加强固定或采用其他的修复方式。

金属骨小梁垫块主要的不足还是他们并不能改善患者的骨量。同样来自梅奥诊所的 Prieto 在其研究中把结构性植骨与金属骨小梁固定系统联合使用[81]。58 例患者中 Paprosky ⅢA 型 11 例（19%）、Paprosky ⅢB 17 例（29%），平均随访 5.4 年。所有患者均确认植骨与宿主骨融合，14 例移植骨有部分吸收，但不影响髋臼假体的稳定。随访 5 年后，影像学上的生存率为 94%，90% 的病例没有因为各种原因而导致再次手术。可见，金属骨小梁修复系统联合结构性植骨治疗髋臼缺损表现出优良的中期疗效。即使存在小部分的骨吸收的现象也没有改变髋臼假体的生存率。

骨盆不连续

骨盆不连续（pelvic discontinuity，PD）是指髋臼所处的骨盆上下部分完整性或连续性缺失。骨盆不连续是关节矫形外科手术中一个复杂问题，被认为是髋关节置换术后并发症之一，它常常造成髋臼前柱和后柱严重的结构性骨缺损[82]。这种髂骨与坐骨支的分离造成了髋臼下部分的骨性结构内旋，而上部分的骨性结构发生外旋。

这种现象常发生在关节置换术后假体周围进行性骨溶解而造成节段性和腔隙性骨缺损。与此同时，创伤、感染以及初次置换或者翻修时对髋臼的过度打磨也是造成骨盆不连续的原因之一[83,84]。骨盆不连续的病因不同，其治疗策略也有很大的差异。

关于髋关节翻修中骨盆不连续的发生率，不同文献报道为 1%～8%。当然实际发生率可能因为个别病例忽略了骨盆不连续的发生漏诊使得实际发生率要高于这个数值[85]。发生骨盆不连续的高位因素包括女性、类风湿关节炎以及骨盆接受过放射治疗等，这些都容易导致严重的骨量丢失[86]。

最初各种骨缺损的分型方法并没有考虑到骨盆不连续这种类型。Berry 等人根据骨缺损情况和修复方式把骨盆不连续归类于 AAOS Ⅳ 型的一种[82]。Ⅳa 型指的是骨盆不连续合并腔隙性或者中度节段性骨缺损；Ⅳb 型指的骨盆不连续合并严重的节段性缺损或者节段性缺损合并大面积的腔隙性缺损；而Ⅳc 型是指的之前接受过放射线照射的骨盆不连续。与 AAOS 分型类似，骨盆不连续也不是 Paprosky 分型中一个独立的类型，但最近作者将骨盆不连续划归一个单独的组，并且根据治疗方案不同分为了 4 个亚型。

为了减少术前骨盆不连续的漏诊发生，我们建议在术前进行高质量的 X 线检查，包括前后位、侧位和斜位[87]；并且特别留意一些异常的影像改变[88]。Martin 等人就建议对所有患者进行骨盆前后位、侧位以及斜 Judet 位的 X 线检查，以证实骨盆不连续是否存在[89]。对于确诊有骨盆不连续存在，可以利用 3D 打印技术更好理解解剖上的改变，寻找更适合的治疗方案[90-92]。

为了选择合适的治疗方案，有必要区分骨盆不连续是急性还是慢性（3 个月以上）。它们之间有着不同的生理学和生物力学特性，也有着不同的愈合潜力。有学者就是用 1～2 块重建钢板固定骨盆后柱的方法，充分利用骨本身的愈合能力而获得成功[93]。当然，这种成功的案例依赖于患者本身具有充足的骨量，并且局部能够提供一个良好生理环境。但是也有学者通过生物力学分析后，更推荐采用前后骨盆双柱固定的方式[94,95]。早先，学者采用重建环联合结构性植骨或者颗粒性植骨的办法治疗这种骨盆环不连续病例[96]。Kosahsvili 等人报道了他们运用金属骨小梁臼杯、异体骨植骨联合使用防内突髋臼重建笼架（Cup-Cage，CC）的方法治疗合并骨盆环不连续的严重髋臼缺损病例[97]。随后，有学者随访了接受该方法治疗的患者，平均随访 44.6 个月，88.55% 的患者术后假体是稳定的，因此也说明该技术治疗骨盆环不连续的严重髋臼缺损的中期效果可靠[98]。然而，这种方法并不适用于接受过放射治疗或因为肿瘤而行髋臼截骨的患者。而且，对髂骨和坐骨采用坚强的桥接固定被认为是一个有效的治疗方法[99]。更有学者认为固定前柱的加强钢板所带来的生物力学作用要大于后柱的固定[100]。

我们总结了利用金属骨小梁修复系统重建骨盆不连续的阶段性经验。患者平均年龄 69 岁，8 名患者为女性，随访时间 30 个月。10 例患者（91%）随访结束后都没有内植物松动的影像学证据，达到 Berry 的治愈标准。Harris 评分由术前 39.8 改善至术后 75.6。改良 Merle d'Aubigné-Postel 评分由 4.3 分改善至 8.6 分。并发症包括急性感染和坐骨神经麻痹，但没有术后脱位病例出现。对我们来说，这些结果意味着金属骨小梁修复系统是治疗骨盆不连续的可靠手段之一[101]（图 11 - 4，图 11 - 5，图 11 - 6）。

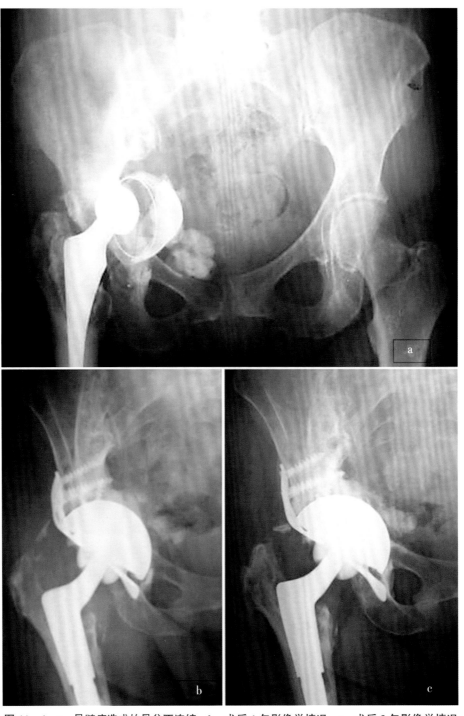

图 11 - 4　a. 骨髓瘤造成的骨盆不连续。b. 术后 1 年影像学情况。c. 术后 3 年影像学情况

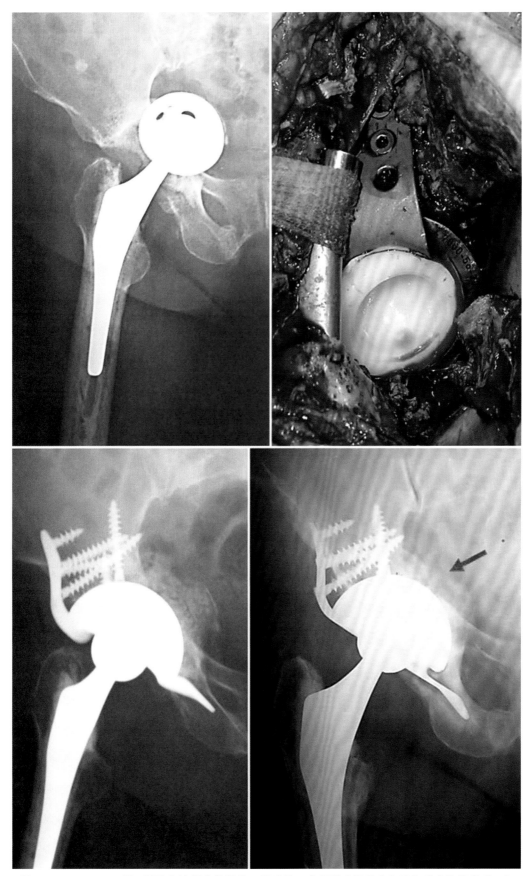

图 11 - 5　Paprosky ⅢB 型髋臼缺损合并骨盆环不连续。金属骨小梁髋臼加强杯联合植骨术后 5 年

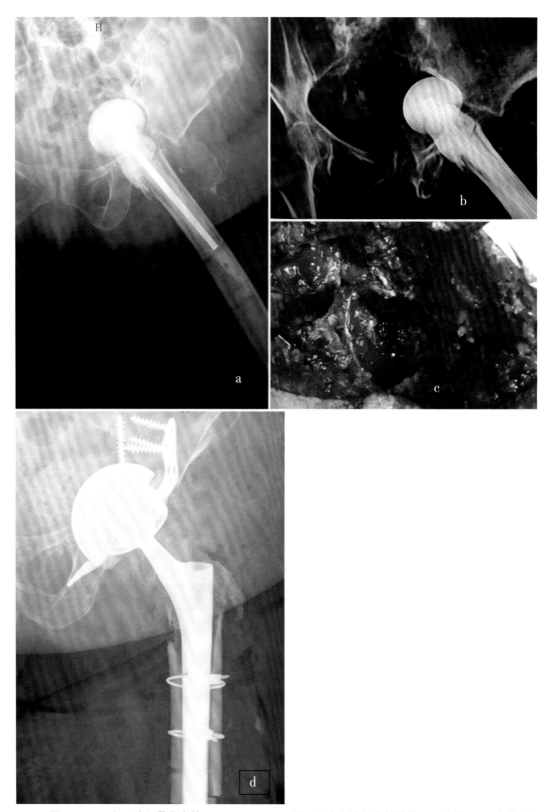

图 11 - 6 a 和 b 陷入骨盆中的 spacer。Paprosky ⅢB 型髋臼缺损合并骨盆环不连续。c. 术中所
见。d. 术后影像学改变

　　Sporer 等人提出髋臼撑张术也能成为骨盆不连续的治疗方法之一[102]。他们对 20 例患者随访 4.7
年，其中 1 例因感染失败。使用多孔钽金属垫块的髋臼撑张术治疗骨盆不连续，术后随访 2～7 年发现
该技术能有效缓解患者疼痛而且假体固定可靠。作者们认为这种方法可以给予假体良好的初始稳定性，

有利于骨的长入。因此他们推测使用髋臼撑张术能降低骨盆不连续患者术后的机械性失败率。这个结论也逐渐被后续的各种关于髋臼撑张术治疗髋关节置术后骨盆不连续的文献所证实[103-107]。

使用髋臼杯联合髋臼加强环重建技术（CC）处理骨盆不连续的效果很理想。钛金属重建环可以桥接固定植骨块，使之与钽金属杯之间获得良好的整合[108]。Amenabar 等人分析了使用 CC 技术并随访 74 个月的 67 例髋臼缺损患者[109]。按照 Gross 分型，其中 39% 为 Gross Ⅳ型，61% 为 Gross Ⅴ型（骨盆不连续）。5 年后 Kaplan-Meier 生存率为 93%。髋臼杯联合髋臼加强环重建技术被认为是治疗任何骨盆不连续的合适选择，同时如果缺乏金属骨小梁垫块填补严重髋臼缺损时，髋臼杯联合髋臼加强环重建技术也不失为一种选择。

近年来还有一些方法用来治疗更为严重的髋臼骨缺损，但是这些病例的随访时间应该更长一些才能证实效果是否可靠。有报道联合使用重建环和多孔金属垫块治疗髋臼缺损，多孔金属垫块代替了结构性植骨。报道中所有病例都存在髋臼 50% 以上的节段性骨缺损，并且 7 例患者合并骨盆不连续。接受这种技术治疗的患者的早期假体生存率还是很乐观的，但是对于因为肿瘤造成髋臼部分切除的骨缺损患者还是不适合使用这种方法[110]。

在使用髋臼杯联合髋臼加强环的同时，有学者提出了使用"杯-半架"重建的方法。这种"杯-半架"重建技术可以避免软组织的过度暴露，降低软组织损伤的风险，包括坐骨神经损伤和医源性脱位的风险[111]。"杯-全架"和"杯-半架"重建方法均应用在报道中的 57 例患者中，这 57 例均是 Paprosky ⅡB~ⅢB 的重度髋臼缺损病例，其中 34 例（60%）还存在骨盆不连续。短期随访的假体生存率为 89%。不论所谓的"杯-全架"重建方法还是"杯-半架"重建方法均获得良好的临床效果和假体生存率。重建方式的选择取决于骨缺损的面积，宿主骨的质量以及是否有骨盆不连续存在。当然它的远期效果还需进一步观察。多伦多学者比较了不同方法治疗骨盆不连续的效果，接受髋臼杯联合髋臼加强环治疗的患者平均随访 88 个月，使用传统加强环的患者随访 69 个月，结果显示对于骨盆不连续的患者，髋臼杯联合髋臼加强环的中期效果要优于传统加强环的效果[112]。

从以上的讨论我们可以知道，金属骨小梁垫块的出现使髋臼的翻修，尤其是严重骨缺损甚至骨盆不连续患者翻修进入一个新的时代。这一点被我们上文中列举的各种文献所佐证。但是，我们就一定能说传统的重建环就成为历史了吗？当然不是。正如 Abolghasemian 等人说的那样，重建环联合结构性植骨的方法使得患者的骨量得到恢复，尤其是对于年轻患者，为后期可能的再次翻修提供便利[10]。

参考文献

［1］　García-Cimbrelo E，García-Rey E. Bone defect determines acetabular revision surgery. Hip Int. 2014;24(Suppl 10)：s33 - 6.

［2］　Gozzard C，Blom A，Taylor A，Smith E，Learmonth I. A comparison of the reliability and validity of bone stock loss classification systems used for revision hip surgery. J Arthroplast. 2003;18(5):638 - 42.

［3］　Yu R，Hofstaetter JG，Sullivan T，Costi K，Howie DW，Solomon LB. Validity and reliability of the paprosky acetabular defect classification hip. Clin Orthop Relat Res. 2013;471(7):2259 - 65.

［4］　Johanson NA，Driftmier KR，Cerynik DL，Stehman CC. Grading acetabular defects. The need for a universal and valid system. J Arthroplast. 2010;25(3):425 - 31.

［5］　Volpin A，Konan S，Biz C，Tansey RJ，Haddad FS. Reconstruction of failed acetabular component in the presence of severe acetabular bone loss: a systematic review. Musculoskelet Surg. 2018; https://doi. org/10. 1007/s12306 -018 - 0539 - 7. Abr 13.

［6］　Schelfaut S，Cool S，Mulier M. The use of structural periacetabular allografts in acetabular revision surgery: 2. 5 - 5 years follow-up. Arch Orthop Trauma Surg. 2009;129(4):455 - 61.

［7］ Garbuz D，Morsi E，Gross AE. Revision of the acetabular component of a total hip arthroplasty with a massive struc-
      tural allograft. J Bone Joint Surg Am. 1996;78 - A(5):693 - 7.

［8］ O'Rourke MR，Paprosky WG，Rosenberg AG. Use of structural allografts in acetabular revision surgery. Clin Or-
      thop. 2004;420:113 - 21.

［9］ Flecher X，Sporer SM，Paprosky WG. Management of severe bone loss in acetabular revision using a trabecular metal
      shell. J Arthroplast. 2008;23(7):949 - 55.

［10］ Abolghasemian M，Sadeghi Naini M，Tangsataporn S，Lee P，Backstein DJ，Safir O，et al. Reconstruction of mas-
      sive uncontained acetabular defects using allograft with cage or ring reinforcement: an assessment of the graft's abili-
      ty to restore bone stock and its impact on the outcome of re-revision. Bone Joint J. 2014;96 - B(3):319 - 24.

［11］ Gross AE，Wong P，Saleh KJ. Don't throw away the ring: indications and use. J Arthroplast. 2002;17(4):162 - 6.

［12］ García-Anaya LE，Negrete-Corona J，Jiménez-Aquino J. Utilidad del aloinjerto óseo estructurado para defectos ace-
      tabulares en prótesis de revisión. Acta Ortopédica Mex. 2014;28(4):212 - 7.

［13］ Gross AE，Goodman S. Importancia actual de los injertos estructurales y las cajas en la artroplastia de revisión de la
      cadera. Clin Orthop Relat Res. 2004;429:193 - 200.

［14］ Regis D，Magnan B，Sandri A，Bartolozzi P. Long-term results of anti-protrusio cage and massive allografts for
      the management of periprosthetic acetabular bone loss. J Arthroplast. 2008;23(6):826 - 32.

［15］ Lee PTH，Clayton RA，Safir OA，Backstein DJ，Gross AE. Structural allograft as an option for treating infected hip
      arthroplasty with massive bone loss. Clin Orthop Relat Res. 2011;469:1016 - 23.

［16］ Brown NM，Morrison J，Sporer SM，Paprosky WG. The use of structural distal femoral allograft for acetabular re-
      construction of paprosky type ⅢA defects at a mean 21 years of follow-up. J Arthroplast. 2016;31(3):680 - 3.

［17］ Slooff TJJH，Huiskes R，van Horn J，Lemmens AJ. Bone grafting in total hip replacement for acetabular protru-
      sion. Acta Orthop Scand. 1984;55(6):593 - 6.

［18］ Schreurs BW，Slooff TJJH，Gardeniers JWM，Buma P. Acetabular reconstruction with bone impaction grafting and
      a cemented cup. Clin Orthop Relat Res. 2001;393:202 - 15.

［19］ Schreurs BW，Keurentjes JC，Gardeniers JWM，Verdonschot N，Slooff TJJH，Veth RPH. Acetabular revision with
      impacted morsellised cancellous bone grafting and a cemented acetabular component: a 20-to 25-year follow-up. J
      Bone Joint Surg Br. 2009;91 - B:1148 - 53.

［20］ van Haaren EH，Heyligers IC，Alexander FGM，Wuisman PIJM. High rate of failure of impaction grafting in large
      acetabular defects. J Bone Jt Surg Br. 2007;89 - B(3):296 - 300.

［21］ Gilbody J，Taylor C，Bartlett GE，Whitehouse SL，Wilson，Hubble MJ，Timperley AJ，et al. Clinical and radio-
      graphic outcomes of acetabular impaction grafting without cage reinforcement for revision hip replacement: a mini-
      mum ten-year follow-up study. Bone Joint J. 2014;96 - B(2):188 - 94.

［22］ García-Rey E，Madero R，García-Cimbrelo E. THA revisions using impaction allografting with mesh is durable
      for medial but not lateral acetabular defects. Clin Orthop Relat Res. 2015;473(12):3882 - 91.

［23］ Waddell BS，Boettner F，Gonzalez Della Valle A. Favorable early results of impaction bone grafting with reinforce-
      ment mesh for the treatment of paprosky 3B acetabular defects. J Arthroplast. 2017;32(3):919 - 23.

［24］ Buckup J，Alvarez Salinas E，Gonzalez Della Valle A，Boettner F. Treatment of large acetabular defects: a surgical
      technique utilizing impaction grafting into a metallic mesh. HSS J. 2013;9(3):242 - 6.

［25］ Hernigou P，Pariat J，Queinnec S，Homma Y，Flouzat Lachaniette CH，Chevallier N，et al. Supercharging irradia-
      ted allografts with mesenchymal stem cells improves acetabular bone grafting in revision arthroplasty. Int Orthop.
      2014;38:1913 - 21.

［26］ Borland WS，Bhattacharya R，Holland JP，Brewster NT. Use of porous trabecular metal augments with impaction
      bone grafting in management of acetabular bone loss. Acta Orthop. 2012;83(4):347 - 52.

［27］ Jones SA. Impaction grafting made easy. J Arthroplast. 2017;32(9):S54 - 8.

［28］ Della Valle CJ，Berger RA，Rosenberg AG，Galante JO. Cementless acetabular reconstruction in revision total hip
      arthroplasty. Clin Orthop. 2004;420:96 - 100.

［29］ Lee JM，Nam HT. Acetabular revision total hip arthroplasty using an impacted morselized allograftand a cementless cup. Minimum 10-year follow-up. J Arthroplast. 2011;26(7):1057 - 60.

[30] Winter E, Piert M, Volkmann R, Maurer F, Eingartner C, Weise K, et al. Allogeneic cancellous bone graft and a burch-schneider ring for acetabular reconstruction in revision hip arthroplasty. J Bone Joint Surg Am. 2001;83 - A (6):862 - 7.

[31] Coscujuela-Maná A, Angles F, Tramunt C, Casanova X. Burch-Schneider antiprotrusio cage for acetabular revision: a 5-to 13-year follow-up study. Hip Int. 2010;14(20 Suppl 7):112 - 8.

[32] Jones L, Grammatopoulos G, Singer G. The Burch-Schneider cage: 9-year survival in paprosky type 3 acetabular defects. Clinical and radiological follow-up. Hip Int. 2012;22(1):28 - 34.

[33] Lamo-Espinosa J, Duart Clemente J, Díaz-Rada P, Pons-Villanueva J, Valentí-Nín JR. The Burch-Schneider antiprotrusio cage: medium follow-up results. Musculoskelet Surg. 2013;97(1):31 - 7.

[34] Fink B, Grossmann A. Recambio acetabular con anillos antiprotrusión en defectos de mayor tamaño. Tec Quirúrgicas en Ortop y Traumatol. 2011;20(4):216 - 27.

[35] Symeonides PP, Petsatodes GE, Pournaras JD, Kapetanos GA, Christodoulou AG, Marougiannis DJ. The effectiveness of the Burch-Schneider antiprotrusio cage for acetabular bone deficiency. Five to twenty-one years' follow-up. J Arthroplast. 2009;24(2):168 - 74.

[36] Duffy GP, O'Connor MI, Brodersen MP. Fatigue failure of the GAP ring. J Arthroplast. 2007;22(5):711 - 4.

[37] Hernández-Vaquero D, Gava R, Suárez-Vázquez A, Pérez-Hernández D, FernándezLombardía J. Anillos de reconstrucción en la cirugía de revisión de las artroplastias de cadera. Rev Ortop y Traumatol. 2006;50:93 - 9.

[38] Ballester Alfaro J, Sueiro-Fernández J. Reconstrucción acetabular con sistema GAP Ⅱ. En: SATO, editor. Alteraciones acetabulares displásicas, postraumáticas y postprotésicas. Sevilla; 2008. p. 119 - 34.

[39] Buttaro MA, Muñoz de Rosa D, Comba F, Piccaluga F. High failure rate with the GAP Ⅱ ring and impacted allograft bone in severe acetabular defects. Clin Orthop Relat Res. 2012;470:3148 - 55.

[40] Hosny HAH, El-Bakoury A, Fekry H, Keenan J. Mid-term results of graft augmentation prosthesis Ⅱ cage and impacted allograft bone in revision hip arthroplasty. J Arthroplast. 2018;33(5):1487 - 93.

[41] Pieringer H, Auersperg V, Böhler N. Reconstruction of severe acetabular bone-deficiency. The Burch-Schneider antiprotrusio cage in primary and revision total hip arthroplasty. J Arthroplast. 2006;21(4):489 - 96.

[42] Buttaro M, Nuñez L, Lopez Ovenza J, Comba F, Piccaluga F. Falla mecánica precoz de un anillo de reconstrucción acetabular tipo Kerboull. Rev Asoc Argent Ortop Traumatol. 2008;73(3):285 - 9.

[43] Baba T, Shitoto K. Revision of total hip arthroplasty using the Kerboull and KT plates. Int Orthop. 2010;34: 341 - 7.

[44] Matsumoto M, Baba T, Ochi H, Ozaki Y, Watari T, Homma Y, et al. Kerboull-type plate in a direct anterior approach for severe bone defects at primary total hip arthroplasty: technical note. Sicot-J. 2017;3:21.

[45] Okano K, Miyata N, Enomoto H, Osaki M, Shindo H. Revision with impacted bone allografts and the kerboull cross plate for massive bone defect of the acetabulum. J Arthroplast. 2010;25(0):594 - 9.

[46] Inoue D, Kabata T, Maeda T, Kajino Y, Yamamoto T, Takagi T, et al. The value of bulk femoral head allograft in acetabular reconstruction using Kerboull-type plate. Int Orthop. 2015;39(9):1839 - 44.

[47] Makita H, Kerboull M, Inaba Y, Tezuka T, Saito T, Kerboull L. Revision total hip arthroplasty using the kerboull acetabular reinforcement device and structural allograft for severe defects of the acetabulum. J Arthroplast. 2017;32 (11):3502 - 9.

[48] Hayashi S, Nishiyama T, Hashimoto S, Matsumoto T, Takayama K, Ishida K, et al. Risk factors for failure of revision total hip arthroplasty using a Kerboull-type acetabular reinforcement device. BMC Musculoskelet Disord. 2017;18(1):4 - 9.

[49] Sembrano JN, Cheng EY. Acetabular cage survival and analysis of factors related to failure. Clin Orthop Relat Res. 2008;466:1657 - 65.

[50] Moskal JT, Higgins ME, Shen J. Type Ⅲ acetabular defect revision with bilobed components: five-year results. Clin Orthop Relat Res. 2008;466:691 - 5.

[51] Desai AS, Dramis A, Board TN, Hekal W, Farhan MJ. Acetabular revision surgery with the uncemented oblong

BOFOR cup—early to midterm results. Hip Int. 2012;22(3):280-5.

[52] Lachiewicz PF, Watters TS. The jumbo acetabular component for acetabular revision: curtain calls and caveats. Bone Joint J. 2016;98-B(1 Supple A):64-7.

[53] McLaughlin JR, Lee KR. Acetabular revision arthroplasty using an uncemented deep profile jumbo component: a ten to sixteen year follow-up study. J Arthroplast. 2018;33(2):496-9.

[54] Christie MJ, Barrington SA, Brinson MF, Ruhling ME, DeBoer DK. Bridging massive acetabular defects with the triflange cup. Clin Orthop Relat Res. 2001;393:216-27.

[55] DeBoer DK, Christie MJ, Brinson MF, Morrison JC. Revision total hip arthroplasty for pelvic discontinuity. J Bone Joint Surg Am. 2007;89-A:835-40.

[56] Taunton MJ, Fehring TK, Edwards P, Bernasek T, Holt GE, Christie MJ. Pelvic discontinuity treated with custom triflange component: a reliable option. Clin Orthop Relat Res. 2012;470:428-34.

[57] Berasi CC, Berend KR, Adams JB, Ruh EL, Lombardi AV. Are custom triflange acetabular components effective for reconstruction of catastrophic bone loss? Clin Orthop Relat Res. 2015;473(2):528-35.

[58] Colen S, Harake R, De Haan J, Mulier M. A modified custom-made triflanged acetabular reconstruction ring (MCTARR) for revision hip arthroplasty with severe acetabular defects. Acta Orthop Belg. 2013;79(1):71-5.

[59] Hogan C, Ries M. Treatment of massive acetabular bone loss and pelvic discontinuity with a custom triflange component and ilio-sacral fixation based on preoperative CT templating. A report of 2 cases. Hip Int. 2015;25(6):585-8.

[60] Schwarzkopf R, Ihn HE, Ries MD. Pelvic discontinuity: modern techniques and outcomes for treating pelvic disassociation. Hip Int. 2015;25(4):368-74.

[61] Berend ME, Berend KR, Lombardi AV, Cates H, Faris P. The patient-specific Triflange acetabular implant for revision total hip arthroplasty in patients with severe acetabular defects: planning, implantation, and results. Bone Joint J. 2018;100-B(1 Supple A):50-4.

[62] Barlow BT, Oi KK, Yu LY, Carli AV, Choi DS, Bostrom MP. Outcomes of custom flange acetabular components in revision total hip arthroplasty and predictors of failure. J Arthroplast. 2016;31(5):1057-64.

[63] Gladnick BP, Fehring KA, Odum SM, Christie MJ, DeBoer DK, Fehring TK. Midterm survivorship after revision total hip arthroplasty with a custom triflange acetabular component. J Arthroplast. 2017;33(2):500-4.

[64] Moore KD, McClenny MD, Willis B. Custom triflange acetabular components for large acetabular defects: minimum 10-year follow-up. Orthopedics. 2018;16:1-5.

[65] Goodman GP, Engh CA. The custom triflange cup. Build it and they will come. Bone Joint J. 2016;98-B(1 Supple A):68-72.

[66] Ries MD. The triflange cup: build it and they will wait. Semin Arthroplast. 2017;28:264-6.

[67] Paprosky WG, O'Rourke MR, Sporer SM. The treatment of acetabular bone defects with an associated pelvic discontinuity. Clin Orthop Relat Res. 2005;441:216-20.

[68] Gross AE, Goodman SB. Rebuilding the skeleton: the intraoperative use of trabecular metal in revision total hip arthroplasty. J Arthroplast. 2005;20(4):91-3.

[69] Burns AWR, McCalden RW. (ii) Current techniques and new developments in acetabular revision surgery. Curr Orthop. 2006;20(3):162-70.

[70] Ballester Alfaro JJ, Sueiro-Fernández J. Trabecular metal buttress augment and the trabecular metal cup-cage construct in revision hip arthroplasty for severe acetabular bone loss and pelvic discontinuity. Hip Int. 2010;20(Suppl 7):S119-27.

[71] Tangsataporn S, Abolghasemian M, Kuzyk PR, Backstein DJ, Safir OA, Gross AE. Salvaged failed roof rings and antiprotrusion cages: surgical options and implant survival. Hip Int. 2013;23:166-72.

[72] Banerjee S, Issa K, Kapadia BH, Pivec R, Khanuja HS, Mont MA. Systematic review on outcomes of acetabular revisions with highly-porous metals. Int Orthop. 2014;38:689-702.

[73] Jain S, Grogan RJ, Giannoudis PV. Options for managing severe acetabular bone loss in revision hip arthroplasty. A systematic review. Hip Int. 2014;24(2):109-22.

[74] Beckmann NA, Weiss S, Klotz MCMM, Gondan M, Jaeger S, Bitsch RG. Loosening after acetabular revision: com-

parison of trabecular metal and reinforcement rings. A systematic review. J Arthroplast. 2014;29(1):229 - 35.

[75] López-Torres Ⅱ, Sanz-Ruiz P, Sánchez-Pérez C, Andrade-Albarracín R, Vaquero J. Clinical and radiological outcomes of trabecular metal systems and antiprotrusion cages in acetabular revision surgery with severe defects: a comparative study. Int Orthop. 2018;42(8):1811 - 8.

[76] Clement RGE, Ray AG, MacDonald DJ, Wade FA, Burnett R, Moran M. Trabecular metal use in paprosky type 2 and 3 acetabular defects: 5-year follow-up. J Arthroplast. 2016;31(4):863 - 7.

[77] Grappiolo G, Loppini M, Longo UG, Traverso F, Mazziotta G, Denaro V. Trabecular metal augments for the management of paprosky type Ⅲ defects without pelvic discontinuity. J Arthroplast. 2015;30(6):1024 - 9.

[78] Lopez-Torres Ⅱ, Sanz-Ruiz P, Sánchez-Pérez C, Andrade-Albarracín RL, León-Román VE, Vaquero-Martín J. Resultados clínicos y funcionales de los sistemas de metal trabecular en la cirugía de revisión acetabular con defectos severos. Resultados a 5 años. Rev Latinoam Cir Ortop. 2016;1(3):77 - 82.

[79] O'Neill CJ, Creedon SB, Brennan SA, O'Mahony FJ, Lynham RS, Guerin S, et al. Acetabular revision using trabecular metal augments for paprosky type 3 defects. J Arthroplast. 2018;33(3):823 - 8.

[80] Jenkins DR, Odland AN, Sierra RJ, Hanssen AD, Lewallen DG. Minimum five-year outcomes with porous tantalum acetabular cup and augment construct in complex revision total hip arthroplasty. J Bone Joint Surg Am. 2017;99 - A (10):e49. 1 - 7.

[81] Prieto HA, Kralovec ME, Berry DJ, Trousdale RT, Sierra RJ, Cabanela ME. Structural allograft supporting a trabecular metal cup provides durable results in complex revision arthroplasty. J Arthroplast. 2017;32(11):3488 - 94.

[82] Berry DJ, Lewallen DG, Hanssen AD, Cabanela ME. Pelvic discontinuity in revision total hip arthroplasty. J Bone Joint Surg Am. 1999;81 - A(12):1692 - 702.

[83] Springer BD, Berry DJ, Cabanela ME, Hanssen AD, Lewallen DG. Early postoperative transverse pelvic fracture: a new complication related to revision arthroplasty with an uncemented cup. J Bone Joint Surg Am. 2005;87 - A(12):2626 - 31.

[84] Takigami I, Ito Y, Mizoguchi T, Shimizu K. Pelvic discontinuity caused by acetabular overreaming during primary total hip arthroplasty. Case Rep Orthop. 2011;2011:1 - 4.

[85] Abdelnasser MK, Klenke FM, Whitlock P, Khalil AM, Khalifa YE, Ali HM, et al. Management of pelvic discontinuity in revision total hip arthroplasty: a review of the literature. Hip Int. 2015;25(2):120 - 6.

[86] Abdel MP, Trousdale RT, Berry DJ. Pelvic discontinuity associated with total hip arthroplasty: evaluation and management. J Am Acad Orthop Surg. 2017;25(5):330 - 8.

[87] Giori NJ, Sidky AO. Lateral and high-angle oblique radiographs of the pelvis aid in diagnosing pelvic discontinuity after total hip arthroplasty. J Arthroplast. 2011;26(1):110 - 2.

[88] Wendt MC, Adler MA, Trousdale RT, Mabry TM, Cabanela ME. Effectiveness of false profile radiographs in detection of pelvic discontinuity. J Arthroplast. 2012;27(7):1408 - 12.

[89] Martin JR, Barrett IJ, Sierra RJ, Lewallen DG, Berry DJ. Preoperative radiographic evaluation of patients with pelvic discontinuity. J Arthroplast. 2016;31(5):1053 - 6.

[90] Hughes AJ, Debuitleir C, Soden P, O'Donnchadha B, Tansey A, Abdulkarim A, et al. 3D printing aids acetabular reconstruction in complex revision hip arthroplasty. Adv Orthop. 2017;2017:1 - 7.

[91] Wyatt MC. Custom 3D-printed acetabular implants in hip surgery-innovative breakthrough or expensive bespoke upgrade? Hip Int. 2015;25(4):375 - 9.

[92] Citak M, Kochsiek L, Gehrke T, Haasper C, Suero EM, Mau H. Preliminary results of a 3D-printed acetabular component in the management of extensive defects. Hip Int. 2017;00(00):000 - 0. https://doi. org/10. 5301/hipint. 5000561.

[93] Rogers BA, Whittingham-Jones PM, Mitchell PA, Safir OA, Bircher MD, Gross AE. The reconstruction of periprosthetic pelvic discontinuity. J Arthroplast. 2012;27(8):1499 - 506.

[94] Stiehl JB, Saluja R, Diener T. Reconstruction of major column defects and pelvic discontinuity in revision total hip arthroplasty. J Arthroplast. 2000;15(7):849 - 57.

[95] Gililland JM, Anderson LA, Henninger HB, Kubiak EN, Peters CL. Biomechanical analysis of acetabular revision

constructs: is pelvic discontinuity best treated with bicolumnar or traditional unicolumnar fixation? J Arthroplast. 2013;28(1):178 - 86.

[96] Regis D, Sandri A, Bonetti I, Bortolami O, Bartolozzi P. A minimum of 10-year follow-up of the burch-schneider cage and bulk allografts for the revision of pelvic discontinuity. J Arthroplast. 2012;27(6):1057 - 63.

[97] Kosashvili Y, Backstein DJ, Safir O, Lakstein D, Gross AE. Acetabular revision using an antiprotrusion (ilio-ischial) cage and trabecular metal acetabular component for severe acetabular bone loss associated with pelvic discontinuity. J Bone Joint Surg Br. 2009;91 - B:870 - 6.

[98] Abolghasemian M, Tangsataporn S, Kuzyk PRT, Safir OA, Backstein DJ, Gross AE. Cupcage solution for pelvic discontinuity. Semin Arthroplast. 2012;23(3):171 - 5.

[99] Martin JR, Barrett I, Sierra RJ, Lewallen DG, Berry DJ. Construct rigidity: keystone for treating pelvic discontinuity. J Bone Joint Surg Am. 2017;99(9):e43. 1 - 6.

[100] Ribes-Iborra J, Atienza C, Sevil-De la Torre J, Gómez Pérez A. Biomechanical study of pelvic discontinuity in failed total hip arthroplasty. Lessons learnt from the treatment of pelvic fractures. Injury. 2017;48(Suppl 6):S34 - 9.

[101] Ballester Alfaro JJ, Sueiro-Fernández J, Domínguez F, Valero J, Ayerbe P. Tratamiento de la discontinuidad pélvica periprotésica. Rev S And Traum y Ort. 2012;29(1/2):73 - 88.

[102] Sporer SM, Bottros JJ, Hulst JB, Kancherla VK, Moric M, Paprosky WG. Acetabular distraccion. An alternative for severe defects with chronic pelvic discontinuity? Clin Orthop Relat Res. 2012;470(11):3156 - 63.

[103] Brown NM, Hellman M, Haughom BH, Shah RP, Sporer SM, Paprosky WG. Acetabular distraction: an alternative approach to pelvic discontinuity in failed total hip replacement. Bone Joint J. 2014;96 - B(11 Suppl A):73 - 7.

[104] Sheth NP, Melnic CM, Paprosky WG. Acetabular distraction: an alternative for severe acetabular bone loss and chronic pelvic discontinuity. Bone Joint J. 2014;96 - B(11 Suppl A):36 - 42.

[105] Melnic CM, Sheth NP. Operative technique: acetabular distraction for severe acetabular bone loss with associated chronic pelvic discontinuity. UPOJ. 2015;25(6):68 - 70.

[106] Sheth NP, Paprosky WG. Acetabular distraction technique—an alternative for the treatment of chronic pelvic discontinuity. Semin Arthroplast. 2015;26(3):190 - 4.

[107] Hasenauer MD, Paprosky WG, Sheth NP. Treatment options for chronic pelvic discontinuity. J Clin Orthop Trauma. 2017;9(1):58 - 62.

[108] Mäkinen TJ, Fichman SG, Watts E, Kuzyk PRT, Safir OA, Gross AE, et al. The role of cages in the management of severe acetabular bone defects at revision arthroplasty. Bone Joint J. 2016;98 - B(1 Suppl A):73 - 7.

[109] Amenabar T, Rahman WA, Hetaimish BM, Kuzyk PR, Safir OA, Gross AE. Promising midterm results with a cup-cage construct for large acetabular defects and pelvic discontinuity. Clin Orthop Relat Res. 2016;474(2):408 - 14.

[110] Mäkinen TJ, Abolghasemian M, Watts E, Fichman SG, Kuzyk P, Safir OA, et al. Management of massive acetabular bone defects in revision arthroplasty of the hip using a reconstruction cage and porous metal augment. Bone Joint J. 2017;99 - B(5):607 - 13.

[111] Sculco PK, Ledford CK, Hanssen AD, Abdel MP, Lewallen DG. The evolution of the cupcage technique for major acetabular defects full and half cup-cage reconstruction. J Bone Joint Surg Am. 2017;99 - A(13):1104 - 10.

[112] Abolghasemian M, Tangsataporn S, Drexler M, Barbuto R, Backstein DJ, Safir O, et al. The challenge of pelvic discontinuity: cup-cage reconstruction does better than conventional cages in mid-term. Bone Joint J. 2014;96 - B(2):195 - 200.

第十二章　髋关节置换感染后的髋臼侧骨缺损

引　言

从死亡率、患病率或者功能障碍方面来说，假体周围感染都是最严重的并发症。感染性关节置换翻修手术的花费开支是初次髋关节置换的 3～4 倍，同时是非感染翻修手术的 2 倍[1,2]。翻修次数取决于不同的致病因素，如局部感染、血源性感染和其他患者自身相关因素。局部感染与手术室的条件（层流手术间和太空服，目前应用率不到 1%），手术史[3]，关节脱位史，手术切口渗液[4]，皮肤缺损[5]，预防性抗生素作用不佳等这些因素相关，这些因素可能将感染风险提高 7 倍[6]。血源性感染往往与远处化脓性感染病灶（泌尿、牙齿）相关，其提高相关的感染风险高达 3 倍[6]。患者自身相关高危因素主要是以下几点：如合并其他基础疾病糖尿病、类风湿关节炎、结核病等；某些药物和有毒物质的滥用如皮质醇疗法，酗酒或吸毒成瘾也会增加感染的风险[7]。高龄可能出现因进行性胸腺萎缩导致的免疫抑制，延迟型超敏反应和淋巴细胞反应减弱[8]。营养状态的改变如肥胖和营养不良这些都与感染的高发密切相关。

诊断往往具有挑战性，也是多次手术的主要原因，手术不仅影响关节周围的软组织，还包括骨组织本身。髋关节的假体周围感染相比膝关节的少见，二者的处理原则也有明显区别。根据翻修手术中所取标本细菌培养结果的全身抗生素治疗，同时依据患者的基本状况决定行一期或二期手术，假体植入部位的骨量储备，微生物分析都是最终预后影响因素。临时假体占位器的使用目前具有一定的争议性。翻修病例较少，且患者个体差异大，这使得对假体周围感染翻修的临床研究和外科医生的手术决策变得困难。

感染的诊断

危险因素和临床怀疑

过去几十年中，研究报道许多临床和实验室手段可以筛选确定患者的危险因素，评估关节置换失败原因，明确感染的高风险或低风险患者，这些信息将有助于外科医生对可疑感染做出正确的决策。[9]

症状：疼痛

外科医生评估髋关节置换术后患者疼痛时，以下重要问题应该被重视，如疼痛是否最近出现，疼痛与术前的区别，疼痛是否由其他位置的感染引起。感染性疼痛不总是"炎症性"，在许多情况下可能"机械性"，如行走和站立时。尤其是同时存在松动以及静息性疼痛未见缓解。在这一点，采用国际通行量表来观察止痛药的类别和数量，生活方式、实际功能状态，从而达到识别"高要求"患者（期待无痛以及无限制的步行/活动）。

体　征

体格检查中，大多数国际科学协会和共识都包含一些体征作为感染的主要诊断标准。如：持续引流或慢性窦道，或者合并伤口边缘坏死和伤口裂开[10,11]。大多数作者认为这些体征非常关键，特别是一些培养阴性的病例。目前，关于单纯窦道分泌物培养有些专家认为诊断感染源不够，另外有专家认为窦道培养的结果与深部组织内感染维生素两者达到80％的一致性[12]。其他炎症变化（发红，肿胀或局部温度升高）特异性不高，需要进一步确认的。当出现炎症迹象时，临床医生需要排除感染，直到这些迹象得到合理确认原因。

血液分析

最常用的实验室标志物是白细胞计数，红细胞沉降率（ESR）和C反应蛋白（CRP）。感染患者的ESR通常高于30 mm/h，但ESR敏感性在66％～82％，特异性在85％～90％。CRP诊断感染敏感性在77％～96％和特异性在84％～92％。当这两个指标结合使用时，阳性率可达83％，阴性预测率可达90％～100％[13-15]。CRP一般会在术后3周后下降，ESR则在6～12周后下降。然而，如果患者同时存在其他系统问题，如泌尿系统、口腔系统感染或风湿病，则这些指标也可能升高，临床医生需要注意到这些情况此外，还有其他血清学标志物，如降钙素原和白介素-6也可以用来评估感染，但是需要进一步研究确认其有效性和经济性。Bottner等人报道了这些指标的敏感性，认为IL-6为87％，降钙素原为33％，TNF为43％[16]。如果结合ESR和CRP的值，D-二聚体似乎也是一个前景较好且易于评估的指标[17]。

影像学评估

影像学评估感染是有争议的，因为简单的X线片可能只显示假体放射线松动的迹象，例如假体移位，柄下沉，髋臼和柄周围宽于2 mm的透亮线。当这些征象出现较早，进展较快或者缺乏机械性解释时，就需要考虑感染。需要考虑是否存在感染。如果出现了不能解释的囊肿改变和骨溶解，特别是这些病灶集中、呈块状并且进展迅速，那么这强烈预测着感染。早期的骨膜反应也常常在这些患者中出现[18,19]。（图12-1）

CT结合常规X线可以帮助确认髋臼侧和股骨侧骨量的丢失，特别是当出现其他征象，如死骨和皮质骨缺损时，可以更有效地评估骨缺损。积液是假体周围感染的常见表现之一，可以通过超声、CT或MRI进行诊断。因此，在评估假体周围感染时，CT与常规X线和其他影像学技术相结合可以提供更全面和准确的诊断。

另一个更具争议性的话题是传统闪烁显像技术的使用[20,21]。当骨转化增加时，锝和镓闪烁显像检查呈阳性，关节置换后的第一年因假体的二次固定而保持高信号。标记的白细胞显示出高特异性和低灵敏度[21,22]。当存在炎症时，镓闪烁体显像为阳性，并在THA的二次固定期间维持阳性，具有很高的灵敏度（95％），但特异性低（20％）。这对于阴性诊断很有用（即确认没有感染）。白细胞核素标记后的骨髓CT显像的对感染的诊断灵敏度和特异性大大增加（准确性：89％～98％）。

虽然PET普及度低，花费高，但在鉴别诊断无菌性

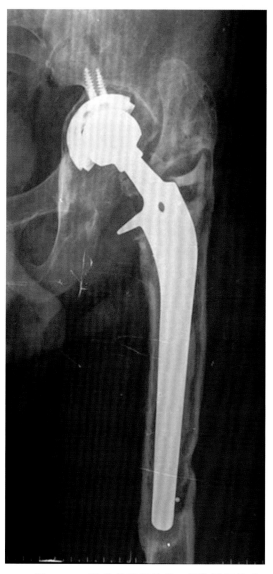

图12-1 髋关节的正位片。假体早期松动征象如假体移位，柄的下沉，髋臼和柄周围宽于2 mm的透亮线强烈预示着感染。影像学上出现聚乙烯磨损无法解释的骨囊肿和骨溶解

松动和感染性松动方面具有高准确性，因此越来越常用[10,23]。不过也有一些对其准确性的质疑声音，认为其可能不如白细胞核素标记的 CT 检查。

关节穿刺

建议术前进行关节穿刺以获取关节腔积液进行分析。但是，由于技术方面的问题，这种方法可能存在一些困难，例如需要在无菌环境下准备（手术室），并且可能需要使用影像学技术如 X 线、超声或 CT 来帮助定位[14]。相对于培养皿，液体样本用血培养瓶培养更加好[24]。另一个争议性问题是，穿刺使用的针头只能获取到浮游的细菌，而不能检测到生物膜中的细菌。此外，对于白细胞计数的诊断范围存在争议，不同的专家提出的阈值也有很大不同：>1 800[10,11]、>2 700、>3 000（慢性病例）[25]或>4 350。其中，阈值为>1 800 时，白细胞计数的灵敏度为 90%，特异性为 99%。多形核（PMN）细胞的比例也存在争议，不同的作者提出的阈值也存在巨大差异：>73%[10,11]、>77%、>80%（慢性病例）[25]或>85%。当阈值为>73%时，PMN 的灵敏度为 83%，特异性为 93%。此外，白细胞酯酶试剂条的敏感性较高（93%），但特异性较低（77%），同时也存在 33% 的样本存在血液或碎屑污染导致无法使用[26]。另外，α-防御素测定具有较高的灵敏度（97%～100%）和特异性（95%～97%）[27,28]。与传统的 ESR、CRP、白细胞计数和 PMN 相比，这些新标记并没有明显的优势[27]。革兰氏染色的灵敏度非常低（50%～75%），穿刺培养的灵敏度仅为 56%～92%，但其特异性较高（95%），但容易受到皮肤细菌的污染（如表皮葡萄球菌和丙酸杆菌）[14,29-34]。

活检、培养、诊断

相较于关节穿刺，活检总体上更可靠，其灵敏度和特异性介于 82%～98%[35]。当结合关节镜使用时，可达到 88%～100% 的准确性[36]。

感染的术中诊断

大体观的观察：有用吗？

术中诊断通常用于进一步确认术前诊断。主观上，基于外科团队经验和感知认识（眼睛和鼻子）的大体观察很重要，应该拍照记录。肌肉骨骼感染疾病学会的标准包括化脓，大量液体，坏死和失活的组织或气味特征，可以作为感染的征兆[10,25]。迄今为止，根据化脓的外观可以初步怀疑某些细菌。例如，金黄色葡萄球菌为奶油状，黄白色，丰富的脓液。脓性脓疱，脏污的界面，无异味和颜色不确定，表明为表皮葡萄球菌；大肠埃希菌、变形杆菌属具有丰富的渗出物和"尿样"气味。粪便外观和/或气味提示肠杆菌、肠球菌、克雷伯菌和沙雷菌；气味较轻：假单胞菌属。强酸/酸味：链球菌属。

革兰氏染色的灵敏度低于 17%，因此不可靠[30]。使用冷冻切片计数为每个高倍显微镜的 PMN 细胞数量[37-45]。单视野高于 10 个 PMN 细胞的表明高感染可能（假体取出）。5～10 个细 PMN 细胞：可能是感染。低于 5 个的 PMN 细胞：感染可能性极低。然而，革兰氏染色在可疑无菌性松动（50%）和假体再次植入手术（二期手术的第二步）（29%）中的敏感性非常低[38]。

术后感染诊断

传统培养

传统的培养方法建议从滑液和组织（滑膜、失活软组织、假体周围膜、骨髓）中获得样本进行培养[31]。仅液体中存在游离的细菌，而组织则可以提供细胞内以及来自生物膜的固定细菌[46,47]。在冲洗开始之前，至少要取 3 个假体周围的组织标本，最理想情况是取 5～6 个样本[11,14,30,31,48]。

取出假体的超声处理

据报道，假体的超声处理具有很高的应用价值，因为它的敏感性，特异性以及为定量培养提供原料，为慢速生长微生物提供培养基，该手段始终被推荐使用，培养结果显示出 78% 的敏感性和 99% 的特异性[15]。当结合定量培养和培养基来检测缓慢生长的微生物时，灵敏度会提高，但特异性会降低[47]。对于通过超声获得的非致病性细菌是否是真正导致临床症状的原因尚无共识[49,50]。

术中样本的病理学

病理学家至关重要，冰冻切片或许仍然是术中最准确的检测手段，可以计算出每个高倍镜下的 PMN 的数量[51]。滑膜中的 CRP 同样如同冰冻切片一样被定量检测[52]。目前仍然存在一些疑问，中性粒细胞是何时针对浮游的细菌的免疫反应，巨噬细胞是何时对生物膜发生免疫反应。我们如何区分巨噬细胞对针对磨损颗粒和对生物膜的反应？病理专家的术中关于感染炎症报告可能会受到异物反应的影响。

感染诊断标准

国际上已经对感染这一并发症的诊断标准形成共识[25]。

以下任何一项都将表明感染：

1. 与假体相通的窦道。

2. 至少从置换关节中两处独立的组织或液体样本中培养出病原体。

3. 符合以下六个标准中的四个

（1）升高的血清红细胞沉降率（ESR）和血清 C 反应蛋白（CRP）。

（2）关节液中白细胞计数升高。

（3）关节液中性粒细胞百分比（PMN%）。

（4）关节腔里有脓液。

（5）假体周围组织或液体分离培养出一种微生物。

（6）在五个 400 放大倍数的高倍镜下中，假体周围组织在每个高倍视野中的中性粒细胞超过五个。

窦道的存在，关节周围可见脓液，其他原因无法解释（如无晶体），组织病理学显示为急性炎症（>5 个中性粒细胞/高倍视野），滑液中每微升 >4 200 白细胞和/或 >80% 的多形核白细胞，相同微生物在至少 2 个标本（滑膜液，假体周围和/或超声处理液）。患者分为急性术后（假体植入后≤1 个月），急性血源性（感染症状≤3 周）和慢性假体周围感染（所有其他情况）。

主要标准是两个假体周围标本细菌培养阳性，并且是相同的微生物，与关节相通的窦道。次要标准是：血清 ESR 和 CRP 升高，关节液中白细胞计数或白细胞酯酶升高，关节液中 PMN 升高，组织学诊断阳性，单一细菌培养阳性。

对关节置换术后是否感染的临床决策至关重要。

髋关节置换术后感染的治疗

一旦诊断出感染，外科医生必须记住几个注意事项。最为重要的是时间（早期或晚期）、根据微生物学分析的感染严重程度以及患者的合并症和基础情况。一旦决定手术，必须考虑应行一期还是二期手术、软组织的局部状态、手术和医院条件，妥当地处理髋关节翻修重建中最重要的问题：骨量的丢失。

建议采用多学科联合诊治包括微生物学科和传染病科从而正确地使用抗生素治疗。在少数情况下，可能需要抗生素抑制治疗（无菌翻修术中意外的阳性细菌培养结果或既往多次手术身体条件较差的患者），但在大多数情况下，应手术治疗。

如果有明确感染或生物膜形成，则必须尽可能取出假体。由于细菌在 24 小时内形成生物膜导致单次手术清创无效，所以单次清创存在争议的，因此可能需要一期或二期手术。更有争议的是，外科医生必须决定应该更换哪些部件：首先是聚乙烯，然后是股骨头，最后是所有松动的生物假体（在最初的2～4 周内，它们还没有生物固定的，但是羟基磷灰石涂层可能并非如此）。同样的一个有关手术方式的问题紧随而来：是清创，还是"一期"翻修？

　　无论是一期还是二期手术，骨缺损的处理对手术的成功至关重要。外科医生必须意识到假体移除后会存在骨缺损，虽然术前计划可能会有所帮助，但术中情况可能有变化。目前的观点仍主张积极地进行清创，清除骨上的所有生物膜以及所有坏死和失活组织，以便在感染治愈后植入新的假体。

髋关节置换术后感染引起的髋臼侧骨缺损

　　如前所述，清除所有坏死的软组织和生物膜至关重要。髋臼和股骨假体取出后所出现的骨缺损情况将是翻修手术的关键点[53]。另一个问题是二期手术中旷置器的使用。虽然其由于在处理软组织和感染控制方面具备理论优势而被广泛使用[54-60]，但因其自身原因存在并发症，这使得其吸引力大大降低。而且当旷置器长时间留置时，还需要考虑髋臼被侵蚀的可能性。[61、62]

　　Girdlestone 股骨头颈切除成形术（RA）是用于解决疑难病例的一种手术方式，例如重度感染伴极重度骨缺损；然而，许多研究报告了较差的预后，包括髋关节疼痛、需挂拐行走、严重跛行、髋关节不稳定、下肢不等长和耗氧量增加。

　　综合目前发表的研究结果，髋关节 RA 的适应证必须严格限于失去活动能力的患者，静脉药物滥用患者以及基础疾病多风险高或技术上存在困难而无法再植入的患者。由于 RA 手术带来的许多困难，许多患者不能接受该手术为最终治疗方案，要求将其 RA 转为 THA，希望缓解症状并提高其生活质量，然而 RA 转为 THA 手术后的临床结果具有不可预测性，因此在实施 Girdlestone 成形术前必须充分告知患者此类复杂手术的预期结果。该手术不常用，技术要求高且并发症多，并发症发生也与患者术前的疾病（如严重骨缺损、骨质疏松性骨或 LLD）相关，后者也可能导致股骨缩短截骨术，以及外展肌无力等。

　　尽管手术可能对技术要求较高，并发症数量也不低，但 RA 转为 THR 的临床效果与传统翻修手术差不多。由于两组手术中均存在骨缺损，因此相比于转换手术本身，骨缺损对结果的影响可能更大。

　　事实上，即使在数年后，Girdlestone 成形术后再翻修全髋仍是有一定并发症但可接受的转换手术（图 12‑2）。尽管脱位是关注重点之一[63]，但该并发症可能与髋臼杯定位不准确和/或软组织张力不足

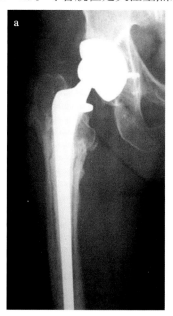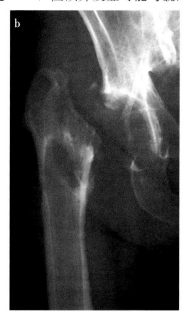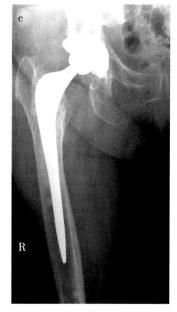

图 12‑2　a. 一名 72 岁女性髋关节 X 线片示感染的生物型髋关节假体。b. RA。c. 3 个月后，用非骨水泥杯重建髋臼侧，股骨侧使用骨水泥型长柄假体结合打压植骨，术后 10 年效果良好

相关；转换翻修手术时，软组织总是会挛缩，使得难以检查髋关节稳定性，因此相比使用限制型或双动髋臼杯，重建髋关节旋转中心和适当骨缺损处理对结局的影响更大[64]。假体周围骨折的数量通常较低，并且局限于术中近端裂纹，这可以在术中解决。RA 转换翻修术过程中不需要取出之前植入物可能是并发症相对较少（尤其是术中骨折）的原因之一。

许多患者中，功能的预后通常受到影响。由于软组织破坏和关节活动差导致跛行，可能导致重新植入后肢体功能的改善差强人意。当通过骨缺损和年龄进行比较时，转换手术的临床结局可能与无菌性翻修手术相似，但在大多数患者中，转换后的疼痛、功能和活动还是得到了改善[63,65]。

年龄、骨缺损和身体状况决定髋臼和股骨重建[53,66,67]。老年生活质量要求低的患者行 RA 手术后可能足以维持数年，但肌力减弱和过度耗氧很可能导致该人群丧失活动能力[63]。髋臼骨缺损是影响术后临床结果、功能、活动度和双下肢不等长程度的最重要因素，因此在这种复杂情况下，充分重建髋臼骨缺损对于改善预后至关重要。在大多数的临床研究中病例数较少，目前还难以给出一个 RA 到翻修全髋手术的最佳间隔时间[68-72]。

尽管 RA 后 THA 的临床结局和影像学结果与同样具有类似髋关节骨缺损的无菌性翻修手术中获得的手术效果相似，但术前谈话必须强调术中骨缺损决定手术进程和并发症发生风险。然而事实上，任何跛行和双下肢不等长都将影响功能，意味着患者对改善髋关节功能的高期望应下调到现实水平。

感染性髋关节髋臼骨缺损的重建

尽管 THA 感染翻修术中植骨有可能形成死骨，植骨被认为是禁忌证[73]。但许多研究报告了其可行性，现在认为植骨重建是可供选择重建方法之一。

尽管其在控制感染方面有效，但在更活跃的人群中其机械性能是不安全的。所以仅建议对小腔隙性骨缺损和低需求患者填充抗生素骨水泥。非骨水泥型假体更广泛地用于＜30％的小-中度髋臼骨缺损[67]，因为它们在大多数情况下可提供更好的机械固定并且感染预后与骨水泥结果相仿。比如 jumbo 髋臼杯、半球钽杯（图 12-3），钽垫块[19,74-78]；防突出钽加强环等[79]。目前，使用钽假体尚未确定需要多少健康骨床就可以达到稳定骨整合[80]。

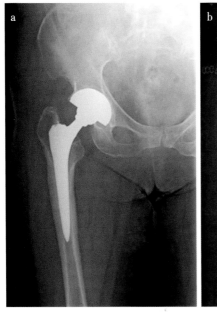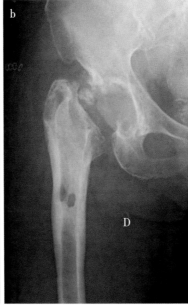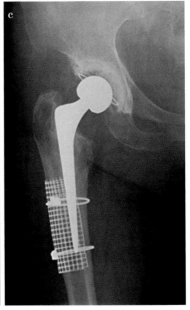

图 12-3　a. 一位 70 岁女性使用生物型全髋关节置换术后感染的髋关节 X 线。b. RA。c. 采用打压植骨和骨水泥假体，术后 5 年临床效果良好

感染病例和无菌松动病例类似，最严重的巨大髋臼骨缺损重建均使用的类似技术（图 12-4）。利

用骨水泥杯结合打压植骨技术重建巨大骨缺损取得了很好的效果和较低的复发率（0%～8%）[47,75,81]（图12-5）。多中心推荐使用载抗生素水泥和载万古霉素移植骨粒[82,83]。在无菌松动情况下，骨量的生物性恢复使打压技术非常有吸引力，特别是在活动量大和年轻的患者中。使用加强环、骨小梁金属垫块或定制植入物结合同种异体移植物，也为感染患者提供了可接受的早期临床疗效[84]。

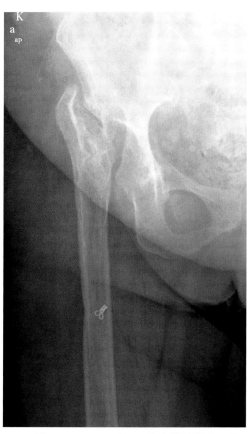
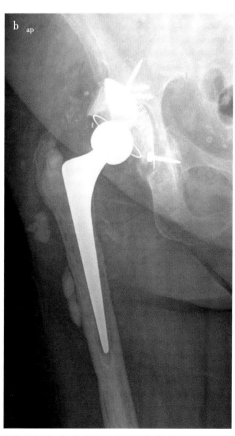

图 12-4　a. 一位 83 岁女性的骨盆 X 线示，由于全髋关节置换术后感染，在 28 年前进行了 RA。
b. 采用骨水泥杯联合钽金属加强块和打压植骨以及股骨侧骨水泥假体结合骨打压技术重建髋关节

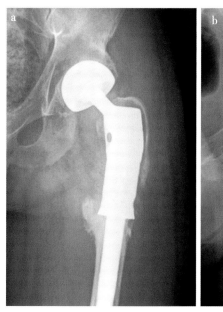
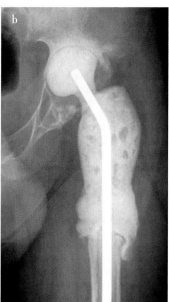
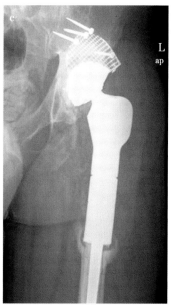

图 12-5　a. X 线示感染的双动头肿瘤股骨假体。b. 取出假体并植入旷置器。c. 髋臼侧采用打压植骨技术，股骨侧是新的股骨肿瘤假体

参考文献

［1］ Herbert CK，Williams RE，Levy RS，Barrack RL. Cost of treating of a total knee replacement. Clin Orthop Relat Res. 1996;331:140 - 5.

［2］ Bozic KJ，Ries MD. The impact of infection after total hip arthroplasty on hospital and surgeon resource utilization. J Bone Joint Surg Am. 2005;87:1746 - 51.

［3］ Tsukayama DT，Estrada R，Gustilo RB. Infection after total hip arthroplasty. A study of the treatment of one hundred and six infections. J Bone Joint Surg Am. 1996;78 - A:512 - 23.

［4］ Ure KJ，Amstutz HC，Nasser S，Schmalzried TP. Direct exchange arthroplasty for the treatment of of infection after total hip replacement. An average tenýear follow-up. J Bone Joint Surg Am. 1998;80:961 - 8.

［5］ Lieberman JR，Callaway GH，Salvati EA，Pellicci PM，Brause BDI. Treatment of the infected total hip arthroplasty with a two-stage reimplantation protocol. Clin Orthop Relat Res. 1994;301:205 - 12.

［6］ Surin VV，Sundholm K，Bäckman L. Infection after total hip replacement. With special reference to a discharge from the wound. J Bone Joint Surg (Br). 1983 Aug;65(4):412 - 8.

［7］ Canner GC，Stenberg ME，Heppenstall RB，Balderstorn R. The infection hip after total hip arthroplasty. J Bone Joint Surg Am. 1984;66:1393 - 9.

［8］ Garvin KL，Evans BG，Salvati EA，Brause BD. Palacos gentamicin for the treatment of deep periprosthetic hip infections. Clin Orthop Relat Res. 1994;298:97 - 105.

［9］ Cordero-Ampuero J，de Dios M. What are the risk factors for infection in hemiarthroplasties and total hip arthroplasties? Clin Orthop. 2010;468:3268 - 77.

［10］ Parvizi J，Zmistowski B，Berbari EF，Bauer TW，Springer BD，Della Valle CJ，Garvin KL，Mont MA，Wongworawat MD，Zalavras CG. New definition for periprosthetic joint infection: from the workgroup of the musculoskeletal infection society. Clin Orthop Relat Res. 2011;469:2992 - 4. https://doi. org/10. 1007/s11999 - 011 - 2102 - 9.

［11］ Zimmerli W，Trampuz A，Ochsner PE. Prosthetic-joint infections. N Engl J Med. 2004;351:1645 - 54.

［12］ Cuñé J，Soriano A，Martínez JC，García S，Mensa J. A superficial swab culture is useful for microbiologic diagnosis in acute prosthetic joint infections. Clin Orthop Relat Res. 2009;467(2):531 - 5.

［13］ Sanzén L，Carlsson AS，Josefsson G，Lindberg LT. Revision operations on infected total hip arthroplasties. Clin Orthop Relat Res. 1988;229:165 - 72.

［14］ Spangehl J，Masri BA，O'Connell JX，Duncan CP. Prospective analysis of preoperative and intraoperative investigations for the diagnosis of infection of the sites of two hindred and teo revision total hip arthroplasties. J Bone Joint Surg Am. 1999;81:672 - 83.

［15］ Trampuz A，Hanssen AD，Osmon DR，Mandrekar JR，Steckelberg JM，Patel R. Synovial fluid leukocyte count and differential for the diagnosis of prosthetic knee infection. Am J Med. 2004;117:556 - 62.

［16］ Bottner E，Wegner A，Winkelmann W，Becker K，Erren M，Götze C. Interleukin-6, procalcitonin and TNF-alpha. Markers of peri-prosthetic infection following total hip replacement. J Bone Joint Surg (Br). 2007;89:94 - 9.

［17］ Shahi A，Kheir MM，Tarabichi M，Hosseinzadeh HRS，Tan TL，Parvizi J. Serum D-Dimer test is promising for the diagnosis of periprosthetic joint Infection and timing of reimplantation. J Bone Joint Surg Am. 2017;99(17):1419 - 27.

［18］ Della Valle C，Zuckerman JD，Di Cesare PE. Periprosthetic sepsis. Clin Orthop Relat Res. 2004;420:26 - 31.

［19］ Toms AD，Davidson D，Masri BA，Duncan CP. The management of peri-prosthetic infection in total joint arthroplasty. JBJS-Br. 2006;88 - B:149 - 55.

［20］ Levitsky KA，Hozack WJ，Balderston RA，Rothman RH，Gluckman SJ，Maslack MM，Booth RE Jr. Evaluation of the painful prosthetic joint. Relation value of bone scan, sedimentation rate, and joint aspiration. J Arthroplast.

1991;6:237 - 44.

[21] Stumpe KD, Nötzli HP, Zanetti M, Kamel EM, Hany TF, Görres GW, von Schulthess GK, Hodler J. FDG PET for differentiation of infection and aseptic loosening in total hip replacements: comparison with conventional radiography and three-phase bone scintigraphy. Radiology. 2004;231(2):333 - 41.

[22] Fuster D, Duch J, Soriano A, García S, Setoain X, Bori G, Rubí S, Rodríguez D, Doménech B, Piera C, Mensa J, Pons F. Potential use of bone marrow scintigraphy in suspected prosthetic hip infection evaluated with 99mTc-HMPAO-leukocytes. Rev Esp Med Nucl. 2008;27(6):430 - 5.

[23] Chryssikos T, Parvizi J, Ghanem E, Newberg A, Zhuang H, Alavi A. FDG-PET imaging can diagnose periprosthetic infection of the hip. Clin Orthop Relat Res. 2008;466(6):1338 - 42.

[24] Geller JA, MacCallum KP, Murtaugh TS, Patrick DA Jr, Liabaud B, Jonna VK. Prospective comparison of blood culture bottles and conventional swabs for microbial identification of suspected periprosthetic joint infection. J Arthroplast. 2016;31(8):1779 - 83.

[25] Parvizi J, Gehrke T, Chen AF. Proceedings of the international consensus on periprosthetic joint infection. Bone Joint J. 2013;95 - B(11):1450 - 2.

[26] Wetters NG, Berend KR, Lombardi AV, Morris MJ, Tucker TL, Della Valle CJ. Leukocyte esterase reagent strips for the rapid diagnosis of periprosthetic joint infection. J Arthroplast. 2012;27(Suppl 1):8 - 11.

[27] Bingham J, Clarke H, Spangehl M, Schwartz A, Beauchamp C, Goldberg B. The alpha defensin-1 biomarker assay can be used to evaluate the potentially infected total joint arthroplasty. Clin Orthop Relat Res. 2014;472(12):4006 - 9.

[28] Bonanzinga T, Zahar A, Dütsch M, Lausmann C, Kendoff D, Gehrke T. How reliable is the alpha-defensin immunoassay test for diagnosing periprosthetic joint infection? A prospective study. Clin Orthop Relat Res. 2017;475(2):408 - 15.

[29] Lachiewicz PF, Rogers GD, Thomason HC. Aspiration of the hip joint before revision total hip arthroplasty. Clinical and laboratory factors influencing attainment of a positive culture. J Bone Joint Surg Am. 1996;78(5):749 - 54.

[30] Atkins BL, Athanasou N, Deeks JJ, Crook DW, Simpson H, Peto TE, McLardy-Smith P, Berend AR. Prospective evaluation of criteria for microbiological diagnosis of prosthetic joint infection at revision arthroplasty. The OSIRIS collaborative study group. J Clin Microbiol. 1998;36:2932 - 9.

[31] Patel R. Biofilms and antimicrobial resistance. Clin Orthop Relat Res. 2005;437:41 - 7.

[32] Deirmengian C, Hallab N, Tarabishy A, Della Valle C, Jacobs JJ, Lonner J, Booth RE Jr. Synovial fluid biomarkers for periprosthetic infection. Clin Orthop Relat Res. 2010;468:2017 - 23.

[33] McArthur BA, Abdel MP, Taunton MJ, Osmon DR, Hanssen AD. Seronegative infections in hip and knee arthroplasty: periprosthetic infections with normal erythrocyte sedimentation rate and C-reactive protein level. Bone Joint J. 2015;97 - B(7):939 - 44.

[34] ShanmugasundaramS RBF, Briggs TW, Sussmann PS, Bostrom MP. Evaluation and management of periprosthetic joint infection-an international, multicenter study. HSS J. 2014;10(1):36 - 44.

[35] Fink B, GrossmanA FM, Schäfer P, Frommelt L. Two-stage cementless revision of infected hip endoprostheses. Clin Orthop. 2009;467:1848 - 58.

[36] Corona P, Gil E, Guerra E, Soldado F, Amat C, Flores X, Pigrau C. Percutaneous interface biopsy in dry-aspiration cases of chronic periprosthetic joint infections: a technique for preoperative isolation of the infecting organism. Int Orthop. 2012;36(6):1281 - 6.

[37] Bori G, Soriano A, Garcia S, Gallart X, Casanova L, Mallofre C, Almela M, Martinez JA, Riba J, Mensa J. Low sensitivity of histology to predict the presence of microorganisms in suspected aseptic loosening of a joint prosthesis. Mod Pathol. 2006;19:874 - 7.

[38] Bori G, Soriano A, Garcia S, Mallofré C, Riba J, Mensa J. Usefulness of histological analysis for predicting the presence of microorganisms at the time of reimplantation after hip resection arthroplasty for the treatment of infection. J Bone Joint Surg Am. 2007;89:1232 - 7.

[39] Mirra JR, Amstutz HC, Matos M, Gold R. The pathology of the joint tissues and its clinical relevance in prostheses

failure. Clin Orthop Relat Res. 1976;117:221 - 40.

[40] Fehring TK, McAlister JRJA. Frozen histologic section as a guide to sepsis in revision joint arthroplasty. Clin Orthop Relat Res. 1994;304:229 - 37.

[41] Feldman DS, Lonner JH, Desai P, Zuckerman JD. The role of intraoperative frozen section in revision total hip arthroplasty. J Bone Joint Surg Am. 1995;77:1807 - 13.

[42] Athanasou NA, Pandey R, de Steiger R, Crook D, Smith PM. Diagnosis of infection by frozen section during revision arthroplasty. J Bone Joint Surg Br. 1995;77:28 - 33.

[43] Lonner JH, Desai P, Di Cesare PE, Steiner G, Zuckerman JD. The reliability of analysis of intraoperative frozensections for identifiying active infection during revision hip or knee arthroplasty. J Bone Joint Surg Am. 1996;78:1553 - 8.

[44] Della Valle CJ, Bogner E, Desai P, Lonner JH, Adler E, Zuckerman JD, Di Cesare PE. Analysisof frozen sections of intraoperative specimens obtained at the time of reoperation after hip or knee resection arthroplasty for the treatment of infection. J Bone Joint Surg Am. 1999;81:684 - 9.

[45] Pandey R, Drakoulakis E, Athanasou NA. An assessment of the histological criteria used to diagnose infection in hip revision arthroplasty tissues. J Clin Pathol. 1999;52:118 - 23.

[46] Costerton JW. Biofilm theory can guide the treatment of device-related orthopaedic infections. Clin Orthop Relat Res. 2005;437:7 - 11.

[47] Esteban J, Molina-Manso D, Spiliopoulou I, Cordero-Ampuero J, Fernández-Roblas R, Foka A, Gómez-Barrena E. Biofilm development by clinical isolates of Staphylococcus spp. from retrieved orthopaedic prosthesis. Acta Orthop. 2010;81:674 - 9.

[48] Kamme C, Lindberg L. Aerobic and anaerobic bacteria in deep infections after total hip arthroplasty: differential diagnosis between infectious and non-infectious loosening. Clin Orthop Relat Res. 1981;154:201 - 7.

[49] Nelson CL, McLarec AC, McLaren SG, Johnson JW, Smeltzer MS. Is aseptic loosening truly aseptic. Cllin Orthop Rel Res. 2005;437:25 - 30.

[50] Esteban J, Gómez-Barrena E, Cordero J, Zamora N, Kinnari TJ, Fernández-Roblas R. Evaluation of quantitative analysis of cultures from sonicated retrieved orthopaedic implants in diagnosis of orthopaedic infection. J Clin Microbiol. 2008;46:488 - 92.

[51] Kwiecien G, George J, Klika AK, Zhang Y, Bauer TW, Rueda CA. Intraoperative frozen section histology: matched for musculo skeletal infection society criteria. J Arthroplast. 2017;32(1):223 - 7.

[52] Buttaro MA, Martorell G, Quinteros M, Comba F, Zanotti G, Piccaluga F. Intraoperative synovial C-reactive protein is as useful as frozen section to detect periprosthetic hip infection. Clin Orthop Relat Res. 2015;473(12):3876 - 81.

[53] García-Cimbrelo E, García-Rey E. Bone defect determines acetabular revision surgery. Hip Int. 2014;24(Suppl 10):S33 - 6. https://doi.org/10.5301/hipint.5000162.

[54] Gustilo RB, Tsukayama D. Treatment of infected cemented total hip arthroplasty with tobramycin beads and delayed revision with a cementless prosthesis and bone grafting. Orthop Trans. 1988;12:739.

[55] Duncan CP, Beauchamp C. A temporary antibiotic-loaded joint replacement system for management for complex infection involving the hip. Orthop Clin North Am. 1993;24:751 - 9.

[56] Masri BA, Duncan CP, Beauchamp CP. Long-term elution of antibiotics from bone cement an in vitro study using the prosthesis of antibiotic-loaded acrylic cement (PROSTALAC) system. J Arthroplast. 1998;13:331 - 8.

[57] Hsieh PH, Shih CH, Chang YH, Lee MS, Yang WE, Shih HN. Treatment of deep infection of the hip associated with massive bone loss: two-stage revision with an antibiotic-loaded interim cement prosthesis followed by reconstruction with allograft. J Bone Joint Surg (Br). 2005;87B:770 - 5.

[58] Degen RM, Davey JR, Davey JR, Howard JL, McCalden RW, Naudie DD. Does a prefabricated gentamicin-impregnated, load-bearing spacer control periprosthetic hip infection? Clin Orthop Relat Res. 2012 Oct;470(10):2724 - 9.

[59] Neumann DR, Hofstaedter T, List C, Dorn U. Two-stage cementless revision of late total hip arthroplasty infection using a premanufactured spacer. J Arthroplast. 2012;27(7):1397 - 401.

［60］ Romanò CL，Romanò D，Albisetti A，Meani E. Preformed antibiotic-loaded cement spacers for two-stage revision of infected total hip arthroplasty. Long-term results Hip Int. 2012;22(S8):46 – 53. https://doi. org/10. 5301/HIP. 2012. 9566.

［61］ Macheras GA，Koutsostathis S，Kateros K，Papadakis S，Anastasopoulos P. A two stage reimplantation protocol for the treatment of deep periprosthetic hip infection. Mid to long-term results. Hip Int. 2012;22(S8):54 – 61. https://doi. org/10. 5301/HIP. 2012. 9571.

［62］ Cordero-Ampuero J，Esteban J，Garcia-Cimbrelo E. Oral antibiotics are effective for highly resistant hip arthroplasty infections. Clin Orthop. 2009;467:2335 – 42.

［63］ Charlton WPH，Hozack WJ，Teloken MA，Rao R，Bissett GA. Complications associated with reimplantation after Girdlestone arthroplasty. Clin Orthop Relat Res. 2003;407:119 – 26.

［64］ Garcia-Rey E，Cruz-Pardos A，Madero R. Clinical outcome following conversion of Girdlestone's resection arthroplasty to total hip replacement: a retrospective matched case-control study. Bone Joint J. 2014;96 – B(11):1478 – 84. https://doi. org/10. 1302/0301 – 620X. 96B11. 33889.

［65］ Dallari D，Fini M，Carubbi C，Giavaresi G，Rani N，Del Piccolo N，Sartori M，Masso A. Total hip arthroplasty after excision arthroplasty: indications and limits. Hip Int. 2011;21:436 – 40.

［66］ García-Cimbrelo E，García-Rey E，Cruz-Pardos A. The extent of the bone defect affects the outcome of femoral reconstruction in revision surgery. J Bone Joint Surg (Br). 2011;93 – B:1457 – 64. 24

［67］ Garcia-Cimbrelo E. Porous-coated cementless acetabular cups in revision surgery: a 6-to 11-year follow-up study. J Arthroplast. 1999;14:397 – 406.

［68］ Castellanos J，Flores X，Llusà M，Chiriboga C，Navarro A. The Girdlestone pseudoartrosis in the treatment of infected hip replacements. Int Orthop. 1998;22:178 – 81.

［69］ Grauer JD，Amstutz HC，O'Carroll PF，Doray FG. Resection arthroplasty of the hip. J Bone Joint Surg Am. 1989;71 – A:669 – 78.

［70］ McElwaine JP，Colville J. Excision arthroplasty or infected total hip replacement. J Bone Joint Surg (Br). 1984;66 – B:168 – 71.

［71］ Schröder J，Saris D，Besselaar PP，Marti RK. Comparison of the results of the Girdlestone pseudoartrosis with reimplantation of a total hip replacement. Int Orthop. 1998;22:215 – 8.

［72］ Rittmeister ME，Manthei L，Hailer NP. Prosthetic replacement in secondary Girdlestone artthroplasty has an unpredictible outcome. Int Orthop. 2005;29:145 – 8.

［73］ Salvati EA，Chekofski KM，Brause BD，Wilson PD. Reimplantation in infection. A 12-year experience. Clin Orthop Relat Res. 1982;170:62 – 75.

［74］ Jeong M，Kim HJ，Lim SJ，Moon YW，Park YS. Revision total hip arthroplasty using tantalum augment in patients with Paprosky Ⅲ or Ⅳ acetabular bone defect: a minimum 2-year followup study. Hip Pelvis. 2016;28:98 – 103.

［75］ Rowan FE，Gorenchtein M，Aslam S，Condon F，Masterson EL. A comparison of acetabular impaction grafting and trabecular metal for revision arthroplasty. Hip Int. 2016;26:350 – 4.

［76］ Kraay MJ，Goldberg VM，Fitzgerald SJ，Salata MJ. Cementless two-staged total hip arthroplasty for deep periprosthetic infection. Clin Orthop Relat Res. 2005;441:243 – 9.

［77］ Haddad FS，Muirhea-Allwood SK，Manktelow ARJ，Bacarese-Hamilton I. Two-stage uncemented revision hip arthroplasty for infection. J Bone Joint Surg (Br). 2000;82:689 – 94.

［78］ Fehring TK，Calton TF，Griffin WL. Cementless fixation in 2-stage reimplantation for periprosthetic sepsis. J Arthroplast. 1999;14(2):175 – 81.

［79］ Gunther KP，Wegner T，Kirschner S，Hartmann A. Modular reconstruction in acetabular revision with antiprotrusio cages and metal augments: the cage-and-augment system. Oper Orthop Traumatol. 2014;26:141 – 55.

［80］ Kim WY，Greidanus NV，Duncan CP，Masri BA，Garbuz DS. Porous tantalumuncemented acetabular shells in revision total hip replacement: two to four year clinical and radiographic results. Hip Int. 2008;18:17 – 22.

［81］ Petheram TG，Howell JR. The Exeter method-acetabular impaction grafting with cemented reimplantation. Oper Orthop Traumatol. 2014;26:114 – 25.

［82］ Witso E，Persen L，Loseth K，Bergh K. Cancellous bone as an antibiotic carrier. Acta Orthop Scand. 2000；71：
        80 - 4.

［83］ Buttaro MA，Pusso R，Piccaluga F. Vancomycin-supplemented impacted bone allografts in infected hip arthroplasty.
        Two-stage revision results. J Bone Joint Surg (Br). 2005；87 - B：314 - 9.

［84］ Abolghasemian M，Tangsataporn S，Sternheim A，Backstein D，Safir O，Gross AE. Combined trabecular metal ace-
        tabular shell and augment for acetabular revision with substantial bone loss：a mid-term review. Bone Joint J. 2013；
        95：166 - 72.